J. Hübner

Patientenratgeber

Ergänzende Maßnahmen und Wirkstoffe in der Krebsbehandlung

Jutta Hübner

Patientenratgeber
Ergänzende Maßnahmen und Wirkstoffe in der Krebsbehandlung

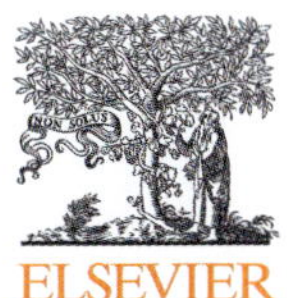
ELSEVIER

Elsevier GmbH, Bernhard-Wicki-Str. 5, 80636 München, Deutschland
Wir freuen uns über Ihr Feedback und Ihre Anregungen an: kundendienst@elsevier.com

ISBN 978-3-437-15086-9 eISBN 978-3-437-05414-3

Die medizinischen Wissenschaften unterliegen einem sehr schnellen Wissenszuwachs. Der stetige Wandel von Methoden, Wirkstoffen und Erkenntnissen ist allen an diesem Werk Beteiligten bewusst. Sowohl der Verlag als auch die Autorinnen und Autoren und alle, die an der Entstehung dieses Werkes beteiligt waren, haben große Sorgfalt darauf verwandt, dass die Angaben zu Methoden, Anweisungen, Produkten, Anwendungen oder Konzepten dem aktuellen Wissensstand zum Zeitpunkt der Fertigstellung des Werkes entsprechen.
Der Verlag kann jedoch keine Gewähr für Angaben zu Dosierung und Applikationsformen übernehmen. Es sollte stets eine unabhängige und sorgfältige Überprüfung von Diagnosen und Arzneimitteldosierungen sowie möglicher Kontraindikationen erfolgen. Jede Dosierung oder Applikation liegt in der Verantwortung der Anwenderin oder des Anwenders. Die Elsevier GmbH, die Autorinnen und Autoren und alle, die an der Entstehung des Werkes mitgewirkt haben, können keinerlei Haftung in Bezug auf jegliche Verletzung und/oder Schäden an Personen oder Eigentum, im Rahmen von Produkthaftung, Fahrlässigkeit oder anderweitig übernehmen.

Obwohl alle Werbemittel mit ethischen (medizinischen) Standards übereinstimmen, stellt die Erwähnung in dieser Publikation keine Garantie oder Anerkennung der Qualität oder des Wertes dieses Produkts oder der Aussagen der Herstellerfirmen dar.

Geschützte Warennamen (Warenzeichen) werden in der Regel besonders kenntlich gemacht (®). Aus dem Fehlen eines solchen Hinweises kann jedoch nicht automatisch geschlossen werden, dass es sich um einen freien Warennamen handelt.

Bibliografische Information der Deutschen Nationalbibliothek
Die Deutsche Nationalbibliothek verzeichnet diese Publikation in der Deutschen Nationalbibliografie; detaillierte bibliografische Daten sind im Internet über https://www.dnb.de abrufbar.

24 25 26 27 28 5 4 3 2 1

In ihren Veröffentlichungen verfolgt die Elsevier GmbH das Ziel, genderneutrale Formulierungen für Personengruppen zu verwenden. Um jedoch den Textfluss nicht zu stören sowie die gestalterische Freiheit nicht einzuschränken, wurden bisweilen Kompromisse eingegangen. Selbstverständlich sind **immer alle Geschlechter** gemeint.

Planung: Ursula Jahn, München
Projektmanagement: Sibylle Hartl, München
Redaktion: Ute Villwock, Heidelberg
Rechteklärung: Andrea Ispan, München
Herstellung: Dietmar Radünz, Leipzig; Sibylle Hartl, München
Satz: Thomson Digital, Noida, Indien
Druck und Bindung: Drukarnia Dimograf Sp. z o. o., Bielsko-Biała, Polen
Umschlaggestaltung: SpieszDesign, Neu-Ulm
Titelfotografie: Gerald Hartl, Valley

Aktuelle Informationen finden Sie im Internet unter **www.elsevier.de**

Vorwort

„Frau Doktor, was kann ich sonst noch tun?" – dies ist eine Frage, die mir täglich mehrfach begegnet und die für unsere Patientinnen und Patienten eine sehr große Bedeutung hat. Viele Patienten mit einer Krebserkrankung möchten selber etwas tun, dazu beitragen, dass sie die Therapien besser vertragen, dass sie sich besser fühlen und vor allem dass sie ihre Chancen vergrößern, den Krebs zu überleben oder länger mit ihm zu leben.

Es ist nicht einfach, diese Frage den Ärztinnen und Ärzten zu stellen, denn nicht immer treffen die Patienten dabei auf Akzeptanz und Zustimmung. Das hat unterschiedliche Gründe: Zum einen lernen Ärzte im Studium und in der Weiterbildung nicht viel über die Themen der komplementären oder alternativen Medizin (KAM). Es kann also sein, dass sie sich bei dieser Frage überfordert fühlen. Gerade alternative Medizin kann auch schädlich sein und auch die bestmögliche komplementäre Medizin hat immer das Risiko von Neben- und Wechselwirkungen. Das bereitet auch gut informierten Ärztinnen und Ärzten Sorge und kann zu einer deutlichen Zurückhaltung führen.

Zusammen mit engagierten Kolleginnen und Kollegen versuche ich, das Wissen der Ärzte und anderer Berufsgruppen zu verbessern und ihnen zu zeigen, wie man gut mit Patientinnen und Patienten über komplementäre Medizin kommunizieren kann. Unsere *Arbeitsgemeinschaft Prävention und Integrative Onkologie in der Deutschen Krebsgesellschaft* bietet seit vielen Jahren Seminare rund um die Themen der komplementären Medizin an. Teilnehmer sind neben Ärztinnen und Ärzten auch Fachkräfte aus der Pflege, Ernährungs- und Sportwissenschaft sowie der Psychologie. Darüber hinaus gibt es seit 2023 am Universitätsklinikum Jena den Masterstudiengang *Integrative Onkologie.*

Eine wichtige Informationsquelle für alle – Patientinnen und Patienten sowie Angehörige der verschiedenen Berufsgruppen – ist die von mir koordinierte Leitlinie *Komplementärmedizin für onkologische PatientInnen* im onkologischen Leitlinienprogramm, zu der es auch eine Patientenfassung gibt, die alle wichtigen Inhalte leicht verständlich erklärt. Meine *Stiftung Perspektiven – Wege für Menschen mit Krebs* stellt im Wissensportal jährlich aktualisierte Faktenblätter zu den wichtigsten Themen der komplementären und alternativen Medizin zur Verfügung. Jedes Faktenblatt gibt es in einer Fassung für Fachleute und einer für Laien.

ZUM WEITERKLICKEN

- Leitlinie komplementäre Medizin für Patientinnen und Patienten: https://www.leitlinienprogramm-onkologie.de/patientenleitlinien/komplementaermedizin
- Stiftung Perspektiven – Wege für Menschen mit Krebs: https://www.stiftung-perspektiven.de/
- Arbeitsgemeinschaft Prävention und Integrative Onkologie in der Deutschen Krebsgesellschaft: https://www.krebsgesellschaft.de/arbeitsgemeinschaften/prio.html
- Masterstudiengang Integrative Onkologie in Jena: https://www.uni-jena.de/msc-integrative-onkologie

Neben allen Informationsangeboten, zu denen auch dieses Buch und das parallel entstandene Fachbuch „Komplementäre Onkologie" gehören, ist aber weiterhin – auch wenn es schwierig sein kann – das Gespräch mit der Ärztin oder dem Arzt wichtig, denn gemeinsam sollten sie beide herausfinden, welche KAM-Methoden für Sie die richtigen sind.

Im modernen Gesundheitswesen ist oft nur wenig Zeit für ein Gespräch zwischen Patienten und Personal, in dem der individuelle Mensch als Ganzes, als Wesen aus Körper,

Seele und Geist wahrgenommen wird. Fakten werden mitgeteilt, aber wenig erklärt. Der Wunsch, Zusammenhänge zu verstehen, ist in der Medizin enorm wichtig. Und das Verstehen sollte die Basis unserer Entscheidungen sein.

Forschungsergebnisse, die in der Onkologie in einem atemberaubenden Tempo neu entwickelt werden, bilden die Grundlage der Empfehlungen, die Ärzte in sogenannten Tumorkonferenzen, also zusammen mit mehreren Experten treffen. Dabei steht die eigentliche Krebstherapie im Vordergrund. Genauso wichtig ist aber die Behandlung von Nebenwirkungen der Krebstherapie mit modernen Medikamenten. Und gerade hier kann die komplementäre Medizin oft einen zusätzlichen Beitrag leisten. Mit weniger Nebenwirkungen können Krebstherapien besser durchgeführt werden und dies kann indirekt auch zu besseren Therapieergebnissen führen.

Komplementäre Medizin in der Onkologie ist aber nicht immer eine sanfte, nebenwirkungsfreie Therapie. Der Satz „Hilft vielleicht nicht, schadet aber auch nicht" ist mit Sicherheit ebenso falsch wie die Behauptung, dass „Kräuter wohl nicht nützen können". Denn gerade in der Behandlung von Nebenwirkungen, z. B. der Chemotherapie, Strahlentherapie oder der antihormonellen Therapie, können naturheilkundliche Methoden eine sehr gute Unterstützung sein.

Dieses Buch kann Ihnen helfen, sich auf ein Gespräch mit Ihrer Ärztin oder Ihrem Arzt vorzubereiten. Wichtig ist es zu wissen: Nicht bei jeder Patientin und jedem Patienten muss unbedingt komplementäre Medizin eingesetzt werden – also: Wenn Sie gar nicht das Bedürfnis haben, sich damit zu belasten, dann ist das völlig in Ordnung.

Was aber auf jeden Fall wichtig und empfehlenswert ist, das ist die ausgewogene Ernährung und die körperliche Aktivität. Auch hierzu finden Sie viele Informationen in diesem Buch.

Dieses Buch ist mithilfe von langjähriger Erfahrung in der Patientenberatung, Vorträgen und Einzelgesprächen und der regelmäßigen Durchsicht der Forschungsergebnisse zur komplementären Medizin entstanden. Es soll eine Brücke zwischen der sogenannten Schulmedizin und der komplementären Medizin für Ärzte und Patienten sein und Patienten helfen, sich auf das Gespräch mit dem Arzt vorzubereiten. Da alle Informationen auf wissenschaftlichen Grundlagen beruhen, ist eine gemeinsame Gesprächsgrundlage geschaffen. Wenn Sie mit Ihrem Arzt sprechen, dann weisen Sie auch gern auf die *S3-Leitlinie Komplementäre Medizin für onkologische PatientInnen* hin. Bereiten Sie sich auf das Gespräch vor, indem Sie überlegen, welches konkrete Anliegen, welches Ziel Sie mit der komplementären Medizin verfolgen.

Patientinnen und Patienten mit einer Tumorerkrankung begleiten wir oft eine lange Zeit, die einen intensiven Lebensabschnitt darstellt. Viele unserer Patienten entwickeln erstaunliche Kräfte, mit dieser Diagnose, der Erkrankung und den Therapien fertig zu werden. Komplementäre Medizin kann helfen, diese Kräfte zu finden. Zu ihnen gehören körperliche Kräfte, Durchhaltevermögen und der Wille, zu überleben und dem eigenen Leben einen Sinn zu geben. Deshalb besteht komplementäre Medizin nicht nur aus Mitteln zum Einnehmen und praktisch nie aus der Anwendung von technischen und anderen Geräten. Im Vordergrund stehen das Zuhören, das Verstehen und die menschliche Beziehung.

In diesem Buch haben wir versucht, genderneutral zu formulieren. Um jedoch den Textfluss nicht zu stören, wurden bisweilen Kompromisse eingegangen. Selbstverständlich sind **immer alle Geschlechter** gemeint.

Jena im Mai 2024
Jutta Hübner

Abbildungsnachweis

Der Verweis auf die jeweilige Abbildungsquelle befindet sich bei allen Abbildungen im Werk am Ende des Legendentextes in eckigen Klammern.

E1305	Murray MT, Pizzorno JE. Textbook of Natural Medicine. 5.Ed, Elsevier, 2020
J787	Colourbox.de
J787-102	Colourbox.de/Birgit Reitz-Hofmann
J787-130	Colourbox.de/poring
J787-131	Colourbox.de/Adisorn Chiamchitr
J787-138	Colourbox.de/Patrick Daxenbichler
J787-139	Colourbox.de/Diana Eller
J787-140	Colourbox.de/Dmytro Bosnak
J787-141	Colourbox.de/fuzzbones
J787-142	Colourbox.de/AHMET EYLEM MISIRLIGÜL
J787-143	Colourbox.de/Dmitrii Shironosov
J787-144	Colourbox.de/Olena
J787-145	Colourbox.de/Yevhen Roshchyn
J787-146	Colourbox.de/Syda Productions
J787-147	Colourbox.de/PetraD
J787-148	Colourbox.de/Volodymyr Pohorielov
J787-149	Colourbox.de/Mohammed Anwarul Kabir Choudhury
J787-150	Colourbox.de/mothlady
J787-151	Colourbox.de/Skrypko Ievgen
J787-152	Colourbox.de/Galina Samoylovich
J787-153	Colourbox.de/Tinnakorn Jorruang
J787-154	Colourbox.de/Diego Cervo
J787-155	Colourbox.de/PENCHAN PUMILA
J787-156	Colourbox.de/Sea Wave
J787-157	Colourbox.de/Andreas Altenburger
J787-158	Colourbox.de/Oleksandr Prokopenko
J787-159	Colourbox.de/ANTONIO TRUZZI
J787-160	Colourbox.de/Veresovich
J787-161	Colourbox.de/Tetiana Vitsenko
J787-162	Colourbox.de/showcake
J787-163	Colourbox.de/PENCHAN PUMILA
J787-164	Colourbox.de/Neirfy
J787-165	Colourbox.de/Jens Gade
J787-166	Colourbox.de/Ewgenij Wais
J787-167	Colourbox.de/BLACKDAY
J787-168	Colourbox.de/Grazvydas Januska
J787-169	Colourbox.de/Jiri Hera
J787-170	Colourbox.de/Pichest
J787-171	Colourbox.de/motorolka
J787-172	Colourbox.de/SophieMcAulay
J787-173	Colourbox.de/PENCHAN PUMILA
J787-174	Colourbox.de/Andrei Shupilo
J787-175	Colourbox.de/Juan Moyano
J787-176	Colourbox.de/Yury Salauyou
J787-177	Colourbox.de/Miaomiao Lv
J787-178	Colourbox.de/wyoosumran
J787-179	Colourbox.de/Oleksandr Latkun
J787-180	Colourbox.de/TheFull360
J787-181	Colourbox.de/Galina Samoylovich
J787-182	Colourbox.de/Petr Jilek
J787-183	Colourbox.de/Peopleimages.com
J787-184	Colourbox.de/Arne Trautmann
J787-185	Colourbox.de/Lubos Chlubny
J787-186	Colourbox.de/Magic Pitzy
J787-187	Colourbox.de/Serhii Mostovyi
J787-188	Colourbox.de/Marian Vejcik
J787-189	Colourbox.de/Tetiana Vitsenko
J810-044	WILDLIFE GmbH/Alamy Stock Photo
J813-006	pixabay/Perkons
P1023	Dorothea Hamm, Karlsruhe
T978	Zentrums für Integrative Medizin, Kantonsspital St. Gallen

Fehler gefunden?

An unsere Inhalte haben wir sehr hohe Ansprüche. Trotz aller Sorgfalt kann es jedoch passieren, dass sich ein Fehler einschleicht oder fachlich-inhaltliche Aktualisierungen notwendig geworden sind.
Sobald ein relevanter Fehler entdeckt wird, stellen wir eine Korrektur zur Verfügung. Mit diesem QR-Code gelingt der schnelle Zugriff.

https://else4.de/978-3-437-15086-9

Wir sind dankbar für jeden Hinweis, der uns hilft, dieses Werk zu verbessern. Bitte richten Sie Ihre Anregungen, Lob und Kritik an folgende E-Mail-Adresse: kundendienst@elsevier.com

Inhaltsverzeichnis

KAPITEL

1 Komplementäre Medizin

1.1 Was ist komplementäre und was alternative Medizin?

Viele Patientinnen und Patienten mit einer Krebserkrankung und ihre Angehörigen fragen sich, ob sie selber etwas tun können, um wieder gesund zu werden. Das ist eine sehr wichtige Frage und deshalb sind gute Antworten notwendig. Wenn Patienten auf die Suche gehen, finden sie unter Umständen eine verwirrende Menge an teilweise widersprüchlichen Informationen. Dabei werden komplementäre und alternative Medizin häufig in einem Atemzug genannt. Es ist jedoch wichtig, beides gut voneinander zu unterscheiden.

Um diese Begriffe zu klären, erläutern wir zunächst einen anderen Begriff. In der modernen Medizin werden Therapieempfehlungen für Patienten aufgrund von Forschungsergebnissen ausgesprochen. Hierfür gibt es bestimmte Regeln, die helfen zu bestimmen, welche Forschungsergebnisse gut und zuverlässig sind. Diese moderne Form der Medizin heißt **evidenzbasierte Medizin**.

Das Wort **Evidenz** bedeutet Nachweis von Wirksamkeit.

Alternative Medizin

Alternative Medizin wird häufig als all das bezeichnet, was Patientinnen und Patienten anstelle einer empfohlenen evidenzbasierten Medizin selber tun und/oder was ihnen von Ärztinnen und Ärzten, Heilpraktikern und Heilern oder aus dem Internet und anderen Quellen angeboten wird. Zur alternativen Medizin gehören aber auch parallel zur evidenzbasierten Medizin angebotene Verfahren, für die keine Evidenz besteht oder für die der Schaden größer ist als der Nutzen. Die Risiken dieser alternativen Medizin sind erheblich; zu ihnen gehören Nebenwirkungen und Wechselwirkungen mit der Tumortherapie oder anderen Medikamenten, die der Patient oder die Patientin bekommt, wie zum Beispiel Medikamente gegen Nebenwirkungen oder Medikamenten wegen begleitender Erkrankungen.

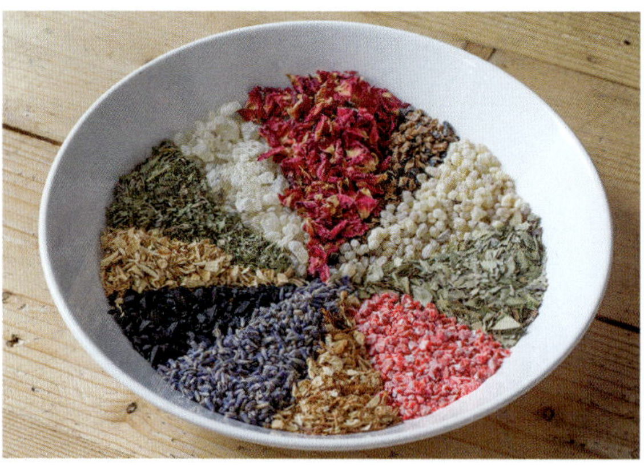

Bildquelle: [J787-138]

Komplementäre Medizin

Komplementäre Medizin ist die Bezeichnung für Methoden und Substanzen, die ergänzend und begleitend zur evidenzbasierten Medizin eingesetzt werden und für die es aus Studien an Patientinnen und Patienten Nachweise gibt, dass sie mehr Nutzen als Schaden mit sich bringen. Komplementäre Medizin möchte Patienten helfen, Symptome und Nebenwirkungen zu vermindern und die Lebensqualität zu verbessern.

Viele Methoden der komplementären Medizin kommen aus der Naturheilkunde. Der Unterschied zu den Medikamenten gegen Nebenwirkungen, die Ärztinnen und Ärzte verordnen, ist, dass Patientinnen und Patienten diese Methoden selber anwenden können. Sie dürfen auch selber entscheiden, ob sie diese Methoden überhaupt nutzen wollen. Notwendig für die Heilung sind sie nicht. Komplementäre Medizin gibt Patienten und Angehörigen aber gute Möglichkeiten, selber während der Tumortherapie und danach aktiv werden zu können. Das ist eine ganz wichtige Wirkung der komplementären Medizin, denn viele Menschen sind nach einer Krebsdiagnose sehr verunsichert, ob sie noch auf die Signale ihres Körpers hören und vertrauen können.

Ganz wichtig ist also, dass komplementäre Medizin wissenschaftlich ist.

Zur komplementären Medizin gehören klassische Naturheilverfahren wie Wärme- oder Kälteanwendungen, Klimatherapie, Wasseranwendungen, Heilpflanzen (als Tee oder Arzneimittelzubereitung) und sekundäre Pflanzenstoffe oder Anwendungen wie Massagen. Im weiteren Sinne, weil man es selber machen kann, gehören auch Ernährung, Entspannungsverfahren oder körperliche Aktivität bis hin zum Sport (oder zur Krankengymnastik) zur komplementären Medizin.

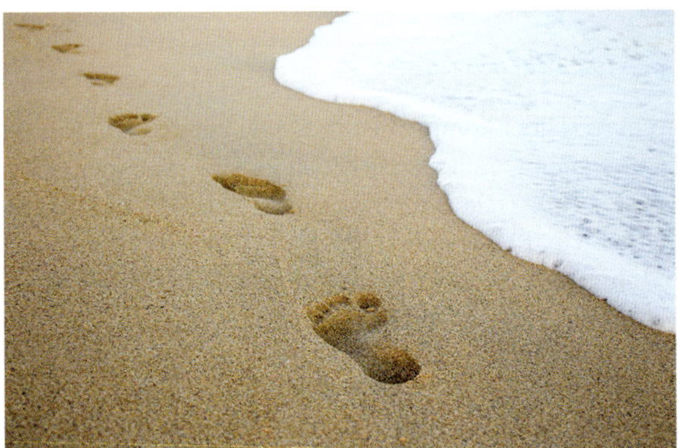

Bildquelle: [J787-139]

Wenn Sie selber auf die Suche nach Informationen zur komplementären oder alternativen Medizin gehen, so seien Sie vorsichtig und wachsam. Es ist für Laien nicht einfach, zu unterscheiden, welche Informationsquellen und Anbieter seriös und gut informiert sind und welche Ihnen nicht nützliche oder sogar schädliche Methoden empfehlen oder sogar verkaufen wollen. Insbesondere, wenn Sie teure Angebote bekommen, seien Sie vorsichtig. Die meisten evidenzbasierten, also guten komplementären Methoden kosten gar nichts oder wenig Geld. Eine gute Orientierungsmarke ist die Regel: Alles was teurer als ein Euro pro Tag ist, nützt wahrscheinlich dem Verkäufer mehr als Ihnen.

Tatsächlich sind **ausgewogene Ernährung** und **körperliche Aktivität** die beiden Basisempfehlungen der komplementären Onkologie.

Beides trägt dazu bei, dass die Tumortherapie besser vertragen wird und damit erfolgreicher sein kann. Nach Abschluss der Therapie sind beide Ansätze die Grundlage, um die Prognose zu verbessern. Für Patientinnen und Patienten, die schon immer einen gesunden Lebensstil eingehalten haben, ist das viel einfacher als für Menschen, die hier noch Verbesserungspotenzial haben. Patienten mit dem vorher schon gesunden Lebensstil sind aber häufig sehr verunsichert, denn sie haben oft den Gedanken, dass sie trotz des gesunden Lebensstils erkrankt sind, dass sie dies also offensichtlich noch nicht „gut genug“ gemacht haben. Wer darüber nachdenkt, sollte einmal das Kapitel „Wie kommt es zu einer Krebserkrankung“ ansehen (➤ Kap. 1.3).

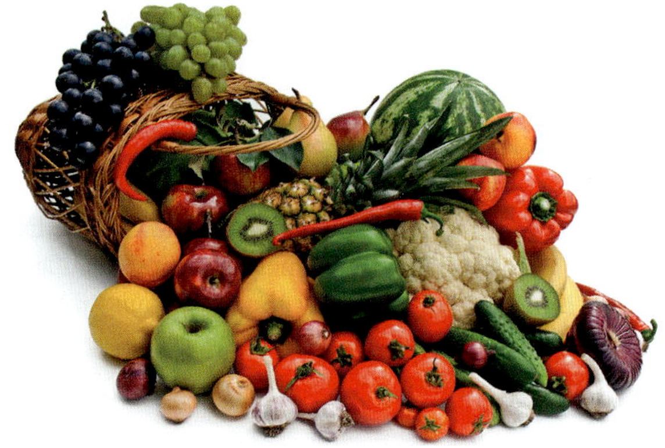

Bildquelle: [J787-140]

Wenn Sie mit Ihrer Ärztin oder Ihrem Arzt über komplementäre Medizin sprechen wollen oder nach Informationen in verschiedenen Quellen suchen, ist es eine gute Idee, dass Sie sich vorher Gedanken machen, was Ihre Ziele sind. Tatsächlich haben Patientinnen und Patienten ganz unterschiedliche Ziele. Es kann sein, dass sie damit allgemein ihre Gesundheit, ihr Wohlbefinden und ihre Lebensqualität verbessern möchten. Oder aber, dass sie eine konkrete Nebenwirkung haben, die sie vermindern wollen, oder dass sie von möglichen Nebenwirkungen der Tumortherapie gehört haben und diese möglichst verhindern möchten. Für viele Patienten ist es auch ganz wichtig, selber aktiv zur Behandlung beizutragen.

All dies sind sehr gute Gründe, die für die Auswahl der geeigneten komplementären Medizin wichtig sind. Wenn Sie Nebenwirkungen verbessern möchten, so sollten Sie auf jeden Fall sicherstellen, dass Sie erst einmal alle Medikamente, die die Ärzte Ihnen gegen die Nebenwirkungen verordnet haben, einnehmen und auch noch einmal bei Ihren Ärzten nachfragen, wenn diese Medikamente nicht ausreichen. Es gibt in der modernen Medizin sehr viele verschiedene Nebenwirkungsmedikamente. Die Auswahl richtet sich nach Standards, die für die meisten Patientinnen und Patienten ein gutes Ergebnis bringen.

Für einzelne Patienten müssen wir aber vielleicht den Standard verändern, um für diese einzelne Personen ein gutes Behandlungsergebnis bei den Nebenwirkungen zu haben. Dazu ist es ganz wichtig, dass sie mit den Ärzten und/oder Pflegekräften darüber reden. Komplementäre Medizin gegen Nebenwirkungen ist auch hier begleitend und ergänzend und nicht der Ersatz für die normalen Nebenwirkungsmedikamente. Sie kann aber dazu beitragen, dass Sie nicht so viel Medikamente gegen die Nebenwirkungen benötigen. Zu konkreten Möglichkeiten, Nebenwirkungen selber zu bekämpfen, finden Sie in den einzelnen Kapiteln dieses Buches Hinweise (> Kap. 2, > Kap. 3 und > Kap. 4).

Noch ein wichtiger Hinweis: Viele Patientinnen und Patienten fragen, ob sie während oder nach Abschluss der Therapie „entgiften" sollen. Teilweise bekommen Patienten sogar die Empfehlung, Teemischungen zum „Ausleiten" zu verwenden. Der Körper schafft es ganz alleine, die Tumormedikamente abzubauen und auszuscheiden. Dies erfolgt bereits innerhalb weniger Stunden nach der Einnahme oder Infusion. Das Wichtigste ist also viel trinken für die Ausscheidung über die Harnblase und möglichst ballaststoffreiches Essen für die Ausscheidung über Leber, Gallenwege und Darm.

Wie ist aber zu erklären, dass trotzdem viele Nebenwirkungen erst Tage oder Wochen nach der Therapie auftreten, sich verstärken und teilweise von Medikamentengabe zu Medikamentengabe anstrengender werden und die Nebenwirkungen sich teilweise sogar verstärken? Die Erklärung liegt nicht darin, dass immer mehr Tumormedikamente sich im Körper ansammeln, sondern darin, dass durch die Therapie auch die gesunden Zellen geschädigt werden.

Der Abstand zwischen den einzelnen Medikamentengaben oder auch den Strahlentherapiesitzungen darf nicht so groß sein, dass sich die gesunden Zellen komplett und damit auch die Tumorzellen gut erholen können. Dann würden wir keinen Therapieerfolg erreichen. Das heißt, Patientinnen und Patienten haben recht, wenn sie das Gefühl haben, dass mit Dauer der Therapie häufig die Behandlung immer anstrengender wird.

Das Wichtigste für die Regeneration der gesunden Zellen ist deshalb die ausgewogene Ernährung und die Bewegung, um die Zellerneuerung anzuregen. Beides begünstigt nicht das Wachstum der Tumorzellen.

1.2 Wie rede ich mit dem Arzt?

Es ist nicht immer einfach, mit Ärztinnen und Ärzten über komplementäre Medizin zu sprechen. Das hat verschiedene Gründe. Ein Grund ist, dass Ärzte im Studium und in ihrer Weiterbildung wenig über dieses spezielle Thema lernen und sich häufig nicht sicher sind, was empfehlenswert und was nicht empfehlenswert ist. Im Vergleich zu den wissenschaftlichen Ergebnissen zu Tumordiagnostik und Tumortherapie können interessierte Ärzte auch weniger wissenschaftlich fundierte Informationen zur komplementären oder alternativen Medizin finden.

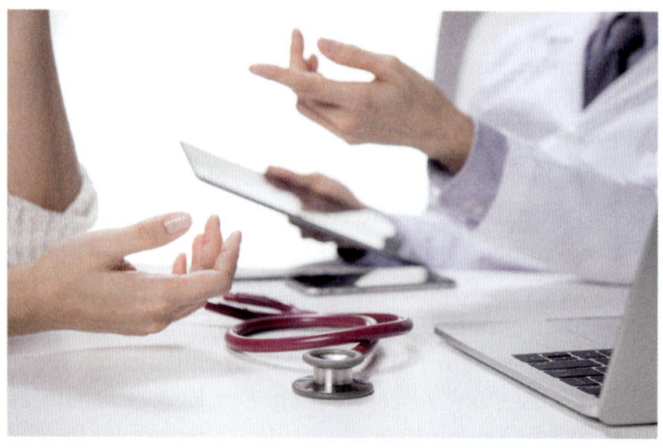

Bildquelle: [J787]

Ein zweiter wichtiger Grund ist, dass Ärzte häufig Sorgen haben, dass Patientinnen und Patienten auf alternative Medizin zurückgreifen und sich damit schaden. Ärzte lernen oft auch nicht, wie man mit den Patienten über diese Themen gut sprechen kann. Und es gibt einen weiteren Grund, nämlich dass Patienten meistens schon ahnen, dass das Thema schwierig ist, und deshalb die Fragen häufig erst am Ende eines Gespräches stellen, wenn sie das Gefühl haben, dass sie diesem Arzt vertrauen können. Dann sind die Ärzte teilweise aber unter zeitlichem Druck, weil schon die nächste Patientin oder der nächste Patient mit einem Termin ansteht. Trotzdem ist es aber klug, als Patient erst einmal zu schauen, ob der Arzt, der einem gegenübersteht oder -sitzt, zugewandt ist, und sich dann erst zu trauen zu fragen.
Es gibt ein paar Tipps und Tricks, die dazu beitragen können, dass das Gespräch klappt:

1. Vermeiden Sie das Wort „alternative Medizin" – Sie meinen ja auch *komplementäre Medizin.*
2. Wenn Sie erst einmal abgewartet haben, wie gut das Gespräch läuft, sagen Sie vielleicht, dass das Gespräch bisher aus Ihrer Sicht sehr gut gewesen ist (Lob hilft meistens im Gespräch).
3. Überlegen Sie, ob Sie eine Frage kurz und einfach stellen können, und formulieren Sie diese vielleicht auch schon für Sie selbst vor dem eigentlichen Gespräch.
4. Wenn es eher ein größeres Thema ist, dann könnten Sie nach Ihrer Frage auch anbieten, dass dies ein anderes Mal besprochen werden könnte, oder Sie fragen gleich nach Informationsmaterialien oder einer vertrauenswürdigen Stelle, an die Sie sich wenden können.

Mit welchen Ärzten Sie über komplementäre oder alternative Medizin sprechen können, müssen Sie selber herausfinden.

Auf jeden Fall sollten Sie Ihren Onkologen informieren, wenn Sie komplementäre Medizin nutzen, und ihn gegebenenfalls auch bitten, Ihnen zu helfen, auf Wechselwirkungen und Nebenwirkungen zu achten.

Für Wechselwirkungen können Sie auch Ihren Apotheker ansprechen. Apotheker haben Datenbanken, in denen sie komplementäre Substanzen und Medikamente, die Sie vom Onkologen, vom Hausarzt oder anderen Fachärzten bekommen, checken können. Viele Hausärzte haben Grundkenntnisse und Fortbildungen in Naturheilverfahren und können Ihnen vielleicht mit einfachen Tipps helfen. In manchen Schwerpunktpraxen und Tumorzentren gibt es auch gut weitergebildete Pflegekräfte, die einfache Methoden der Naturheilverfahren mit Ihnen besprechen können.

Informationsquellen und Studienlage zur komplementären oder alternativen Medizin

Patientinnen und Patienten nutzen auf der Suche nach Informationen zur komplementären oder alternativen Medizin sehr unterschiedliche Quellen. Hierzu gehören

- das Internet,
- Broschüren oder Bücher,
- der Familien- und Bekanntenkreis,
- Ärzte oder Heilpraktiker
- und immer häufiger auch soziale Medien.

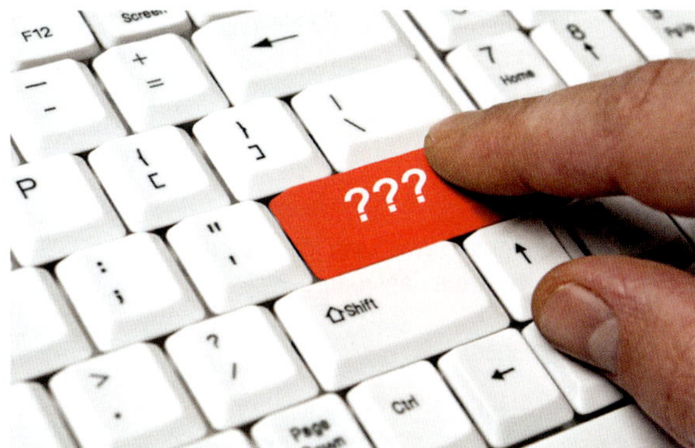

Bildquelle: [J787-141]

Nicht wenige Patientinnen und Patienten geraten dadurch unter zusätzlichen psychischen Druck und erleben die widersprüchliche Informationsflut als verwirrend bis bedrohlich.

Seriöse Informationsquellen sind dagegen meist unterstützend und stärkend. Gute Informationsquellen zur komplementären Medizin berücksichtigen die gleichen Regeln, die auch für andere gute Gesundheitsinformationen für Laien gelten. Hierzu gehört die ausgewogene Darstellung der wissenschaftlichen Ergebnisse in laienverständlicher Form, die transparente Darstellung der Informationsquellen, ihrer Gültigkeit, die Interessen der Informationsanbieter und mögliche Interessenkonflikte und Finanzierung. Für Patienten ist es nicht einfach, gute von schlechten Informationen gerade im Bereich der komplementären oder alternativen Medizin zu unterscheiden. Selbst für Ärzte und anderes Fachpersonal ist dies häufig schwierig.

Häufig gibt es auch einfach keine guten Studien zu den Fragen von Patienten, die eine sichere Aussage ermöglichen. Gerade in der alternativen Medizin werden häufig wissenschaftliche Arbeiten zitiert, bei denen der Laie kaum erkennen kann, dass es sich allein um Laborexperimente handelt. Dabei wird der Eindruck vermittelt, dass es umfassende Beweise für die Wirksamkeit auf der Basis richtiger Studien mit Patienten gibt.

Auch bei gut gemachten Studien ist es nicht selten schwierig, zu entscheiden, ob die Wirkung tatsächlich durch die Methode oder eher durch die Zuwendung durch den behandelnden Arzt oder eine Pflegekraft oder andere Therapeuten zu erklären ist. Dies gilt insbesondere für Methoden wie Homöopathie, Yoga, Akupunktur, Entspannungsverfahren etc.

ZUVERLÄSSIGE INFORMATIONSQUELLEN

- Wissensportal der Stiftung Perspektiven: https://www.stiftung-perspektiven.de/Wissensportal/
- Patientenleitlinie Komplementärmedizin in der Behandlung von onkologischen PatientInnen: https://www.leitlinienprogramm-onkologie.de/patientenleitlinien/komplementaermedizin/
  Diese Leitlinie kann auch als gedrucktes Exemplar bestellt werden:
  Stiftung Deutsche Krebshilfe
  Buschstr. 32
  53113 Bonn
  Tel: 02 28/7 29 90-0
  Tel: 02 28/7 29 90-11
  E-Mail: deutsche@krebshilfe.de
  Internet: www.krebshilfe.de/informieren/ueber-krebs/infothek
- Broschüre Komplementärmedizin der Landeskrebsgesellschaft Nordrhein-Westfalen: https://www.krebsgesellschaftnrw.de/komplementarmethoden/komplementaermedizin/
  Diese Broschüre kann auch als gedrucktes Exemplar bestellt werden:
  Krebsgesellschaft NRW
  Volmerswerther Straße 20
  info@krebsgesellschaft-nrw.de
- Broschüre Ernährung, Bewegung & Naturheilverfahren – Was kann ich selber tun?
  https://hautkrebs-netzwerk.de/unsere-neue-broschuere-ernaehrung-bewegung-naturheilverfahren-was-kann-ich-selber-tun/
  (Für Patienten mit allen Arten von Krebserkrankungen)

  Diese Broschüre kann auch als gedrucktes Exemplar bestellt werden:
  Hautkrebs-Netzwerk Deutschland
  c/o Prof. Dr. Eckhard Breitbart
  Am Krankenhaus 1a
  21614 Buxtehude
  E-Mail: a.backes@hautkrebs-netzwerk.de
- Informationen zu Gesundheitsfragen vom Gesundheitsministerium www.gesund.bund.de
- Informations- und Rezeptsammlung für Ernährung: https://www.was-essen-bei-krebs.de/
- Krebsinformationsdienst
  Telefonische kostenlose Hotline:
  Krebsinformationsdienst Heidelberg des Deutschen Krebsforschungszentrums
  Tel: 0800 4203040
  Aus dem Ausland kostenpflichtige Rufnummer +49 6221–999 8000
  E-Mail: krebsinformationsdienst@dkfz.de
- Infonetz Krebs der Deutschen Krebshilfe
  Tel: 0800 80708877
  E-Mail: krebshilfe@infonetz-krebs.de
  Deutsche Krebshilfe
  INFONETZ KREBS
  Buschstr. 32
  53113 Bonn

1.3 Wie kommt es zu einer Krebserkrankung?

Wie lange dauert es, bis ein Krebsknoten von sagen wir 1 cm entsteht? Es sind bei den meisten Tumorarten mindestens 10, eher 20–30 Jahre. Die meisten Patientinnen und Patienten vermuten, dass die Entwicklungszeit ein halbes, maximal ein bis zwei Jahre beträgt, die von den ersten Veränderungen einer einzelnen Zelle bis zur Entdeckung des „ersten Knotens“ vergehen. Ausnahme sind wenige, sehr schnell wachsende Tumoren, wie z. B. die Entwicklung einer akuten Leukämie oder auch Krebserkrankungen bei Kindern.

Was ist Krebs und wie entsteht Krebs?

Viele Patientinnen und Patienten sowie ihre Angehörigen fragen sich oft, was eigentlich Krebs ist, wie er entsteht und warum gerade sie betroffen sind. Die Gespräche mit Ärzten und Pflegekräften drehen sich meistens um die Therapie und setzen voraus, dass man diese wichtige Frage schon geklärt oder verstanden hat.

Viele Menschen glauben, dass Krebs relativ schnell entsteht. Dies hängt damit zusammen, dass viele Patienten gar nicht lange vorher etwas gemerkt haben oder dass es sogar vorher Untersuchungen, wie Früherkennungsuntersuchungen, gegeben hat, die unauffällig gewesen sind.

Dabei ist die Entwicklung einer Krebserkrankung ein komplizierter Vorgang, der viele Jahre dauert. Krebszellen entstehen aus normalen gesunden Zellen über eine ganze Reihe von Veränderungen, die schrittweise dazu führen, dass diese Zellen nicht mehr normal funktionieren, sondern vermehrt wachsen, sich immer weiter teilen und diese bösartigen Eigenschaften an die Tochterzellen weitergeben.

Wenn man es stark vereinfacht darstellen will, dann kann man zunächst einmal eine gesunde Zelle folgendermaßen beschreiben:

- Eine Zelle besteht aus einer Hülle (Membran). Im Inneren dieser Hülle befindet sich eine Flüssigkeit. In dieser Flüssigkeit schwimmen verschiedene Eiweißstoffe und kleine sogenannte Organellen, vergleichbar den Organen im menschlichen Körper. Diese Organellen und Eiweißstoffe haben bestimmte Aufgaben, beispielsweise im Stoffwechsel der Zelle.
- Etwa in der Mitte der Zelle liegt der sogenannte Zellkern. Dieser Zellkern enthält die Gene, die das gesamte Geschehen in der Zelle steuern. Alle Zellen im Körper haben bei einem Menschen die gleichen Gene. Je nachdem, um welche Zelle es sich handelt, liest diese Zelle verschiedene Gene und führt die dort beschriebenen Anweisungen aus. Tatsächlich kann man sich die Gene im Zellkern wie ein Buch mit unterschiedlichen Kapiteln, eigentlich wie ein Kochbuch mit unterschiedlichen Rezepten vorstellen.

Es gibt eine Reihe von Anweisungen, die alle Zellen normalerweise einhalten müssen, damit unser Körper gesund funktioniert. Dazu gehören (ebenfalls vereinfacht ausgedrückt) folgende Regeln:

1. Alle Zellen in einem Organ oder einem Verband arbeiten gemeinsam und erledigen gemeinsam Aufgaben. Zum Beispiel arbeiten nach einer Mahlzeit alle Zellen in der Leber an bestimmten Stoffwechselaufgaben, um die aufgenommene Energie zu verwerten.
2. Alle Zellen respektieren ihre Nachbarzellen und schädigen sie nicht.
3. Zellen können wachsen und sich teilen. Dies tun sie aber nur nach dem Bedarf des Organismus und nicht unkontrolliert.

4. Eine Zelle, die nicht richtig funktioniert, hat Reparaturmechanismen. Wenn die Reparatur nicht funktioniert, dann löst die Zelle eine Art „Selbstmordprogramm" aus, mit dem sie sich selber umbringt. Der Fachbegriff dafür ist Apoptose. Dies klingt zwar gefährlich, ist aber ganz wichtig, denn durch dieses Programm wird eine kranke Zelle beseitigt und es entsteht Platz für nachwachsende gesunde Zellen. Unser Körper kann so Krankheiten überwinden.
5. Für fast alle Zellen im Körper gilt, dass sie an der Stelle bleiben müssen, wo sie entstanden sind. Es gibt allerdings Ausnahmen. Zellen, die sich im Körper bewegen dürfen, sind die weißen Blutkörperchen.

Wenn wir uns eine Zelle vorstellen, die schrittweise diese 5 Regeln nicht mehr beachtet, dann haben wir die Entstehung einer Krebszelle beschrieben.

Eine Krebszelle arbeitet in ihrem Organ nicht mehr an den gemeinsamen Aufgaben aller Zellen dieses Organs. Sie fängt irgendwann an, sich zu teilen und zu vermehren und die Tochterzellen haben die gleichen Eigenschaften. Dadurch entstehen aus einer Zelle zwei, vier, acht, sechzehn Zellen und diese vermehren sich immer schneller und schneller. Dadurch brauchen diese Zellen Platz. Irgendwann beginnen manche dieser Zellen, die Nachbarzellen zu verdrängen oder sogar anzugreifen und zu vernichten.

Eigentlich sollten diese Zellen jetzt einen Reparaturmechanismus auslösen, um dadurch diesen krankhaften Prozess zu beenden. Das tun sie aber manchmal nicht. Wenn sie dann auch nicht den „Selbstmordmechanismus" auslösen, dann entwickelt sich dieser Herd von Zellen immer weiter. Es entsteht das, was wir einen bösartigen Tumor nennen. Wenn jetzt noch einige der Zellen auch die 5. Regel verletzen, also nicht mehr an diesem Ort bleiben, sondern mit Lymphe oder Blut in andere Regionen des Körpers vordringen und dort wieder anfangen, sich zu teilen, dann haben wir die Entstehung von Metastasen beschrieben.

Diese Beschreibung ist stark vereinfacht, fasst aber die wesentlichen Schritte der Krebsentstehung zusammen.

Warum kommt es zu Veränderungen in den Zellen?

Die Steuerung der Zellen erfolgt über Gene, die wir eigentlich wie Rezepte innerhalb eines Kochbuchs verstehen können. Wenn eine Zelle sich teilt, dann müssen sich alle Gene einmal verdoppeln, also abgeschrieben werden und auf die beiden Tochterzellen verteilt werden. Sonst wäre das Rezept ja nicht mehr vollständig. Dabei können, wie beim Abschreiben eines Rezeptes, allgemein Fehler entstehen. Die meisten dieser Fehler sind wahrscheinlich ganz harmlos. Auch wenn wir beim Abschreiben eines Textes Fehler machen, dann erkennen wir diese Fehler meistens und wissen, wie das Wort richtig heißt. Manchmal aber entstehen Fehler, die man nicht als solche erkennt, weil der Text wieder Sinn ergibt. Zum Beispiel kann die Mengenangabe in einem Rezept falsch sein und dann werden die Zutaten falsch gemischt.

In der Zelle können falsche Informationen dazu führen, dass sich die Zelle, wie oben beschrieben, falsch verhält. Es braucht eine ganze Reihe von Abschreibfehlern, bis aus einer normalen Zelle eine Krebszelle wird. Das erklärt, warum Krebs häufiger bei älteren Menschen, die schon eine längere Lebenszeit hinter sich haben, entsteht. Es erklärt auch, warum Krebszellen im Vergleich zu der sehr großen Zahl von Zellen im menschlichen Körper verhältnismäßig selten entstehen, aber doch sehr viele Menschen betreffen.

Die Entwicklung von Krebszellen, also die Veränderung der Gene hin zu einem bösartigen Verhalten der Zelle, ist etwas Schicksalhaftes. Wir Menschen haben nur begrenzt Einfluss darauf. Wir wissen, dass schädliches Verhalten, wie Rauchen und das Trinken von viel Alkohol oder auch zu viel UV-Licht auf der Haut, diese Veränderungen begünstigen, also die Entwicklung von Krebs fördern. Aber nicht alle Menschen, die rauchen oder Alkohol trinken, entwickeln Krebs.

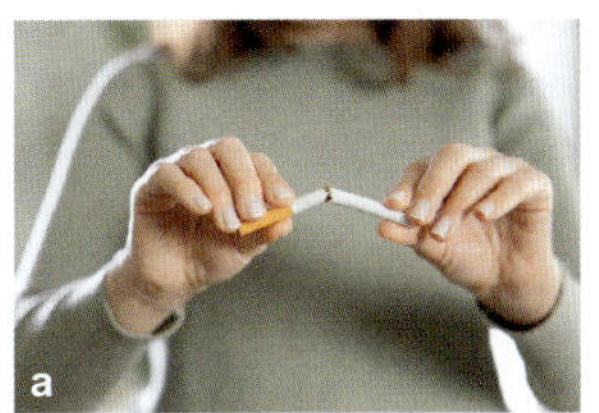

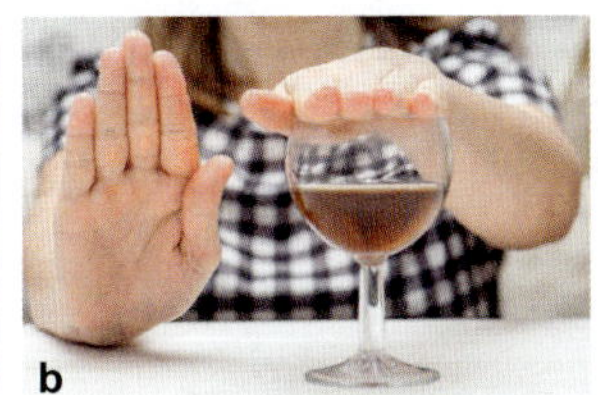

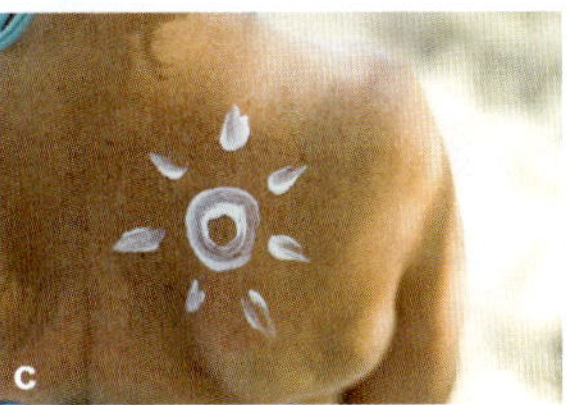

Bildquellen: [a: J787-142, b–c: J787]

Umgekehrt gibt es Menschen, die sich sehr gesund verhalten, also eine gesunde ausgewogene Ernährung zu sich nehmen, sich viel bewegen oder gar Sport treiben, und trotzdem an Krebs erkranken.

Das bedeutet, wir haben zwar einen Einfluss auf die Geschichte einer Krebsentstehung, aber keinen 100%-igen Einfluss, sondern nur die Möglichkeit, die Erkrankungswahrscheinlichkeit zu beeinflussen. Für diejenigen, die erkranken und für sich sagen können, dass sie eigentlich immer alles oder das Meiste gut und richtig gemacht haben, ist dies zunächst wenig tröstlich.

Es gibt aber eine positive Botschaft: Menschen, die sich vor der Erkrankung gesund verhalten haben, haben einen gesünderen Körper und damit die Chance, die Therapie besser zu vertragen und auch langfristig bessere Therapieergebnisse zu erreichen. Ihnen fällt es auch leichter, sich während der Therapie weiter gesund zu verhalten. Damit kann die Prognose verbessert werden.

Aber auch für Menschen, die bisher – wenn sie ehrlich sind – eher nicht so gesund gelebt haben, lohnt es sich, mit der Diagnose auf den gesunden Lebensstil zu achten – auch bei ihnen verbessert sich die Verträglichkeit der Therapie und die Prognose.

1.4 Moderne Krebstherapie – und was kann ich selber tun?

Die klassische Therapie von bösartigen Tumoren besteht aus
- Operation,
- Strahlentherapie und
- Chemotherapie.

In den letzten Jahren sind zusätzlich viele moderne Therapieverfahren entwickelt worden. Dies betrifft

- Medikamente, zum Beispiel sogenannte zielgerichtete Medikamente,
- Antikörper- und Immuntherapien,
- aber auch viele Verbesserungen bei den Medikamenten gegen Nebenwirkungen.

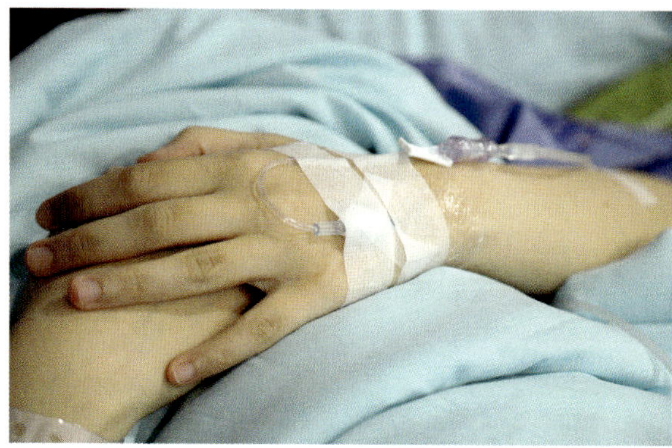

Bildquelle:[J787]

Bei allen diesen Fortschritten machen wir uns unser zunehmendes Wissen über die Zusammenhänge der Krebsentstehung zunutze. Große Entwicklungen haben aber auch die operativen Verfahren und die Strahlentherapie gemacht. All diese Entwicklungen haben dazu geführt, dass moderne Tumortherapie gleichzeitig wirksamer und besser verträglich geworden ist. Das Ziel all dieser Verfahren ist darauf ausgerichtet, die bösartigen Zellen zu zerstören. Deshalb ist keines frei von Nebenwirkungen. Für einige Patientinnen und Patienten geht sie mit langanhaltenden oder lebenslangen Folgeerscheinungen einher.

Der Wunsch von Patienten nach einer möglichst nebenwirkungsarmen Therapie ist sehr verständlich. Ganz wichtig ist es, dass Ärzte genug Zeit haben und sich diese auch nehmen, um Patienten die verschiedenen Therapien und Behandlungsmöglichkeiten mit ihren Nebenwirkungen gut zu erklären. Dazu reicht ein einziges Gespräch nicht.

Patienten, die sich so wie Sie zur komplementären Medizin informieren und selber aktiv werden wollen, können Wichtiges zum Therapieerfolg beitragen. Das Gefühl, nicht allem hilflos ausgeliefert zu sein, sondern die Regie zu behalten, verbessert die Verträglichkeit der Tumortherapie. Ausgewogene Ernährung und Bewegung während der Therapie tragen ganz wesentlich zur Verbesserung der Prognose bei.

Auch wenn der Tumor nicht immer geheilt werden kann, so wissen wir, dass aktive Patienten mehr Lebensqualität haben.

1.5 Warum sind wissenschaftliche Studien wichtig?

Eine neue Substanz wird zunächst im Labor auf ihre möglichen Wirkungen überprüft. In diesen sogenannten In-vitro-Experimenten (von lat. *in vitro* = im Glas) wird die Substanz in einer kontrollierten künstlichen Umgebung außerhalb eines lebenden Organismus untersucht.

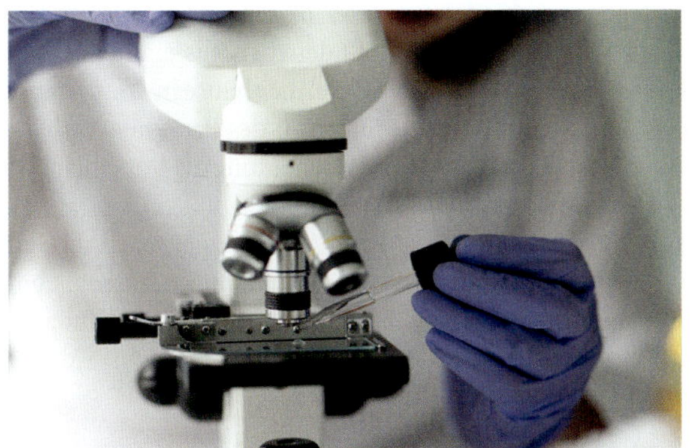

Bildquelle: [J787]

Die nächste Stufe sind Tierexperimente, bei denen sowohl die Wirkung der Substanz auf eine Tumorerkrankung als auch die Nebenwirkungen in einem lebenden Organismus untersucht werden. Hat sich eine Substanz in diesen Experimenten als möglicherweise wirksam herausgestellt, so wird sie am Menschen erprobt.

- Ein neues Medikament wird zunächst in einer sog. **Phase-1-Studie** untersucht. In ihr erhalten wenige Patientinnen und Patienten das Medikament zunächst in sehr geringer und dann langsam ansteigender Dosierung.
- In den dann folgenden **Phase-2-Studien** wird das Medikament bei einer größeren Anzahl von Patienten mit verschiedenen Tumorerkrankungen eingesetzt. Jetzt bekommen wir die ersten Ergebnisse zur Wirksamkeit und zu Nebenwirkungen einer größeren Gruppe von Patienten.
- Anschließend wird das Medikament in sog. **Phase-3-Studien** geprüft. In einer Phase-3-Studie erhält ein Teil der Patienten die bisher beste bewährte Therapie, der andere Teil der Patienten die neue Therapie, von der man glaubt, dass sie besser ist.

Die Durchführung einer Studie kann Monate, manchmal sogar Jahre dauern, bis genug Patienten teilgenommen haben und alle Therapieergebnisse für die Auswertung vorliegen. Erst diese Phase-3-Studien geben uns genauere Informationen, ob die neue Behandlungsmethode besser ist als die bisherigen. Dabei kann „besser“ bedeuten besser für Heilungschancen, besser für eine längere Überlebenszeit oder auch eine Therapie, die weniger Nebenwirkungen und mehr Lebensqualität hat.

Für viele Tumorsituationen haben wir heute sehr verschiedene Möglichkeiten der Behandlung. Das bedeutet, dass wir mit Patientinnen und Patienten häufig auch über verschiedene Therapien mit unterschiedlichen Wirkstärken und verschiedenen Nebenwirkungen sprechen können.

Solche Gespräche sind für beide Seiten sehr herausfordernd, weil es um sehr viele statistische Zahlen geht. Letztendlich versuchen Arzt und Patient gemeinsam, zu der für den individuellen Patienten besten Therapiewahl zu kommen. Dabei helfen Leitlinien, die es für die meisten Tumorarten in Deutschland im sogenannten onkologischen Leitlinienprogramm gibt, sich zu orientieren. Für alle diese Leitlinien gibt es auch jeweils eine laienverständliche Patientenleitlinie (https://www.leitlinienprogramm-onkologie.de/patientenleitlinien/uebersicht).

Heute entscheidet auch nicht mehr eine Ärztin oder ein Arzt alleine über die Therapie, sondern Ärzte beraten sich mit Kollegen verschiedener Fächer. In den Kliniken heißt dies in der Regel Tumorkonferenz. In den Schwerpunktpraxen findet ebenfalls ein kollegialer Austausch auch mit Kollegen anderer Praxen oder in den Krankenhäusern statt. Dabei werden die Leitlinienempfehlungen und die individuelle Situation des Patienten berücksichtigt, um die aus ärztlicher Sicht bestmögliche Therapieentscheidung als Vorschlag für die Patientin oder den Patienten zu formulieren.

Für naturheilkundliche Medikamente bestehen meist keine Zulassungen nach diesem klassischen Standard. Der Gesetzgeber hat entschieden, dass Medikamente der sog. „besonderen Therapierichtungen" nicht die gleichen hohen Anforderungen wie die Standard-Chemotherapeutika erfüllen müssen.
Zu den „besonderen Therapierichtungen" gehören

- die Homöopathie,
- die anthroposophische Medizin,
- aber auch die Pflanzenheilkunde (Phytotherapie).

Dies hat leider dazu geführt, dass Herstellerfirmen für viele dieser Medikamente nicht mehr gezwungen sind, systematische Studien zum Wirksamkeitsnachweis und zum Nachweis der Nebenwirkungen zu führen. Präparate, die als sogenannte Nahrungsergänzungsmittel auf den Markt gebracht werden, müssen nicht die strengen Qualitätskontrollen einer Zulassung erfüllen.

1.6 Basis der komplementären Medizin 1: Körperliche Aktivität und Bewegung

Menschen, die sich regelmäßig bewegen, haben ein deutlich geringeres Risiko, an Krebs zu erkranken. Dies gilt für Bewegung im Alltag, im Beruf und in der Freizeit bis hin zum Sport. Aber auch sportliche Menschen können an Krebs erkranken. Ihnen fällt es jedoch oft leichter, während und nach der Tumortherapie körperlich aktiv zu bleiben.

> Wir wissen, dass körperliche Aktivität während der Therapie dazu beiträgt, dass man weniger Nebenwirkungen hat. Gleichzeitig verbessert körperliche Aktivität die Prognose. Das gilt auch für Patienten, die bisher nicht körperlich aktiv waren.

Körperliche Aktivität kann sehr unterschiedlich sein. Grundsätzlich unterscheiden wir Ausdauer, Kraft, Beweglichkeit und Geschicklichkeit, die je nach Art der Bewegung unterschiedlich gefordert werden.

Für positive Effekte muss auch keine bestimmte Leistungsgrenze erreicht werden, sondern es geht um ein regelmäßiges Training, möglichst an mehreren Tagen in der Woche und so, dass es für einen persönlich eine leichte bis mäßige Anstrengung ist. Als Dauer werden 30–60 Minuten pro Tag angegeben. Dabei kann es sich um typische Sportarten wie flotteres Gehen, Laufen, Schwimmen, Radfahren, klassische Sportarten wie Leichtathletik handeln oder modernere Sportarten wie Zumba, andere Tanzformen oder zum Beispiel Yoga (➤ Kap. 1.6.1).

Häufig fehlt aber auch Bewegung im Alltag, sodass es immer sinnvoll ist, zu Fuß oder mit dem Fahrrad zum Einkaufen oder zur Arbeit zu gehen oder zu fahren, mit dem Hund nach draußen zu gehen oder mit den Kindern oder Enkelkindern in der Freizeit draußen aktiv zu sein. Auch Arbeit im Garten oder im Haushalt kann körperliche Aktivität sein, wenn sie etwas anstrengender ist.

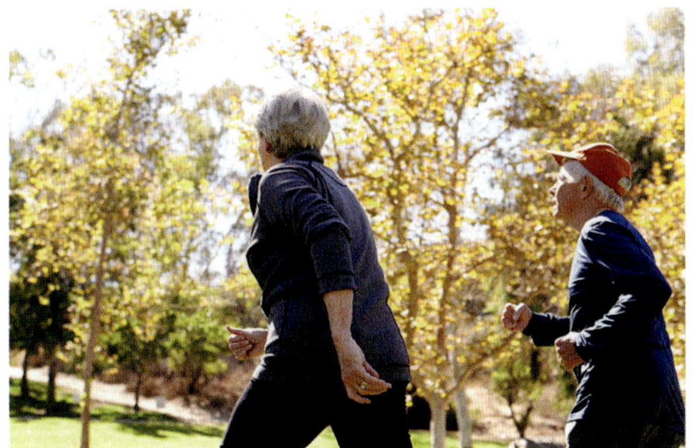

Bildquelle: [J787]

Da es auf das häufige Bewegen ankommt, sollte sich jede Patientin und jeder Patient eine oder mehrere Bewegungsformen aussuchen, die sie oder er gerne macht. Für Menschen, die sich eigentlich nicht so gerne bewegen, sind regelmäßig geplante Aktivitäten zum Beispiel im Verein, in einer Rehasport-Einrichtung oder einem Fitnessstudio oder die Verabredung mit einer Gruppe zum Walken oft hilfreich für die Motivation. Gleichzeitig macht vielen Menschen Bewegung in der Gruppe mehr Spaß als alleine.

Körperliche Aktivität hat viele Effekte mit einem günstigen Einfluss auf Tumorverlauf und Therapienebenwirkungen. Hierzu gehören

- Stoffwechselverbesserungen,
- Verminderung von Hormonspiegeln wie Östrogen oder Testosteron,
- eine Abschwächung entzündlicher Prozesse um den Tumor und
- eine Aktivierung des Immunsystems.

Empfehlenswert sind Bewegungsarten, die individuell während einer Therapie an die aktuelle Belastbarkeit angepasst werden können. Je mehr Muskeln bewegt werden, desto günstiger sind die Effekte. Ein Mix aus Ausdauer- und Krafttraining erweist sich als vorteilhaft.

Eine Rehasport-Verordnung können alle Ärzte ausstellen und damit kann man als Patient über ein Jahr einmal in der Woche oder kürzer auch zweimal in der Woche trainieren. Die Kosten werden von den gesetzlichen Krankenkassen übernommen. Privatpatienten sollten sich vorher bei ihrer Versicherung erkundigen, ob die Kosten übernommen werden.

Es gibt Sportangebote speziell für Patientinnen und Patienten mit einer Krebserkrankung. Grundsätzlich können aber Patienten auch gut an anderen Sportgruppen teilnehmen. Es kommt ganz auf das Angebot in der eigenen Region und auch die eigenen Neigungen an. Für manche Patienten ist die Teilnahme an einer Gruppe mit anderen Betroffenen und die Möglichkeit des Austausches wichtig, andere bevorzugen den Kontakt zu Menschen, die eben nicht von einer Krebserkrankung betroffen sind.

Neue Analysen sehr großer Patientengruppen haben erstaunliche Zahlen gezeigt: Patienten, die nach der Diagnosestellung körperlich aktiv bleiben oder werden, senken ihre Sterblichkeit um fast 40 %.

Leider trauen viele Patienten sich nicht, sich während der Therapie anzustrengen. Dabei gibt es nur wenige Einschränkungen, auf die Patienten während der Therapie achten sollten. Fragen Sie deshalb Ihren Arzt oder Ihre Ärztin, ob die Bewegungsform, die Sie gerne machen (möchten), in Ordnung ist.

Wann ist Bewegung besonders hilfreich und wann nicht?

Fatigue Form der Erschöpfung, die recht viele Tumorpatienten haben, macht körperliche Aktivität und Sport anstrengend. So paradox es klingt: Körperliche Aktivität ist die beste und bisher wissenschaftlich einzige wirksame Maßnahme gegen Fatigue. Dabei müssen aber häufig die Trainingsprogramme an die individuelle Belastbarkeit der Patientin oder des Patienten angepasst werden. Wenn eine Dauer der körperlichen Aktivität am Tag von 30–45 Minuten nicht möglich ist, so können auch mehrere kleine Trainingseinheiten über den Tag verteilt werden.

Schmerzen Manche Patienten mit einer Krebserkrankung haben **Schmerzen**. Dann kann Bewegung schwierig sein. Wenn der Schmerz ein Warnsignal dafür ist, dass es durch die Bewegung zu einer Überbelastung zum Beispiel an der Stelle einer Knochenmetastase kommt, so sollte man das Warnsignal ernst nehmen. Häufig kann aber eine gezielte Behandlung die Schmerzsituation an der Stelle soweit verbessern, dass Belastungen wieder möglich sind. Manche Patienten haben Schmerzen, die aber kein Warnsignal sind, sondern nur eine Folge des Tumors. Hier sind Schmerzmittel eine wichtige und gute Entscheidung, um Bewegung und Belastung wieder möglich zu machen. In diesen Fällen kann man mit Ärzten auch absprechen, ob man speziell für die Zeit, die man zum Sport möchte, nochmal eine zusätzliche, etwas höhere Schmerzmitteldosis einnimmt, damit man schmerzfrei trainieren kann.

Lymphödem Sportarten mit erhöhter Verletzungsgefahr sollten vermieden werden. Früher haben Ärzte geglaubt, dass viele Formen der Bewegung und des Sports nicht günstig sind. Insbesondere Patientinnen und Patienten mit **Lymphödem** wurde gesagt, dass sie den Arm oder das Bein schonen müssten, mittlerweile wissen wir aus der Forschung, dass dies genau falsch ist. Gerade Patienten mit Lymphödem profitieren vom Sport.

Ungeeignet Ein Beispiel für **nicht geeignete** Trainingsformen ist Schwimmen in Badeanstalten zum Beispiel während einer Chemotherapie, wenn das Immunsystem geschwächt ist, oder während einer Strahlentherapie, wenn die Haut gereizt werden kann.

LITERATUR

1. Dohrn M, Sjöström M, Kwak L, Oja P, Hagströmer M. Accelerometer-measured sedentary time and physical activity – a 15 year follow-up of mortality in a Swedish population-based cohort. Journal of science and medicine in sport. 2018; 21(7): 702–707.
2. Friedenreich CM, Stone CR, Cheung WY, Hayes SC. Physical activity and mortality in cancer survivors: a systematic review and meta-analysis. JNCI Cancer Spectrum. 2020; 4(1): pkz080.
3. Li T, Wei S, Shi Y, Pang S, Qin Q, Yin J et al. The dose-response effect of physical activity on cancer mortality: findings from 71 prospective cohort studies. Br J Sports Med. 2016; 50(6): 339–345.
4. Moore SC, Lee I-M, Weiderpass E, Campbell PT, Sampson JN, Kitahara CM et al. Association of leisure-time physical activity with risk of 26 types of cancer in 1.44 million adults. JAMA internal medicine. 2016; 176(6): 816–825.
5. Nakano J, Hashizume K, Fukushima T, Ueno K, Matsuura E, Ikio Y et al. Effects of aerobic and resistance exercises on physical symptoms in cancer patients: a meta-analysis. Integrative cancer therapies. 2018; 17(4): 1048–1058.
6. Thomas RJ, Kenfield SA, Jimenez A. Exercise-induced biochemical changes and their potential influence on cancer: a scientific review. Br J Sports Med. 2017; 51(8): 640–644.
7. Zhang X, Li Y, Liu D. Effects of exercise on the quality of life in breast cancer patients: a systematic review of randomized controlled trials. Supportive Care in Cancer. 2019; 27: 9–21.

1.6.1 Yoga

Was ist Yoga?

Yoga bezeichnet eine Mischung aus körperlichen und geistigen Übungen, die aus der indischen Kultur und Philosophie stammt. Das moderne Yoga, das sich im Westen entwickelt hat, unterscheidet sich teilweise deutlich vom ursprünglichen Yoga. Es gibt Formen, die ganz überwiegend auf körperliche Übungen setzen (Hatha Yoga), und eher meditative Yogaformen, die geistige Konzentration fördern.

Bestimmte Yogaformen können viel Bewegungen beinhalten und ein Teil der eigenen körperlichen Aktivität sein. Ein eher meditatives Yoga gehört zur sogenannten Mind-Body-Medizin. Die einzelnen Übungen (Asanas) trainieren Kraft, Ausdauer, Beweglichkeit und Gleichgewicht und wirken auf den gesamten Bewegungsapparat. Ein besonderer Schwerpunkt kann in Haltungsübungen und einer Kräftigung der Rückenmuskulatur liegen.

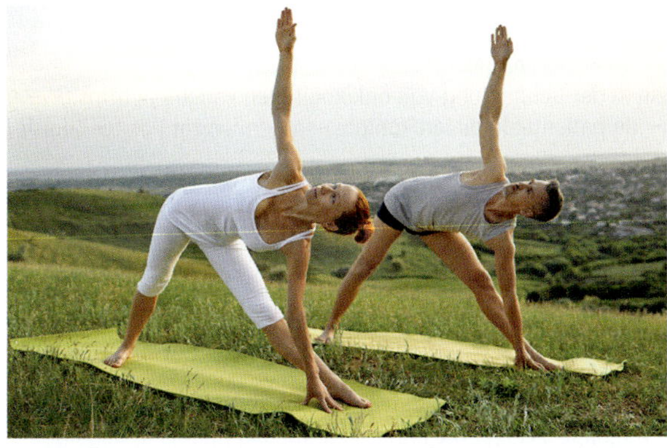

Bildquelle: [J787]

Ergebnisse aus Studien am Menschen

Zu Yoga wurden zahlreiche Studien mit Patientinnen und Patienten mit Krebs durchgeführt. Oft werden sie zusammengefasst, ohne zu berücksichtigen, ob es sich eher um körperliches Training oder um meditative Yogaformen gehandelt hat. Zusammenfassend kann man sagen, dass Menschen, die diese Art der Bewegung gerne mögen, davon profitieren. Menschen, die sich eher für andere Bewegungsformen interessieren, fühlen sich nach Yoga nicht unbedingt besser. In wenigen Studien wurde Yoga mit einer anderen Form von körperlicher Aktivität verglichen. In diesen Studien findet sich kein Unterschied in der Wirksamkeit.

Verbesserungen durch Yoga wurden in Bezug auf Fatigue, Lebensqualität, Angst und Depression, Schlafstörungen, Gedächtnis- und Konzentrationsstörungen beobachtet.

Nebenwirkungen und Warnhinweise

Nebenwirkungen sind beim Yogatraining selten. Aufpassen sollte man bei extremen Bewegungen, wenn Knochenmetastasen vorhanden sind, die nicht stabil sind.

Dosierung

Yoga dürfen Sie individuell „dosieren“ – wie es Ihnen Spaß macht. Um positive Effekte auf die Prognose zu haben, ist regelmäßiges Training wichtig. Sie können Yoga-Training aber auch gut ein- bis zweimal die Woche machen und an anderen Tagen andere Bewegungsformen durchführen.

Bewertung und Empfehlungen

Wenn man Spaß an Yoga hat, sollte man sich eine Trainingsgruppe suchen, die Yoga mit körperlichen Übungen anbietet. Wenn man keinen Spaß hat, dann sollte man sich eine andere Bewegungsform aussuchen.

LITERATUR

https://www.stiftung-perspektiven.de/Wissensportal/ (letzter Zugriff 09.10.23)

Patientenleitlinie Komplementärmedizin in der Behandlung von onkologischen Patienten, https://www.leitlinienprogramm-onkologie.de/patientenleitlinien/komplementaermedizin (letzter Zugriff 19.02.24)

1. Armer JS, Lutgendorf SK. The Impact of Yoga on Fatigue in Cancer Survivorship: A Meta-Analysis. JNCI Cancer Spectrum. 2020; 4(2): pkz098.
2. Baydoun M, Oberoi D, Flynn M, Moran C, McLennan A, Piedalue K-AL et al. Effects of Yoga-Based Interventions on Cancer-Associated Cognitive Decline: a Systematic Review. Current Oncology Reports. 2020; 22(10): 1–10.
3. Cramer H, Lauche R, Klose P, Lange S, Langhorst J, Dobos GJ. Yoga for improving health – related quality of life, mental health and cancer – related symptoms in women diagnosed with breast cancer. Cochrane Database of Systematic Reviews. 2017; (1).
4. Dong B, Xie C, Jing X, Lin L, Tian L. Yoga has a solid effect on cancer-related fatigue in patients with breast cancer: a meta-analysis. Breast Cancer Res Treat. 2019; 177(1): 5–16.

5. Gonzalez M, Pascoe MC, Yang G, de Manincor M, Grant S, Lacey J et al. Yoga for depression and anxiety symptoms in people with cancer: A systematic review and meta-analysis. Psycho-oncology. 2021; 30(8): 1196–1208.
6. Hsueh E-J, Loh E-W, Lin JJ-A, Tam K-W. Effects of yoga on improving quality of life in patients with breast cancer: a meta-analysis of randomized controlled trials. Breast Cancer. 2021; 28: 264–276.
7. Kreutz C, Schmidt ME, Steindorf K. Effects of physical and mind-body exercise on sleep problems during and after breast cancer treatment: a systematic review and meta-analysis. Breast Cancer Res Treat. 2019; 176(1): 1–15.

1.6.2 Tai chi und Qigong

Was sind Tai chi und Qigong?

Tai chi und Qigong sind ursprünglich aus China stammende Kampfkünste, die zunehmend als Bewegungslehre mit Ablauf bestimmter Übungen in Verbindung mit Konzentration und Meditation geübt werden. Tai chi ist damit Teil der Traditionellen Chinesischen Medizin. Beide Bewegungsformen haben zunehmend Eingang auch in die moderne westliche Medizin erhalten. Ebenso wie bei Yoga gibt es verschiedene Stile und das Üben ist im Wesentlichen von der Anleitung des Lehrers abhängig.

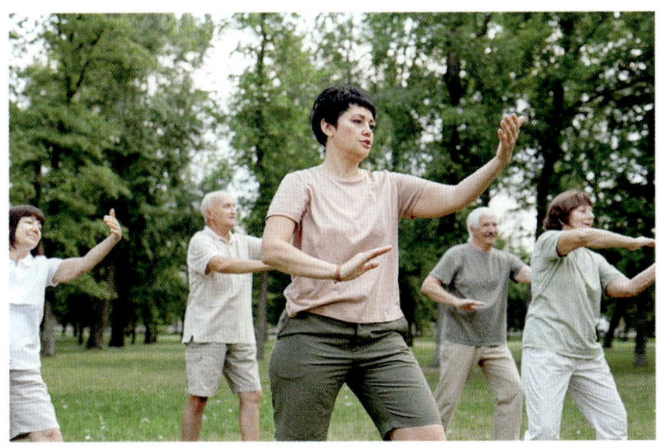

Bildquelle: [J787-143]

Ergebnisse aus Studien am Menschen

Ähnlich wie zu Yoga liegen zu Tai chi und Qigong zahlreiche Studien vor, deren Bewertung ähnlich wie bei Yoga ist. Auch für Tai chi und Qigong gibt es nur wenige Studien, in denen die Wirksamkeit im Vergleich zu anderen körperlichen Aktivitätsformen untersucht wurde. In diesen wenigen Studien findet sich kein Vorteil für Tai chi oder Qigong.

Im Vergleich zu keinem körperlichen Training führen Tai chi oder Qigong zu einer Verbesserung von Fatigue, Lebensqualität, Depression und Angst, nicht jedoch von Schlafstörungen.

Nebenwirkungen und Warnhinweise

Nebenwirkungen sind beim Tai chi oder Qigong selten. Aufpassen sollte man bei extremen Bewegungen, wenn Knochenmetastasen vorhanden sind, die nicht stabil sind.

Dosierung

Tai chi und Qigong dürfen Sie individuell „dosieren" – wie es Ihnen Spaß macht. Um positive Effekte auf die Prognose zu haben, ist regelmäßiges Training wichtig. Sie können Tai Chi- oder Qigong-Training aber auch ein- bis zweimal die Woche machen und an anderen Tagen andere Bewegungsformen durchführen.

Bewertung und Empfehlungen

Wenn man Spaß an Tai Chi oder Qigong hat, sollte man sich eine Trainingsgruppe suchen, die Tai Chi oder Qigong mit körperlichen Übungen anbietet. Wenn man keinen Spaß hat, dann sollte man sich eine andere Bewegungsform aussuchen.

LITERATUR

https://www.stiftung-perspektiven.de/Wissensportal/ (letzter Zugriff 09.10.23)

Patientenleitlinie Komplementärmedizin in der Behandlung von onkologischen Patienten, https://www.leitlinienprogramm-onkologie.de/patientenleitlinien/komplementaermedizin (letzter Zugriff 19.02.24)

1. Ni X, Chan RJ, Yates P, Hu W, Huang X, Lou Y. The effects of Tai Chi on quality of life of cancer survivors: a systematic review and meta-analysis. Supportive Care in Cancer. 2019; 27: 3701–3716.
2. Song S, Yu J, Ruan Y, Liu X, Xiu L, Yue X. Ameliorative effects of Tai Chi on cancer-related fatigue: a meta-analysis of randomized controlled trials. Support Care Cancer. 2018; 26(7): 2091–2102.
3. Yin J, Tang L, Dishman RK. The efficacy of Qigong practice for cancer-related fatigue: A systematic review and meta-analysis of randomized controlled trials. Mental Health and Physical Activity. 2020; 19: 100347.

1.7 Basis der komplementären Medizin 2: Ernährung

Eine gesunde ausgewogene Ernährung setzt sich aus Kohlenhydraten, Eiweißen und Fetten zusammen. Dies gilt auch bei einer Krebserkrankung, während einer Tumortherapie und daran anschließend.

> Alle Diätformen, die davon abweichen, sind für Patientinnen und Patienten nicht sinnvoll, können sogar zu einer Mangelernährung führen und damit gefährlich sein.

Durch eine Tumorerkrankung oder während der Tumortherapie kann es zu Einschränkungen bei der Nahrungsaufnahme kommen. Diese können sehr unterschiedliche Ursachen haben von Appetitmangel (➤ Kap. 4.1) zu Schleimhautentzündungen im

Mund (➤ Kap. 4.16), Geschmacksveränderungen, Reizungen der Magenschleimhaut (➤ Kap. 4.15), Verstopfungen (➤ Kap. 4.24) oder Durchfall (➤ Kap. 4.5) und anderes.

Wichtig ist es, dass Patienten, die alleine mit der Ernährung nicht gut zurechtkommen, frühzeitig eine gute Ernährungsberatung finden. Viele Zentren und Schwerpunktpraxen bieten mittlerweile entsprechende Beratungsmöglichkeiten an. Wenn dies nicht möglich ist, können zum Beispiel Landeskrebsgesellschaften Tipps geben, wo man eine qualifizierte Ernährungsberatung bekommen kann.

1.7.1 Grundlagen der ausgewogenen Ernährung

Eine ausgewogene Ernährung im Sinne einer gemischten Kost aus pflanzlichen und tierischen Nahrungsmitteln enthält eine gesunde Zusammensetzung aller sogenannten Makronährstoffe (Eiweiße, Fette und Kohlenhydrate). Wenn man sich so ernährt, hat man auch ausreichend Mikronährstoffe (Vitamine, Mineralien, Spurenelemente und sekundäre Pflanzenstoffe).

Nahrungsergänzungsmittel sind in der Regel nicht erforderlich. Ausnahmen finden wir bei Vitamin D (➤ Kap. 2.67), seltener Vitamin B12 (➤ Kap. 2.65) und selten dem Spurenelement Selen (➤ Kap. 2.55). Die Leitlinie Komplementäre Onkologie empfiehlt deshalb die Spiegelmessungen (https://www.leitlinienprogramm-onkologie.de/leitlinien/komplementaermedizin/). Leider werden die Spiegelbestimmungen von Vitamin D oft von den Krankenkassen nicht übernommen, deshalb sollte man mit dem Arzt vorher darüber reden.

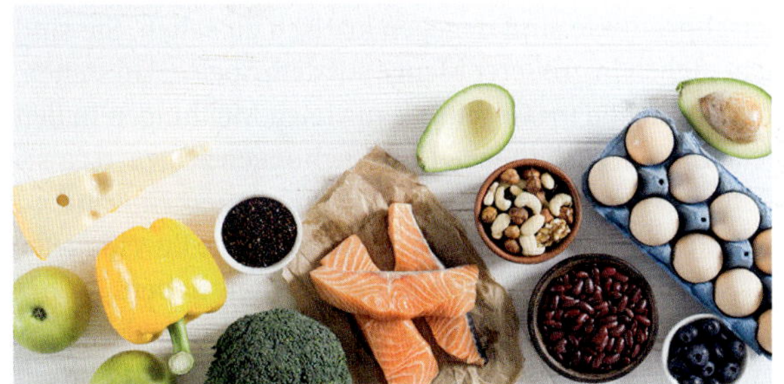

Bildquelle: [J787]

Kohlenhydrate Bei den Kohlenhydraten sind Vollkornprodukte, Obst, Gemüse und Salate wichtig. Eine gute Regel ist „5 am Tag", also der Verzehr von fünf ca. eine Hand voll großen Portionen von Obst, Gemüse oder Salat. Dabei wird derzeit ein Verhältnis von ca. ein bis zwei Portionen Obst und 3–4 Portionen Gemüse/Salat empfohlen. Neben vielen wichtigen Vitaminen und sekundären Pflanzenstoffen enthalten Obst, Gemüse und Salat auch wichtige Ballaststoffe. Sie stellen damit eine gute Kohlenhydratquelle dar. Eine weitere wichtige Kohlenhydratquelle sind Getreideprodukte in allen Varianten. Hierbei sind vollkorngetreidebasierende Produkte zu bevorzugen, wenn es von den Verdauungsorganen her vertragen wird.

Wer der „5 am Tag"-Regel folgt, hat auch genug sekundäre Pflanzenstoffe. Die zahlreichen Nahrungsergänzungsmittel und Elixiere bringen für Patienten mit einer Krebserkrankung keinen Vorteil. Sie sind auch kein Ersatz für Obst, Gemüse und Salat. Sogenanntes Superfood ist nicht besser als regional und saisonal produzierte Nahrungsmittel.

Es gibt für keine einzige dieser Superfood-Früchte oder deren Extrakte einen Beweis, dass sie besser sind als andere. Auch ganz normale Obst- und Gemüsesorten haben einen hohen Gehalt an Vitaminen und sekundären Pflanzenstoffen.

Zucker Süße Zucker (sog. Einfachzucker) sollten nicht in einer hohen Menge verzehrt werden. Der komplette Verzicht auf diese Zucker ist jedoch aus gesundheitlichen Gründen und insbesondere bei einer Krebserkrankung nicht erforderlich (ketogene Diät ➤ Kap. 1.7.6).

Eiweiße Bei den Eiweißquellen sind pflanzliche und tierische Eiweißquellen möglich. Eiweiße bestehen aus Aminosäuren. Einen Teil der Aminosäuren kann unser Körper auch aus Kohlenhydraten und Fetten selber herstellen. Bei anderen ist dies nicht möglich – sie werden als essenzielle Aminosäuren bezeichnet, weil sie unbedingt mit der Nahrung aufgenommen werden müssen. Wenn dies nicht geschieht, kommt es zu einem Eiweißmangel selbst dann, wenn viel Eiweiß in der Ernährung enthalten ist. Die Zusammensetzung der Aminosäuren in tierischen Eiweißquellen ist grundsätzlich für den Menschen passender als bei pflanzlichen Eiweißquellen. Wenn man auf tierische Eiweißquellen verzichten will, ist eine Mischung verschiedener pflanzlicher Eiweißquellen erforderlich. Diese sind aber häufig gerade während einer Tumortherapie schlechter verträglich (z. B. Bohnen).

Fleisch Während die WHO lange Jahre Fleisch als krebserregend gekennzeichnet hat, haben die Daten in den letzten Jahren gezeigt, dass Fleisch in guter Qualität, eher fettarm und mit schonender Zubereitung und ohne Nitritpökelsalz in angemessener Menge verzehrt, nicht bedenklich ist, sondern als gesunde Eiweißquelle gelten kann. Verarbeitete, insbesondere stark fetthaltige Fleischprodukte sind dagegen kritisch zu sehen. Sie sind manchmal erlaubt, sollten aber nicht täglich in größerer Menge auf dem Speiseplan stehen.

Milchprodukte Auch Milchprodukte stellen im Gegensatz zu vielen Meldungen in den Medien eine gesunde Eiweißquelle dar. Wissenschaftliche Untersuchungen zeigen, dass sie zu keinem erhöhten Krebsrisiko führen. Gerade für Patientinnen und Patienten während einer Krebstherapie sind Milchprodukte eine gute und häufig gut verträgliche Eiweißquelle.

Fette Wichtige Energielieferanten, da sie einen hohen Kaloriengehalt haben. Zu bevorzugen sind ungesättigte Fettsäuren vorwiegend aus pflanzlichen Quellen, aber auch aus Fisch. Insbesondere für Patienten, die einen Gewichtsverlust erleiden, sind Fette ein wichtiger Zusatz in den Mahlzeiten, hier dürfen auch die gesättigten Fette erhöht werden.

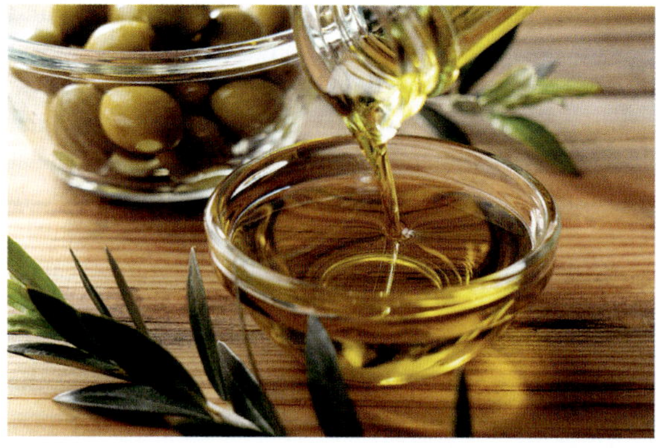

Bildquelle: [J787]

LITERATUR
https://www.stiftung-perspektiven.de/Wissensportal/ (letzter Zugriff 09.10.23)
Patientenleitlinie Komplementärmedizin in der Behandlung von onkologischen Patienten, https://www.leitlinienprogramm-onkologie.de/patientenleitlinien/komplementaermedizin (letzter Zugriff 19.02.24)
https://www.wcrf.org/dietandcancer (letzter Zugriff 09.10.23)

1. Couto E, Boffetta P, Lagiou P, Ferrari P, Buckland G, Overvad K et al. Mediterranean dietary pattern and cancer risk in the EPIC cohort. British journal of cancer. 2011; 104(9): 1493–1499.
2. Kazemi A, Barati-Boldaji R, Soltani S, Mohammadipoor N, Esmaeilinezhad Z, Clark CC et al. Intake of various food groups and risk of breast cancer: a systematic review and dose-response meta-analysis of prospective studies. Advances in Nutrition. 2021; 12(3): 809–849.
3. Kusano Bucalen Ferrari C, Percário S, Carlos Costa Baptista Silva J, Aparecida Ferraz da Silva Torres E. An apple plus a brazil nut a day keeps the doctors away: Antioxidant capacity of foods and their health benefits. Current Pharmaceutical Design. 2016; 22(2): 189–195.
4. Morze J, Danielewicz A, Przybyłowicz K, Zeng H, Hoffmann G, Schwingshackl L. An updated systematic review and meta-analysis on adherence to mediterranean diet and risk of cancer. European Journal of Nutrition. 2021; 60: 1561–1586.
5. Ubago-Guisado E, Rodríguez-Barranco M, Ching-López A, Petrova D, Molina-Montes E, Amiano P et al. Evidence update on the relationship between diet and the most common cancers from the European Prospective Investigation into Cancer and Nutrition (EPIC) study: a systematic review. Nutrients. 2021; 13(10): 3582.

1.7.2 Ernährungstipps bei Nebenwirkungen der Tumortherapie

Appetitlosigkeit (➤ Kap. 4.1) Bei **Appetitmangel** sollten eher häufigere kleine Mahlzeiten verzehrt werden, die schnell nach der aktuellen Geschmackslage zubereitet werden können. Es kann hilfreich sein, kleine Zwischenmahlzeiten vorbereitet im Kühlschrank oder Gefrierfach zu haben, sodass die Auswahl nach dem aktuellen Appetit erfolgen kann und keine langen Zubereitungszeiten erforderlich sind. Bei Geschmacksveränderungen kann mit Gewürzen experimentiert werden. Gleiches gilt bei der Bevorzugung eher saurer oder milder Speisen.

Übelkeit und Erbrechen (➤ Kap. 4.23) Bei **Übelkeit und Erbrechen** hat sich Ingwer als Gewürz, aber auch in Form von Ingwertee bewährt. Stark riechende Speisen sollten vermieden werden, die Zubereitung auf eine möglichst kurze Zeit begrenzt und die Räume anschließend gut gelüftet werden.

Mundschleimhautentzündung (➤ Kap. 4.16) Bei einer **Schleimhautentzündung im Mundraum** sind scharfe und saure Speisen ebenso wenig geeignet wie harte und kantige Speisen. Pürees und andere weiche Speisen werden wesentlich besser vertragen.

Magenschleimhautentzündung (➤ Kap. 4.15) Bei **Schleimhautentzündungen im Magen-Darm-Bereich** sind gut verträgliche, nicht blähende Speisen hilfreich. Bei ausgeprägten Verdauungsstörungen können teilweise MCT-Fette, also mittelkettige Fette, besser vertragen werden als die üblichen langkettigen Fette. Allerdings schmecken sie nicht so gut und sind teuer. Wenn ein Mangel an Verdauungsenzymen die Ursache ist, dann sollten diese in ausreichender Menge substituiert werden.

Achtung: Bei fehlender Magensäure (z. B. nach Gastrektomie) werden die Kapseln nicht aufgelöst – der Patient muss sie vor dem Essen öffnen!)

Laktoseintoleranz Einige Patienten entwickeln eine vorübergehende **Laktoseintoleranz**, die häufig nicht erkannt wird. Dann hilft das Meiden von Milchprodukten, wobei oft vergorene Produkte wie Joghurt, aber teilweise auch Käse vertragen werden.

Durchfall (➢ Kap. 4.5) Bei **Durchfällen** sind neben der supportiven Medikation die bewährten Hausmittel wie geriebener Apfel, gekochte Möhren und Schokolade in verschiedenen Varianten hilfreich. Banane ist als Obst besser geeignet als andere Obstsorten. In Studien haben sich Probiotika bewährt – entweder als Kapseln mit Lacto- und Bifidobakterien, oder auch über eine die Darmflora stützende Ernährung mit vergorenen Milchprodukten und Ballaststoffen.

Verstopfung (➢ Kap. 4.24) Umgekehrt kann bei **Verstopfung** ein ballaststoffreiches Essen, z. B. mit zusätzlichem eingeweichtem Leinsamen, hilfreich sein.

ERNÄHRUNGSTIPPS

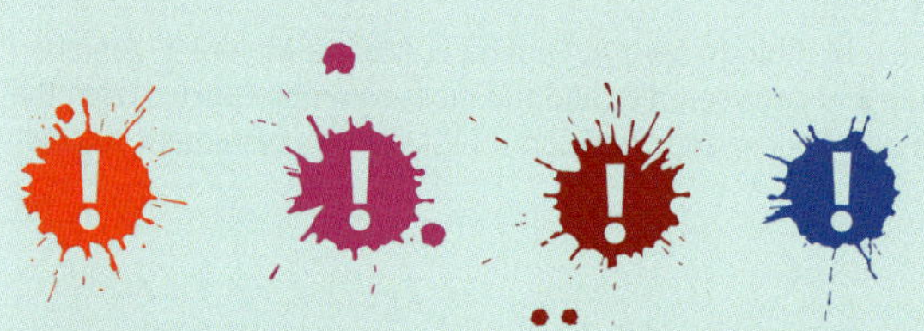

Bildquelle: [J787-144]

- Einnahme von kleinen Mahlzeiten auf bis zu acht Portionen täglich verteilen.
- Langsam essen und gut kauen.
- Bei Milchprodukten werden oft Käse und Quark besser vertragen als Frischmilchprodukte. Joghurt kann den Wiederaufbau der körpereigenen Darmflora unterstützen.
- Obst und Gemüse wird in Form von Kompott bzw. Smoothies manchmal besser vertragen als in roher Form. Das Obst sollte auf jeden Fall reif sein. Insbesondere in der Anfangsphase nach einer Operation sollte keine Rohkost gegessen werden. Zitrusfrüchte werden in vielen Fällen nicht gut vertragen. Günstig sind dagegen milde Äpfel, Birnen und Bananen. Geriebene Äpfel wirken vor allem gut bei Durchfällen.
- Gerichte aus Vollkornprodukten sind grundsätzlich zu bevorzugen, jedoch ist die Verträglichkeit der darin enthaltenen Ballaststoffe oft herabgesetzt, sodass auf Zwieback, helles Brot oder Reis zurückgegriffen werden kann. Oft wird ein leichter Haferschleim vertragen.
- Die Fettverträglichkeit sollte individuell ausprobiert werden, manchmal werden spezielle Streichfettzubereitungen mit sogenannten freien Fettsäuren besser vertragen.
- Nicht empfehlenswert sind sehr fette und/oder süße Speisen wie Paniertes, fetter Braten, fette Fleisch- und Wurstwaren, Schokolade, Marzipan, Nougat, Pralinen, fettes Gebäck, blähende Gemüse wie Erbsen, Bohnen, Linsen, grober Kohl und Hülsenfrüchte, säurereiches Obst wie Stachelbeeren, Johannisbeeren, Rhabarber, Zitronen und Grapefruit. Außerdem kann es bei scharfen Gewürzen und geräucherten, gesalzenen Speisen zu Beschwerden kommen.
- Frisches Brot sollte eventuell einen Tag liegengelassen werden.
- Die Verträglichkeit von Kaffee muss individuell erprobt werden, oft ist Tee besser geeignet.
- Bei Abneigung gegen Fleisch- und Wurstwaren sollten Eier und Milchprodukte bevorzugt verzehrt werden.
- Bei Entzündungen der Mundschleimhaut sollten die Speisen nicht zu heiß verzehrt werden, auch salzige, stark gewürzte und saure Speisen sind nicht geeignet.
- Bei Erbrechen und Durchfällen sollte an eine reichliche Flüssigkeitszufuhr gedacht werden.

1.7.3 Mangelernährung

Eine **Mangelernährung** entsteht, wenn Patientinnen und Patienten zu wenig Nahrung zu sich nehmen. Dies kann entweder alle Makro- und Mikronährstoffe betreffen oder auch einzelne. Für eine verminderte Nahrungsaufnahme gibt es eine ganze Reihe von Gründen.

Ein Grund kann die seelische Belastung durch die Diagnose sein. Manche Patienten sind allein und wenn man alleine isst, schmeckt es weniger gut. Längere Aufenthalte in Kliniken können auch zu einem Problem werden, weil Mahlzeiten im Krankenhaus häufig nicht so gut schmecken. Symptome wie Appetitlosigkeit, Mundschleimhautentzündung, Geschmacksveränderungen, Mundtrockenheit, Übelkeit und Erbrechen, Verstopfung oder Durchfall aber auch Schmerzen, Erschöpfung und Bewegungsmangel erschweren das Essen.

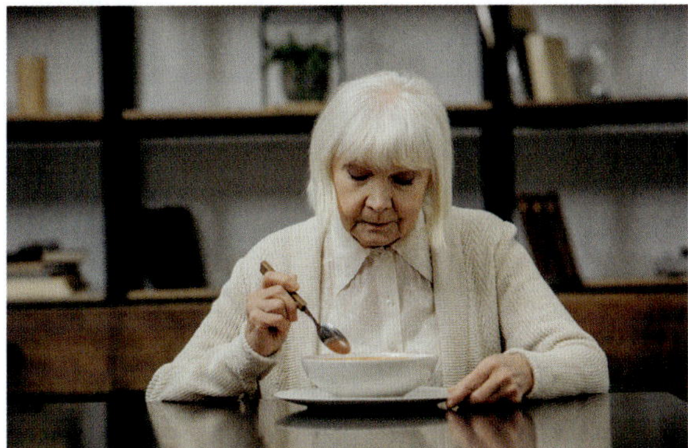

Bildquelle: [J787]

Wichtig ist, dass Patienten frühzeitig mit ihren Ärzten oder Pflegekräften über Einschränkungen bei der Nahrungsaufnahme reden und um eine qualifizierte **Ernährungsberatung** bitten.

Ein besonders hohes Risiko für eine Mangelernährung entsteht, wenn Patienten absichtlich die Nahrungsaufnahme einschränken, weil sie gehört haben, dass dies angeblich gesund ist. Dies ist schon bei einer veganen Ernährung der Fall, häufig passiert es aber auch unter sogenannten Krebsdiäten, wie der ketogenen Ernährung oder dem Fasten (➤ Kap. 1.7.6). Eine vegane Ernährung ist bezüglich Krebs nicht gesünder als eine ausgewogene Ernährung. Wer sich aus innerer Überzeugung vegan ernähren möchte, sollte sich rechtzeitig gut beraten lassen, um trotzdem ausgewogen ernährt zu sein.

> Wichtig zu wissen ist, dass eine Mangelernährung auch auftreten kann, wenn (noch) kein Gewichtsverlust eingetreten ist. Tatsächlich können sogar übergewichtige Patienten mangelernährt sein.

Deshalb fordern Experten, dass bei Patientinnen und Patienten mit einer Krebserkrankung während der Tumortherapie regelmäßig überprüft wird, ob ein Risiko für eine Mangelernährung besteht. Dies kann mit einfachen Fragebögen, die teilweise sogar der Patient selber ausfüllen kann, erfolgen. Wenn diese Fragebögen ein Risiko anzeigen, können

Untersuchungen und spezielle Messungen (eine sog. Bioimpedanzanalyse [BIA] und Laboruntersuchungen) durchgeführt werden.

Eine **ausreichende und ausgewogene Ernährung** ist wichtig für das Wohlbefinden. Sie verhindert vor allen Dingen den Muskelmasseverlust, der bei einer Krebserkrankung sehr schnell einsetzen kann. Bei einem Muskelmasseverlust fühlen sich Patienten noch müder und haben immer weniger Appetit. Eine gute Ernährung verbessert auch die Verträglichkeit der Tumortherapie. Studien haben gezeigt, dass Patienten mit einer Mangelernährung eine schlechtere Prognose haben als Patienten mit einer guten Ernährung.

Eine **qualifizierte Ernährungsberatung** ist die entscheidende Maßnahme, um Mangelernährung zu vermeiden. Sie gibt Tipps zur Ernährung (➤ Kap. 1.7.2).

Trinknahrung (sog. Astronautenkost) und Ähnliches sind kein Ersatz für eine Ernährungsberatung. Sie können zusätzlich unterstützen, haben aber nur dann eine nachhaltige Wirkung, wenn der Patient eine Anleitung bekommt, wie er eine ausgewogene Ernährung auch unter der Tumortherapie oder bei fortschreitender Krebserkrankung umsetzen kann.

Bei einem **Kalorienmangel** sind Fette wichtig. Pflanzliche Fette (oder Fette aus Fisch, wenn der Patient Fisch mag) sind besonders gut. Aber auch der „gute Stich Butter" am Gemüse liefert wichtige Kalorien und den guten Geschmack. Omega-3-Fettsäuren über die Ernährung oder als Nahrungsergänzungsmittel können helfen, Gewicht und Muskelmasse zu stabilisieren. Viele Patienten, die Fischölkapseln einnehmen, berichten über ein unangenehmes Aufstoßen, wenn die Kapseln sich im Magen öffnen. Pflanzliche Öle haben dieses Problem nicht. Man kann aber auch magensaftresistente Kapseln kaufen, diese sind aber oft etwas teurer.

Für die Muskelmasse ist auch Training wichtig – und das Training verbessert häufig auch den Appetit.

1.7.4 Nahrungsergänzungsmittel während einer Tumortherapie

Untersuchungen über die Auswirkungen von ergänzend eingenommenen Vitaminen und Spurenelementen zeigen keine positiven Ergebnisse. Insbesondere die Einnahme von **Antioxidantien** kann die Wirksamkeit der Krebsmedikamente und der Strahlentherapie abschwächen.

Dies gilt auch für die **sekundären Pflanzenstoffe,** die häufig Antioxidantien sind. Sekundäre Pflanzenstoffe sind in ihrer Vielfalt wichtig und in Laborexperimenten können sie Krebswachstum hemmen. Um eine so hohe Konzentration im menschlichen Körper zu erreichen, wie im Reagenzglas benötigt wird, müsste man riesige Mengen zu sich nehmen, die wahrscheinlich nicht gut vertragen werden.

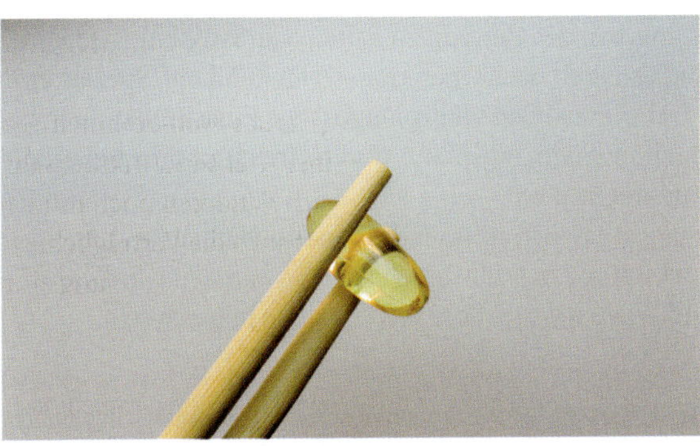

Bildquelle: [J787-145]

Deshalb ist es viel besser, eine bunte Mischung von unterschiedlichen sekundären Pflanzenstoffen über Nahrungsmittel zu sich zu nehmen. Das Geheimnis ist: Die Reagenzglas-Experimente zeigen, dass die verschiedenen sekundären Pflanzenstoffe sehr ähnlich auf die Tumorzellen wirken und sich deshalb sehr gut gegenseitig ergänzen. Es kommt also nicht auf einen einzelnen sekundären Pflanzenstoffe an.

Genauere Informationen zu einzelnen Mikronährstoffen finden sich in diesem Buch in den entsprechenden Kapiteln (➤ Kap. 2).
Wichtig für Patientinnen und Patienten zu wissen ist, dass Antioxidantien in Nahrungsmitteln wie zum Beispiel Obst, Salat und Gemüse keine negativen, sondern nur positive Wirkungen haben.

Einzige Ausnahme sind Grapefruit und andere Zitrusfrüchte mit Bitterstoffen, die zu einer Abschwächung der Wirkung von Tumormedikamenten führen können.

Die S3-Leitlinie Komplementäre Onkologie empfiehlt die Bestimmung von Vitamin D (➤ Kap. 2.67), eventuell Vitamin B 12 (➤ Kap. 2.65) und Selen (➤ Kap. 2.55). Weitere Spiegel von Mikronährstoffen sollten nur dann bestimmt werden, wenn es einen Grund für die Annahme gibt, dass die Zufuhr zu gering ist. Ohne einen nachgewiesenen Mangel sollten Vitamine, Mineralien und Spurenelemente nicht eingenommen werden. Soweit Untersuchungen vorliegen, konnte bisher für alle untersuchten Mikronährstoffe gezeigt werden, dass ein Zuviel negative Folgen für die Patienten hat.

LITERATUR

https://www.stiftung-perspektiven.de/Wissensportal/ (letzter Zugriff 09.10.23)
Patientenleitlinie Komplementärmedizin in der Behandlung von onkologischen Patienten, https://www.leitlinienprogramm-onkologie.de/patientenleitlinien/komplementaermedizin (letzter Zugriff 19.02.24)

1.7.5 Ernährungsempfehlungen nach einer Tumortherapie

Nach einer Tumorerkrankung gelten die gleichen Ernährungsempfehlungen wie vor der Erkrankung. Manchmal dauert es etwas, bis wieder alle Nahrungsmittel vertragen werden.

Patientinnen und Patienten nach Operationen im Mund, an der Speiseröhre, am Kehlkopf, Magen, an Bauchspeicheldrüse, Leber, Gallenwegen oder am Darm benötigen oft eine individuelle Ernährungsberatung, um das Gewicht zu halten oder langsam wiederaufzubauen. Dies gilt insbesondere für Patienten nach Operationen von Kehlkopf, Speiseröhre, Magen oder Bauchspeicheldrüse. Dabei entstehen häufig langfristige Einschränkungen bei der Nahrungsaufnahme. Individuelle Ernährungspläne sind hilfreich und beziehen die persönlichen Erfahrungen der Patienten mit ein.

Einige Patienten berichten über manchmal auch anhaltende Mundtrockenheit (➤ Kap. 4.17) oder Veränderungen des Geschmacksinns. Auch für diese Patienten kann eine individuelle Beratung im Hinblick auf Salzen und Würzen, saure oder milde Speisen hilfreich sein.

LITERATUR

1. Erickson N, Schaller N, Berling-Ernst AP, Bertz H. (2016). Ernährungspraxis Onkologie: Behandlungsalgorithmen, Interventions-Checklisten, Beratungsempfehlungen-griffbereit: Schattauer Verlag.
2. Lam CN, Isenring E, de van der Schueren M, Van der Meij BS. The effect of oral omega-3 polyunsaturated fatty acid supplementation on muscle maintenance and quality of life in patients with cancer: a systematic review and meta-analysis. Clinical Nutrition ESPEN. 2020; 40: LB-237.
3. Lee JLC, Leong LP, Lim SL. Nutrition intervention approaches to reduce malnutrition in oncology patients: a systematic review. Supportive Care in Cancer. 2016; 24: 469–480.
4. Martin L, Senesse P, Gioulbasanis I, Antoun S, Bozzetti F, Deans C et al. Diagnostic criteria for the classification of cancer-associated weight loss. Journal of Clinical Oncology. 2015; 33(1): 90–99.
5. 1Nourissat A, Vasson M, Merrouche Y, Bouteloup C, Goutte M, Mille D et al. Relationship between nutritional status and quality of life in patients with cancer. European journal of cancer. 2008; 44(9): 1238–1242.
6. PRIO. Improving nutritional care for cancer patients in Germany. Joint position paper from the German Cancer Society's (GCS) Working Group on Prevention and Integrative Oncology (PRIO), in collaboration with other associations. Ernahrungs Umschau. 2016; 63(2): 43–47.
7. Shachar SS, Williams GR, Muss HB, Nishijima TF. Prognostic value of sarcopenia in adults with solid tumours: a meta-analysis and systematic review. European journal of cancer. 2016; 57: 58–67.

1.7.6 Krebsdiäten

Es gibt eine ganze Reihe von verschiedenen Diätempfehlungen für Patienten, die angeblich Krebs heilen können, zu einer Verbesserung der Wirksamkeit von Tumortherapien führen sollen oder Nebenwirkungen der Tumortherapie abschwächen sollen.

Wichtig zu wissen: Keine dieser Behauptungen ist bisher bewiesen. Im Gegenteil: Krebsdiäten können sehr rasch zu einer Mangelernährung führen. Sie sind deshalb nicht empfehlenswert.

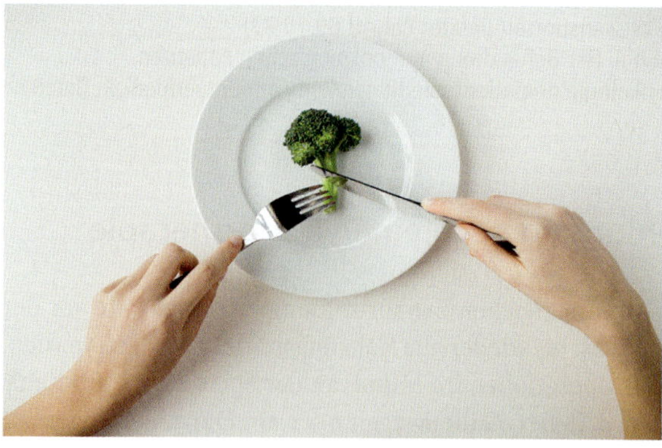

Bildquelle: [J787-146]

Budwig-Diät

Johanna Budwig war der Überzeugung, dass die Ursache von Krebs in der falschen Zusammensetzung der Nahrungsfette liegt. Ihr Ernährungskonzept betont Proteine und Omega-3-Fettsäuren, was grundsätzlich insbesondere für Patientinnen und Patienten mit Gewichts- und Muskelmasseverlust gut ist.

Das Versprechen der Krebsheilung ist aber unbewiesen und nicht haltbar.

Ketogene oder kohlenhydratarme Diät

Bei diesen Diätformen werden Kohlenhydrate weitgehend vermieden. Ihre Gesamtenergiezufuhr durch Kohlenhydrate wird teilweise auf unter 10 % gesenkt. Die Begründung ist der sog. Warburg-Effekt. Dieser besagt, dass die Energiegewinnung von Tumorzellen hauptsächlich über Zucker erfolgt. Gleichzeitig ist dieser Prozess bei Tumorzellen ineffektiver, sodass ein besonders hoher Bedarf an Zuckermolekülen besteht.

Diese Beobachtung ist wissenschaftlich richtig, die daraus gezogenen Schlussfolgerungen sind jedoch falsch: Ein Entzug der Kohlenhydrate aus der Ernährung führt beim Gesunden und beim Tumorpatienten nicht zu einem Absinken des Blutzuckerspiegels unter den Normbereich. Tumorzellen können bei einem geringen Angebot an Glukose auch Ketonkörper und andere Nährstoffe verstoffwechseln und daraus Energie gewinnen. Die Idee, Tumorzellen durch eine zucker- oder kohlenhydratarme Diät „auszuhungern", ist damit auch in der Theorie nicht überzeugend. Im Gegenteil hat der weit überwiegende Teil der Patientinnen und Patienten in diesen Studien einen bedeutsamen Gewichtsverlust, der auf eine Mangelernährung hinweist.

Patienten, die diese Diät einhalten, berichten häufig über Hungergefühl, Verstopfung, Heißhunger nach Süßem und Müdigkeit. Viele brechen die Diät ab, weil ihre Lebensqualität schlechter wird.

Von einer ketogenen Ernährung wird in der Leitlinie ausdrücklich abgeraten.

(Intervall-)Fasten

Fasten ist für viele Menschen Teil eines gesundheitsbewussten Lebens und/oder ihrer Kultur und ihres Glaubens. Für sie kann Fasten auch bei einer Krebserkrankung bedeutsam sein. Fasten kann gerade während der Tumortherapie mit einer Gewichtsabnahme und damit mit einer Mangelernährung einhergehen.

Aus diesen Gründen ist vom Fasten während der aktiven Tumortherapie eher abzuraten.

Patienten, für die Fasten im Ramadan wichtig ist, sollten überlegen, ob sie im Jahr einer Tumortherapie eine Ausnahme machen können. Wenn sie trotzdem fasten wollen, sollten sie gut auf die Nahrungszufuhr achten, sich gegebenenfalls beraten lassen und ihre Ärzte informieren. Nach Abschluss der Tumortherapie darf wieder gefastet werden, wenn dies aus Gründen, die nicht mit dem Krebs zusammenhängen, gewünscht wird.

Manche Patienten haben die Vorstellung, dass mit Fasten eine sog Entgiftung erreicht werden kann. Wichtig zu wissen: Der Körper scheidet die Krebsmedikamente sehr schnell über Leber und Niere wieder aus. Fasten bringt hier keinen Vorteil. Insbesondere Fastenkuren, die gleichzeitig mit abführenden Maßnahmen und einem gesteigerten Energieverbrauch verbunden sind, können den Körper zusätzlich schwächen.

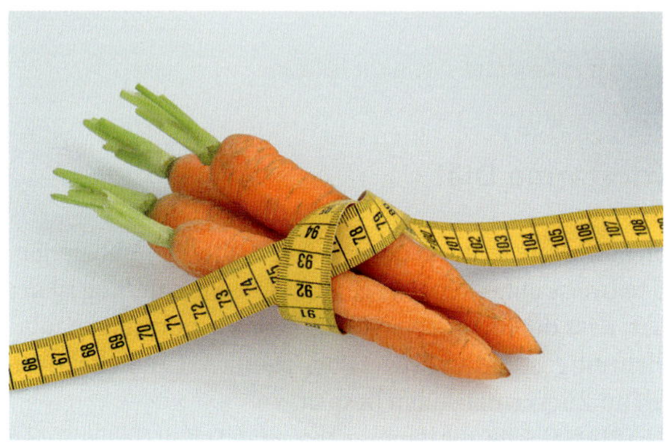

Bildquelle: [J787-147]

Intervallfasten gibt es in sehr unterschiedlichen Formen. Teilweise wird für einige Stunden am Tag keine Nahrung aufgenommen und alle Mahlzeiten in die übrigen Stunden gelegt. Es gibt aber auch ein Fasten über ein bis mehrere Tage, z. B. rund um eine Chemotherapie herum.

Bisher gibt es keinen Beweis aus einer Studie am Menschen, der für einen Vorteil des Fastens spricht.

In sehr kleinen Untersuchungsgruppen berichteten die Patientinnen und Patienten über weniger Übelkeit und Erbrechen. In einer Studie, in der die Patienten sehr gute Medikamente gegen Übelkeit und Erbrechen bekommen haben, gab es aber auch diesen Vorteil nicht. Auch Intervallfasten kann relativ schnell zu einer Mangelernährung führen, da die Patienten eigentlich bis zur nächsten Chemotherapie-Gabe die „verpassten“ Kalorien und Mikronährstoffe wieder aufholen müssen. Für die Patienten, die noch in den Tagen nach der Chemotherapie geschwächt sind, stellt dies eine Herausforderung dar.

LITERATUR

https://www.stiftung-perspektiven.de/Wissensportal/ (letzter Zugriff 09.10.23)

Patientenleitlinie Komplementärmedizin in der Behandlung von onkologischen Patienten, https://www.leitlinienprogramm-onkologie.de/patientenleitlinien/komplementaermedizin (letzter Zugriff 19.02.24)

1. Drexler U, Dörfler J, von Grundherr J, Erickson N, Hübner J. Fasting during cancer treatment: a systematic review. Quality of Life Research. 2022: 1–20.
2. Römer M, Dörfler J, Huebner J. The use of ketogenic diets in cancer patients: a systematic review. Clinical and experimental medicine. 2021; 21(4): 501–536.

KAPITEL

2 Substanzen

2.1 Aloe vera

Was ist Aloe vera?

2

Die Aloe ist eine Pflanze, die ursprünglich auf den Kanarischen Inseln beheimatet ist. Sie wird heute auch in anderen Ländern mit einem trockenen Klima angebaut. Es gibt eine ganze Reihe verwandter Pflanzen, die kraut-, strauch- oder baumartig wachsen und dickfleischige, ledrige Blätter haben.

Der farblose, gelhaltige Aloe-Extrakt wird aus dem inneren Blattgewebe, speziell von Aloe barbadensis, hergestellt. Der Extrakt enthält Anthrachinonderivate, Enzyme, Vitamine und Mineralstoffe wie Kalzium, Magnesium, Zink, Selen u. a. Aloe-Saft aus den Blättern kann sog. Anthrachinone enthalten, die eine abführende Wirkung haben.

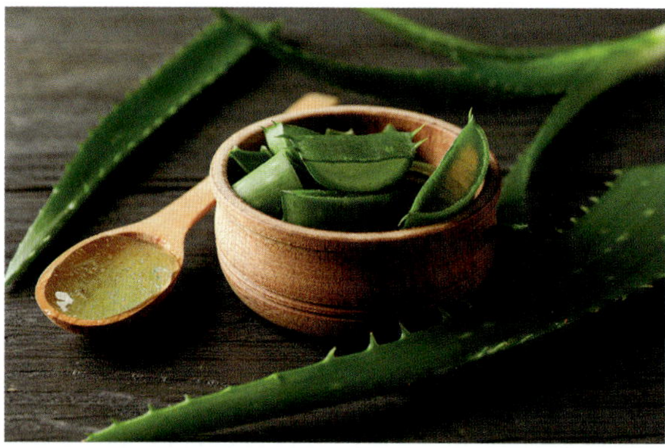

Bildquelle: [J787-148]

Ergebnisse aus Laborexperimenten

In Laborexperimenten konnte gezeigt werden, dass Inhaltsstoffe der *Aloe vera* das Wachstum von Tumorzellen hemmen und das Immunsystem beeinflussen können.

Klinische Studiendaten

Bisher gibt es keine Studien, die eine Verbesserung des Überlebens durch den Einsatz von Aloe-Extrakt zeigen. Traditionell wird Aloe vera-Gel aufgrund seiner entzündungshemmenden und antibakteriellen Eigenschaften in der Wundheilung und bei entzündlichen Erkrankungen der Haut und Schleimhäute eingesetzt. Ob dies auch bei Entzündungen der Haut und Schleimhäute durch Strahlen- oder Chemotherapie gelingt, wurde in einer ganzen Reihe von Studien untersucht. Die meisten Studien zeigen keinen Vorteil von Aloe vera-Gel im Vergleich zu einem anderen Gel.

Wechselwirkungen mit der Tumortherapie

Wenn Extrakt oder Saft aus Aloe vera eingenommen wird, so kann es zu Wechselwirkungen mit der Tumortherapie kommen. Wissenschaftliche Untersuchungen am Menschen liegen hierzu aber nicht vor.

Nebenwirkungen

Bei Anwendung auf der Haut kann es zu allergischen Hautreaktionen und verzögerter Wundheilung kommen. Nach Einnahme wurden allergische Reaktionen in Form von Hautreaktionen, Bauchkrämpfen und Durchfällen berichtet. Wenn in ein Präparat Pflanzenteile gelangen, die sog. Anthrachinone enthalten, können diese eine stark abführende Wirkung haben und zu Bauchschmerzen, Durchfällen und einem Kaliummangel führen.

Bei hohen Dosierungen können lebensbedrohliche Nebenwirkungen wie schwere Magenschleimhautentzündungen und Durchfälle sowie schwere Nieren- und Leberschäden auftreten. Inhaltsstoffe von Aloe-Präparaten (die sog. Anthranoide) stehen im Verdacht, krebserregend und erbgutschädigend zu sein.

Dosierung

Da es keine positiven wissenschaftlichen Erkenntnisse für die Einnahme von Aloe-Präparaten gibt, gibt es keine Dosierungsempfehlungen.

Kontraindikationen und Warnhinweise

Der Einsatz von Aloe-Präparaten ist bei Patientinnen und Patienten mit Bauchbeschwerden oder Durchfällen nicht zu empfehlen. Präparate, die Anthrachinone enthalten, sollten nicht eingenommen werden.

Bewertung und Empfehlungen

Eine positive Wirkung von Aloe-Extrakten auf eine Krebserkrankung ist nicht nachgewiesen. Die Anwendung auf der Haut oder den Schleimhäuten bringt wahrscheinlich keinen Vorteil bei Entzündungserscheinungen. Sie ist aber auch nicht verboten, wenn zum Beispiel ein Gel als angenehm empfunden wird. Allerdings sollten Patienten darauf achten, dass allergische Reaktionen möglich sind, und das Präparat dann sofort absetzen.

Eine Einnahme von Aloe-Präparaten bringt keinen Vorteil. Einige Präparate enthalten sekundäre Pflanzenstoffe, die zu schweren Durchfällen eventuell sogar zu Organschäden führen können.

LITERATUR

https://www.stiftung-perspektiven.de/Wissensportal/ (letzter Zugriff 12.10.2023)

Patientenleitlinie Komplementärmedizin in der Behandlung von onkologischen Patienten, https://www.leitlinienprogramm-onkologie.de/patientenleitlinien/komplementaermedizin (letzter Zugriff 19.02.24)

1. Ahmadloo N, Kadkhodaei B, Omidvari S, Mosalaei A, Ansari M, Nasrollahi H et al. Lack of prophylactic effects of aloe vera gel on radiation induced dermatitis in breast cancer patients. Asian Pacific journal of cancer prevention: APJCP. 2017; 18(4): 1139.
2. Djuv A, Nilsen OG. Aloe vera juice: IC50 and dual mechanistic inhibition of CYP3A4 and CYP2D6. Phytotherapy Research. 2012; 26(3): 445–451.
3. Haddad P, Amouzgar-Hashemi F, Samsami S, Chinichian S, Oghabian M. Aloe vera for prevention of radiation-induced dermatitis: a self-controlled clinical trial. Current Oncology. 2013; 20(4): 345–348.
4. Heggie S, Bryant GP, Tripcony L, Keller J, Rose P, Glendenning M et al. A phase III study on the efficacy of topical aloe vera gel on irradiated breast tissue. Cancer nursing. 2002; 25(6): 442–451.
5. Heydarirad G, Ahadi B, Molavi Vardanjani H, Cramer H, Mirzaei HR, Pasalar M. Herbal Medicines for Treatment of Radiodermatitis: A Systematic Review and Meta-Analysis. Journal of alternative and complementary medicine (New York, N.Y.). 2021; 27(12): 1098–1104.
6. Hoopfer D. Three-Arm Randomized Phase III Trial: Quality Aloe and Placebo Cream Versus Powder as Skin Treatment During Breast Cancer Radiation Therapy. Clinical breast cancer. 2015; 15(3): 181–190.e184.
7. Mahtab T, Mahbobeh S, Ahmadreza A, Fatolah M. Effect of aloe vera (L.) Burm.f. On the prevention of dermatitis in women with breast cancer under radiotherapy. Journal of Medicinal Plants. 2020; 18(72): 166–173.
8. Mansouri P, Haghighi M, Beheshtipour N, Ramzi M. The effect of aloe vera solution on chemotherapy-induced stomatitis in clients with lymphoma and leukemia: a randomized controlled clinical trial. International journal of community based nursing and midwifery. 2016; 4(2): 119.
9. Marucci L, Farneti A, Di Ridolfi P, Pinnaro P, Pellini R, Giannarelli D et al. Double-blind randomized phase III study comparing a mixture of natural agents versus placebo in the prevention of acute mucositis during chemoradiotherapy for head and neck cancer. Head & neck. 2017; 39(9): 1761–1769.
10. Nyström J, Svensk A-C, Lindholm-Sethson B, Geladi P, Larson J, Franzén L. Comparison of three instrumental methods for the objective evaluation of radiotherapy induced erythema in breast cancer patients and a study of the effect of skin lotions. Acta Oncologica. 2007; 46(7): 893–899.
11. Olsen DL, Raub W, Bradley C, Johnson M, Macias JL, Love V et al. (2001). The effect of aloe vera gel/mild soap versus mild soap alone in preventing skin reactions in patients undergoing radiation therapy. Paper presented at the Oncology nursing forum.
12. Rao S, Hegde SK, Baliga-Rao MP, Palatty PL, George T, Baliga MS. An aloe vera-based cosmeceutical cream delays and mitigates ionizing radiation-induced dermatitis in head and neck cancer patients undergoing curative radiotherapy: a clinical study. Medicines. 2017; 4(3): 44.
13. Sahebjamee M, Mansourian A, Hajimirzamohammad M, Zadeh MT, Bekhradi R, Kazemian A et al. Comparative Efficacy of Aloe vera and Benzydamine Mouthwashes on Radiation-induced Oral Mucositis: A Triple-blind, Randomised, Controlled Clinical Trial. Oral Health Prev Dent. 2015; 13(4): 309–315.
14. Sahebnasagh A, Ghasemi A, Akbari J, Alipour A, Lashkardoost H, Ala S et al. Successful treatment of acute radiation proctitis with aloe vera: a preliminary randomized controlled clinical trial. The Journal of Alternative and Complementary Medicine. 2017; 23(11): 858–865.
15. Su CK, Mehta V, Ravikumar L, Shah R, Pinto H, Halpern J et al. Phase II double-blind randomized study comparing oral aloe vera versus placebo to prevent radiation-related mucositis in patients with head-and-neck neoplasms. International Journal of Radiation Oncology* Biology* Physics. 2004; 60(1): 171–177.
16. Williams MS, Burk M, Loprinzi CL, Hill M, Schomberg PJ, Nearhood K et al. Phase III double-blind evaluation of an aloe vera gel as a prophylactic agent for radiation-induced skin toxicity. International journal of radiation oncology, biology, physics. 1996; 36(2): 345–349.

2.2 Amygdalin (Vitamin B17)

Was ist Amygdalin?

Amygdalin, der Inhaltstoff der Bittermandel, wird auch unter dem Namen Laetrile oder Vitamin B17 als alternatives Krebsmittel angeboten. Amygdalin kommt vor allem in Aprikosenkernen vor, deren Gehalt sehr unterschiedlich sein kann.

In Büchern und im Internet gibt es verschiedene Erklärungen, warum Amygdalin gegen Krebs helfen soll. Alle diese Erklärungen sind falsch.

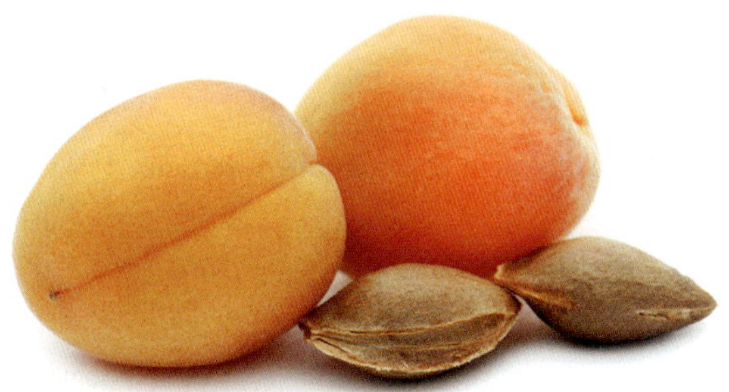

Bildquelle: [J787-149]

Ergebnisse aus Laborexperimenten

Amygdalin setzt im Körper Blausäure, eines der stärksten Gifte, frei. Die Blausäure kann Tumorzellen abtöten, ist allerdings auch für gesunde Zellen schädlich.

Ergebnisse aus Studien am Menschen

In einer Studie erhielten Patientinnen und Patienten mit verschiedenen Tumorarten Amygdalin als Infusion und zur Einnahme. Keiner von ihnen hat von der Therapie profitiert. Ca. ein Drittel der Patienten berichtete über Übelkeit, Erbrechen, Schwindel und Kopfschmerzen, einige hatten Zeichen einer beginnenden Blausäurevergiftung.

Wechselwirkungen mit der Tumortherapie

Es liegen keine wissenschaftlichen Erkenntnisse zu möglichen Wechselwirkungen mit Tumortherapien oder anderen Medikamenten vor.

Nebenwirkungen

Wenn man Amygdalin schluckt oder über die Vene gespritzt bekommt, so kommt es zu einem nachweisbaren Anstieg von Blausäure im Blut. Mehrere Fallberichte lebensbedrohlicher und auch tödlicher Vergiftungen mit Schädigungen des Gehirns und Koma wurden veröffentlicht. Das Bundesamt für Arzneimittel und Medizinprodukte (BfArM) listet folgende Nebenwirkungen auf: Erbrechen, Azidose („Übersäuerung" des Blutes), Abgeschlagenheit, Muskelschwäche, Benommenheit, Fieber, Abfall der weißen Blutkörperchen, Auflösung der roten Blutkörperchen, Atemnot, Lungenödem (Wasseransammlung in der Lunge), blutiger Urin, Koma und Herzstillstand.

Dosierung

Die Einnahme ist nicht zu empfehlen.

Warnhinweise

Aufgrund der hohen Giftigkeit sollte Amygdalin nicht eingenommen werden.

Bewertung und Empfehlungen

Amygdalin ist eine sehr giftige Substanz. Die Benennung der Substanz mit „Vitamin" B17 täuscht eine natürliche und nebenwirkungsfreie Wirkung vor. Mehrere Berichte zeigen, dass es zu erheblichen Nerven- und Hirnschädigungen kommen kann. Todesfälle wurden beschrieben. Daher wird von der Einnahme von Amygdalin abgeraten.

Im Rahmen einer Tumortherapie sind Vergiftungserscheinungen durch Amygdalin schwer von Nebenwirkungen der Tumortherapie zu unterscheiden, weshalb Ärztinnen und Ärzte wahrscheinlich nur dann auf die richtige Idee im Falle einer Vergiftung kommen, wenn die Patienten vom Verzehr der Aprikosenkerne berichten.

Im Internet gibt es Berichte von Patientinnen und Patienten, die angeblich eine hohe Menge an Aprikosenkernen ohne Vergiftungserscheinungen einnehmen. Ein Nutzen ist aber auch hier nicht bewiesen. Die fehlenden Vergiftungserscheinungen hängen wahrscheinlich damit zusammen, dass sich der Körper durch eine langsame Dosissteigerung der Aprikosenkerne daran gewöhnt. In den Zellen werden Enzyme aktiviert, die die Blausäure schneller wieder abbauen. Die Verträglichkeit kann aber plötzlich beeinträchtigt werden, wenn Medikamente geändert werden oder eine zusätzliche Erkrankung wie zum Beispiel eine Infektion hinzukommt und dadurch die Aktivität der Enzyme beeinflusst wird.

LITERATUR

https://www.stiftung-perspektiven.de/Wissensportal/ (letzter Zugriff 12.10.2023)

Patientenleitlinie Komplementärmedizin in der Behandlung von onkologischen Patienten, https://www.leitlinienprogramm-onkologie.de/patientenleitlinien/komplementaermedizin (letzter Zugriff 19.02.24)

1. Cassiem W, de Kock M. The anti-proliferative effect of apricot and peach kernel extracts on human colon cancer cells in vitro. BMC Complementary and Alternative Medicine. 2019; 19(1): 1–12.
2. Chen Y, Al-Ghamdi AA, Elshikh MS, Shah MH, Al-Dosary MA, Abbasi AM. Phytochemical profiling, antioxidant and HepG2 cancer cells' antiproliferation potential in the kernels of apricot cultivars. Saudi Journal of Biological Sciences. 2020; 27(1): 163–172.
3. Cmorej P, Bruthans P, Halamka J, Voriskova I, Peran D. Life-threatening cyanide intoxication after ingestion of amygdalin in prehospital care. Prehospital Emergency Care. 2022; 26(3): 455–458.

4. Lilienthal N. Amygdalin – fehlende Wirksamkeit und schädliche Nebenwirkungen. Bull Arzneimitteltherapiesicherheit. 2014; 3: 07-13.
5. Makarević J, Rutz J, Juengel E, Kaulfuss S, Reiter M, Tsaur I et al. Amygdalin blocks bladder cancer cell growth in vitro by diminishing cyclin A and cdk2. PloS one. 2014a; 9(8): e105590.
6. Makarević J, Rutz J, Juengel E, Kaulfuss S, Tsaur I, Nelson K et al. Amygdalin influences bladder cancer cell adhesion and invasion in vitro. PloS one. 2014b; 9(10): e110244.
7. Mani J, Rutz J, Maxeiner S, Juengel E, Bon D, Roos F et al. Cyanide and lactate levels in patients during chronic oral amygdalin intake followed by intravenous amygdalin administration. Complementary therapies in medicine. 2019; 43: 295–299.
8. Moertel CG, Fleming TR, Rubin J, Kvols LK, Sarna G, Koch R et al. A clinical trial of amygdalin (Laetrile) in the treatment of human cancer. New England Journal of Medicine. 1982; 306(4): 201–206.
9. Sauer H, Wollny C, Oster I, Tutdibi E, Gortner L, Gottschling S et al. Severe cyanide poisoning from an alternative medicine treatment with amygdalin and apricot kernels in a 4-year-old child. Wiener Medizinische Wochenschrift (1946). 2015; 165(9–10): 185–188.

2

2.3 Angelica sinensis (Chinesische Engelwurz)

Was ist Angelica sinensis?

Angelica sinensis (Chinesische Engelwurz) gehört zu den asiatischen Heilpflanzen. Die Pflanze enthält viele Phytoöstrogene (pflanzliche Östrogene). Traditionell wird sie deshalb bei Wechseljahresbeschwerden eingesetzt.

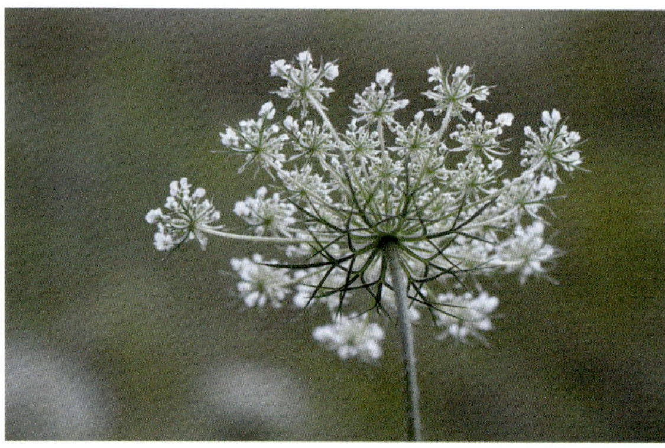

Bildquelle: [J787-150]

Klinische Studiendaten

Es gibt keine Studien bei Patientinnen und Patienten mit einer Krebserkrankung, die eine Wirkung auf die Tumorerkrankung oder auf Nebenwirkungen der Tumortherapie beweisen.

Nebenwirkungen

Mögliche Nebenwirkungen sind Blähungen, Durchfall und Appetitverlust. Angelica sinensis enthält sekundäre Pflanzenstoffe (sog. Psoralene), die zu einer erhöhten Lichtempfindlichkeit der Haut führen können.

Warnhinweise

Patientinnen mit einem Hormonrezeptor-positiven Brustkrebs sollten Angelica sinensis nicht einnehmen.

Bewertung und Empfehlungen

Derzeit gibt es keine Studien, die eine Wirksamkeit von Angelica-Präparaten nachweisen. Bei Hormonrezeptor-positivem Brustkrebs und möglicherweise auch bei Unterleibskrebs sollten Frauen keine solchen Präparate einnehmen.

LITERATUR

https://www.stiftung-perspektiven.de/Wissensportal/ (letzter Zugriff: 12.10.23)

1. Goh S, Loh K. Gynaecomastia and the herbal tonic „Dong Quai". Singapore medical journal. 2001; 42(3): 115–116.
2. Lau CB, Ho TC, Chan TW, Kim SC. Use of dong quai (Angelica sinensis) to treat peri-or post-menopausal symptoms in women with breast cancer: is it appropriate? Menopause. 2005; 12(6): 734–740.

2.4 Anthocyane

Was sind Anthocyane?

2

Anthocyane sind sekundäre Pflanzenstoffe und gehören zur Gruppe der sog. Flavonoide. Als Proanthocyane werden farblose Vorstufen bezeichnet. Anthocyane sind unter anderem in Hibiskusblüten, Lindenblüten und Heidelbeeren enthalten. Sie sind für die rote, violette oder schwarzblaue Färbung von Blütenblättern oder Früchten verantwortlich.

Proanthocyane kommen in pflanzlichen Nahrungs- und Genussmitteln vor, wie Kakao, Tee, Wein, Weintrauben, Äpfeln und Heidelbeeren, aber auch in Eichenrinde, Frauenmantelkraut, Hopfenzapfen, Lindenblüten, Teestrauchblättern, Tormentillwurzeln, Weißdornblättern und Weißdornfrüchten.

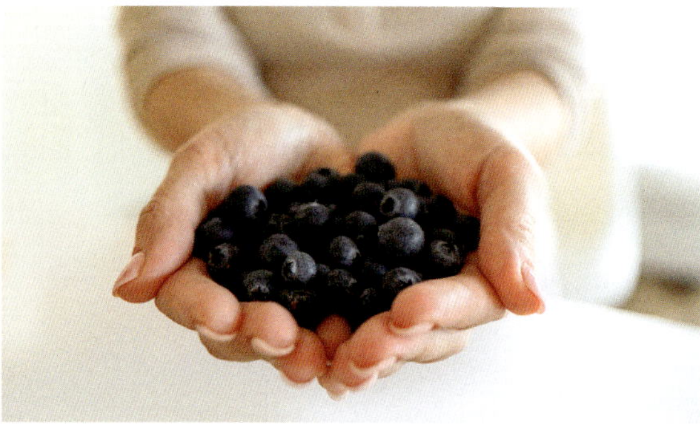

Bildquelle: [J787-151]

Ergebnisse aus Laborexperimenten

Aus Laborexperimenten haben wir viele Hinweise, dass verschiedene Anthocyane vor der Entwicklung von Krebs schützen können und vielleicht auch das Wachstum von Tumorzellen hemmen können.

Klinische Studiendaten

Studien mit Patientinnen und Patienten mit einer Krebserkrankung wurden bisher nicht durchgeführt.

Wechselwirkungen

Anthocyane sind starke Antioxidantien und können deshalb möglicherweise in hoher Dosierung die Wirksamkeit von Tumormedikamenten und Strahlentherapie abschwächen. Die normalerweise in Nahrungsmitteln enthaltenen Mengen sind jedoch unproblematisch.

Nebenwirkungen

Nebenwirkungen bei der Einnahme von Anthocyanen sind bislang nicht beschrieben worden.

Warnhinweise

Kontraindikationen für den Einsatz von Anthocyanen sind nicht bekannt. Allerdings sollte die starke antioxidative Wirkung einiger Anthocyane während Tumortherapien bedacht werden.

Bewertung und Empfehlungen

Anthocyane sind sekundäre Pflanzenstoffe, die in vielen Nahrungsmitteln vorkommen. Sie sind ein sehr gesunder Bestandteil unserer Ernährung. Wenn wir viel Obst, Gemüse und Salate zu uns nehmen, bringt eine Einnahme von speziellen Präparaten mit Anthocyanen oder Proanthocyanen keinen Vorteil.

LITERATUR

https://www.stiftung-perspektiven.de/Wissensportal/ (letzter Zugriff: 12.10.23)

1. Thomasset S, Berry DP, Cai H, West K, Marczylo TH, Marsden D et al. Pilot study of oral anthocyanins for colorectal cancer chemoprevention. Cancer prevention research. 2009; 2(7): 625–633.
2. Zamora-Ros R, Knaze V, Lujan-Barroso L, Slimani N, Romieu I, Touillaud M et al. Estimation of the intake of anthocyanidins and their food sources in the European Prospective Investigation into Cancer and Nutrition (EPIC) study. Br J Nutr. 2011; 106(7): 1090–1099.

2.5 Apitherapie – Bienenprodukte, Honig und Propolis

Was ist Apitherapie?

Apitherapie bezeichnet die Behandlung von Beschwerden mit Bienenprodukten. Bienenprodukte werden in vielen Ländern der Erde als Heilmittel eingesetzt. Am meisten verbreitet sind Honig und Propolis. Honig hat in der Naturheilkunde eine lange Tradition als Wundheilungsmittel.

Propolis ist ein Bienenprodukt aus Baumharz, Pollen, Wachs und ätherischen Ölen. Es enthält Proteine und sekundäre Pflanzenstoffe. Propolis hemmt das Wachstum von Bakterien, Viren und Pilzen. Darüber hinaus hat es entzündungshemmende Eigenschaften.

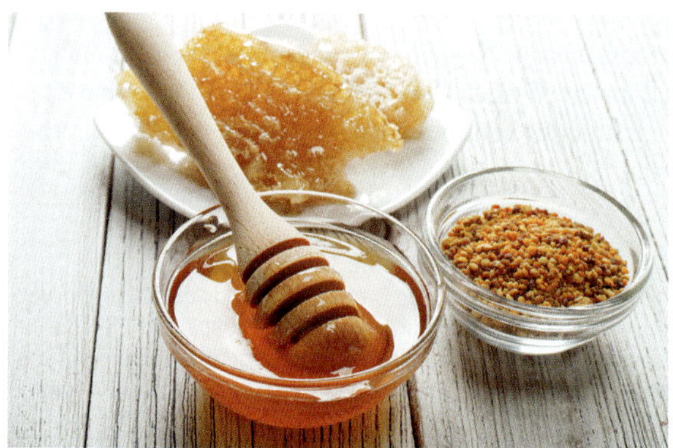

Bildquelle: [J787]

Ergebnisse aus Laborexperimenten

Propolis kann in Laborexperimenten das Wachstum von Tumorzellen hemmen. Es hat einen Einfluss auf das Immunsystem.

Klinische Studiendaten

Es gibt keine Studien, die eine Wirkung von Propolis direkt gegen den Krebs untersucht haben. Honig wurde in einer ganzen Reihe von Studien zur Verbesserung einer Mundschleimhautentzündung vor allem bei Patientinnen und Patienten mit Kopf-Hals-Tumoren während einer Strahlentherapie untersucht. Honig scheint in dieser Situation hilfreich zu sein.

Ob Honig auch vor einer Mundschleimhautentzündung durch eine Chemotherapie schützt, wurde noch nicht ausreichend untersucht. In mehreren Studien wurde Propolis gegen eine Mundschleimhautentzündung bei Chemo- oder Strahlentherapie untersucht. Die Ergebnisse sind nicht eindeutig. Einige Studien sprechen jedoch für einen positiven Effekt einer Mundspülunglösung mit Propolis.

Wechselwirkungen mit der Tumortherapie

In wenigen Tierexperimenten konnte eine förderliche Wirkung von Propolis mit bestimmten Chemotherapie-Mitteln gezeigt werden. Es gab jedoch auch gegenteilige Effekte. Klinische wissenschaftliche Erkenntnisse fehlen.

Nebenwirkungen

Nebenwirkungen von Honig oder Propolis scheinen selten zu sein. Allergische Reaktionen auf Propolis können zu einer Hautentzündung, Wasseransammlungen unter der Haut, Juckreiz und Entzündung der Mundschleimhaut führen. Honig in größeren Mengen kann bei Patienten mit Diabetes mellitus zu einem Blutzuckeranstieg führen.

Warnhinweise

Die Anwendung von Propolis ist bei Bienenallergie kontraindiziert.

Bewertung und Empfehlungen

Honig kann als komplementäre Methode zur Prävention oder Behandlung der Mundschleimhautentzündung eingesetzt werden. Der häufig beworbene (und teurere) Manuka-Honig ist aber nicht empfehlenswert, da er die Mundschleimhautentzündung eher verstärkt. Auch Propolis kann zur Mundspülung verwendet werden, allerdings ist die Wirksamkeit noch nicht gut geklärt. Bienenallergiker sollten bei Propolis vorsichtig sein.

LITERATUR

https://www.stiftung-perspektiven.de/Wissensportal/ (letzter Zugriff: 12.10.23)

1. Bolouri AJ, Pakfetrat A, Tonkaboni A, Aledavood SA, Najafi MF, Delavarian Z et al. Preventing and therapeutic effect of propolis in radiotherapy induced mucositis of head and neck cancers: A triple-blind, randomized, placebo-controlled trial. Iranian journal of cancer prevention. 2015; 8(5).
2. Münstedt K, Momm F, Hübner J. Honey in the management of side effects of radiotherapy-or radio/chemotherapy-induced oral mucositis. A systematic review. Complementary Therapies in Clinical Practice. 2019; 34: 145–152.
3. Piredda M, Facchinetti G, Biagioli V, Giannarelli D, Armento G, Tonini G et al. Propolis in the prevention of oral mucositis in breast cancer patients receiving adjuvant chemotherapy: A pilot randomised controlled trial. European journal of cancer care. 2017; 26(6): e12757.
4. RAS Noronha V, S Araujo G, T Gomes R, H Iwanaga S, C Barbosa M, N Abdo E et al. Mucoadhesive propolis gel for prevention of radiation-induced oral mucositis. Current clinical pharmacology. 2014; 9(4): 359–364.
5. Tsichlakidou A, Govina O, Vasilopoulos G, Kavga A, Vastardi M, Kalemikerakis I. Intervention for symptom management in patients with malignant fungating wounds-a systematic review. J BUON. 2019; 24(3): 1301–1308.

2.6 Arganöl

Was ist Arganöl?

2

Arganöl wird aus dem in Marokko beheimateten Argan-Baum (*Argania spinosa*) gewonnen. Es enthält Fettsäuren, insbesondere Linoleinsäure, Vitamin E und sekundäre Pflanzenstoffe.

Als Naturheilmittel wird Arganöl traditionell bei Sonnenbrand, Prellungen, Verbrennungen, Neurodermitis und Psoriasis, Akne, Magen-Darm- sowie Herz-Kreislauf-Erkrankungen und Fruchtbarkeitsstörungen sowie zur Wundheilung eingesetzt.

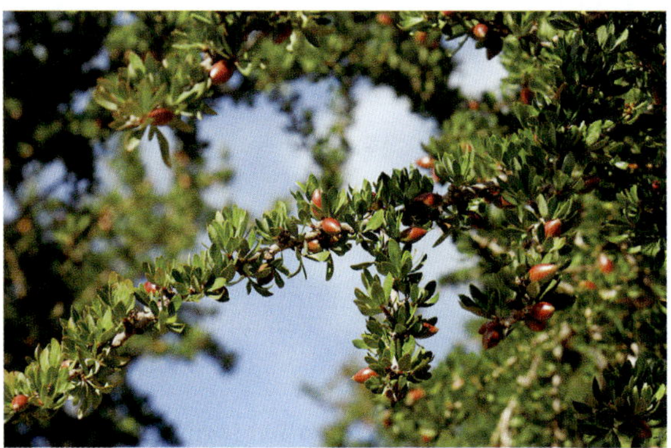

Bildquelle: [J787]

Ergebnisse aus Laborexperimenten

In Laborexperimenten hemmen einzelne Inhaltsstoffe aus Arganöl in hoher Konzentration das Wachstum von Tumorzellen.

Klinische Studiendaten

Studien mit Krebspatientinnen und Krebspatienten wurden bisher nicht veröffentlicht.

Wechselwirkungen mit der Tumortherapie

Wechselwirkungen mit Tumor- und anderen Medikamenten sind nicht bekannt. Der hohe Antioxidantiengehalt könnte bei Einnahme großer Mengen zu einer Abschwächung der Wirkung von Tumormedikamenten oder Strahlentherapie führen.

Nebenwirkungen

Nebenwirkungen von Arganöl wurden bislang nicht veröffentlicht.

Dosierung

Es gibt keine Dosierungsempfehlung.

Warnhinweise

Warnhinweise für Arganöl sind nicht bekannt.

Bewertung und Empfehlungen

Arganöl ist ein gutes Nahrungsmittel. Ob es besser ist als heimische Öle mit vielen ungesättigten Fettsäuren, wissen wir nicht. Im Vergleich zu anderen Ölen ist es relativ teuer. Eine spezielle Empfehlung für Tumorpatienten ist nicht sinnvoll.

LITERATUR

https://www.stiftung-perspektiven.de/Wissensportal/ (letzter Zugriff: 12.10.23)

2.7 Artemisia annua (Einjähriger Beifuß)

Was ist Artemisia annua?

Artemisia annua (Einjähriger Beifuß) wächst als Wildpflanze in Südafrika und Südamerika. Es wird dort als pflanzliches Mittel gegen Malaria eingesetzt. Wesentlicher Inhaltsstoff ist Artemisinin. Artesunate ist ein halbsynthetischer Abkömmling von Artemisinin, der in roten Blutkörperchen mit Eisen reagiert und hierdurch vermutlich die Malariaerreger zerstört.

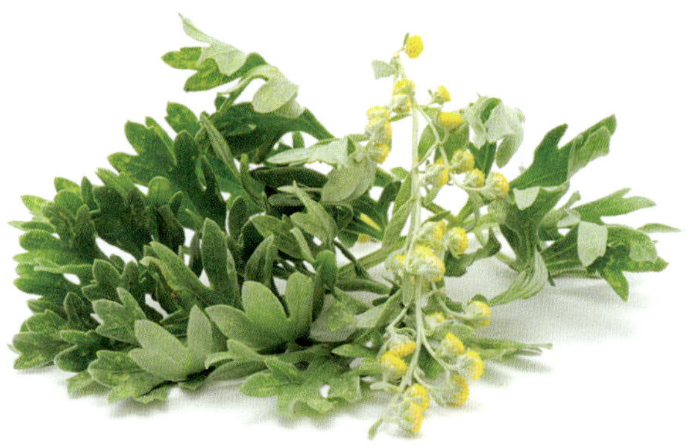

Bildquelle: [J787]

Ergebnisse aus Laborexperimenten

Artemisinin, Dihydroartemisinin und Artesunate hemmen in Laborexperimenten das Wachstum von Krebszellen.

Klinische Studiendaten

Bisher gibt es keine Studien mit Patientinnen und Patienten mit einer Krebserkrankung, die zeigen, ob Artemisinin oder Artesunate gegen Krebs hilft.

Wechselwirkungen mit der Tumortherapie

Zu Wechselwirkungen mit der Tumortherapie gibt es zu wenige Daten für eine Bewertung. Artemisia erhöht die Säureproduktion im Magen und kann dadurch die Aufnahme in den Körper und Wirkung von Medikamenten beeinflussen.

Nebenwirkungen

Artemisia kann zu Bauchschmerzen, langsamem Herzschlag, Durchfall, Übelkeit und Erbrechen, vermindertem Appetit, grippeähnlichen Symptomen, Fieber und einer Abnahme der jungen roten Blutkörperchen führen.

Dosierung

Zuverlässige Angaben zur Dosierung gibt es nur in der Malariatherapie.

Warnhinweise

Artemisinin oder Artesunate können Nebenwirkungen haben, die nur schwer von Nebenwirkungen der Tumortherapie zu unterscheiden sind.

Bewertung und Empfehlungen

Eine Wirksamkeit von Artemisinin oder Artesunate bei einer Krebserkrankung ist nicht nachgewiesen. Neben- und Wechselwirkungen sind möglich. Deshalb ist das Verhältnis von Nutzen zu Schaden negativ zu bewerten.

LITERATUR

https://www.stiftung-perspektiven.de/Wissensportal/ (letzter Zugriff: 12.10.23)

1. Boareto AC, Muller JC, Bufalo AC, Botelho GG, de Araujo SL, Foglio MA et al. Toxicity of artemisinin [Artemisia annua L.] in two different periods of pregnancy in Wistar rats. Reproductive Toxicology. 2008; 25(2): 239–246.
2. Efferth T. Molecular pharmacology and pharmacogenomics of artemisinin and its derivatives in cancer cells. Current drug targets. 2006; 7(4): 407–421.
3. Handrick R, Ontikatze T, Bauer K-D, Freier F, Rübel A, Dürig J et al. Dihydroartemisinin Induces Apoptosis by a Bak-Dependent Intrinsic PathwayDHA Induces Bak-Dependent Intrinsic Apoptosis. Molecular cancer therapeutics. 2010; 9(9): 2497–2510.
4. Skyles AJ, Sweet BV. Alternative therapies. Wormwood. Am J Health Syst Pharm. 2004; 61(3): 239–242.
5. Trimble CL, Levinson K, Maldonado L, Donovan MJ, Clark KT, Fu J et al. A first-in-human proof-of-concept trial of intravaginal artesunate to treat cervical intraepithelial neoplasia 2/3 (CIN2/3). Gynecologic oncology. 2020; 157(1): 188–194.
6. von Hagens C, Walter-Sack I, Goeckenjan M, Storch-Hagenlocher B, Sertel S, Elsässer M et al. Long-term add-on therapy (compassionate use) with oral artesunate in patients with metastatic breast cancer after participating in a phase I study (ARTIC M33/2). Phytomedicine. 2019; 54: 140–148.

2.8 Astragalus membranaceus (Tragant)

Was ist Astragalus?

Die Pflanze Astragalus (Tragant) kommt in verschiedenen Arten unter anderem in Asien und Ägypten vor.

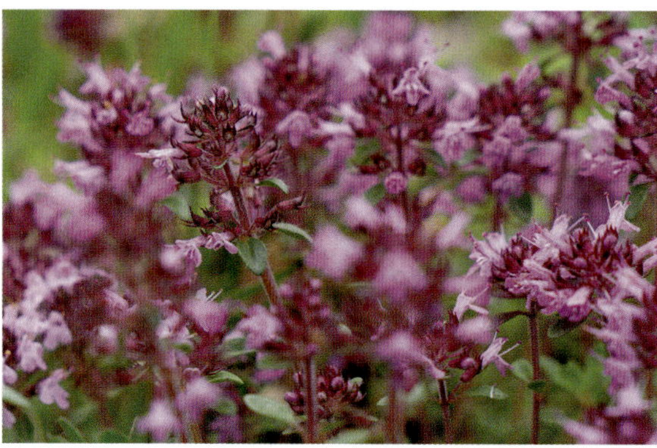

Bildquelle: [J787]

Ergebnisse aus Laborexperimenten

Sekundäre Pflanzenstoffe aus Astragalus hemmen in Laborexperimenten das Wachstum von Tumorzellen.

Klinische Studiendaten

Studien mit Astragalus-Extrakten an Patientinnen und Patienten mit einer Krebserkrankung wurden hauptsächlich in China durchgeführt. Die Berichterstattung ist sehr schlecht und oft nicht nachvollziehbar. Gut gemachte Studien fehlen.

Wechselwirkungen mit der Tumortherapie

Wissenschaftliche Erkenntnisse zu Wechselwirkungen wurden bisher unzureichend berichtet

Nebenwirkungen

Auch die Datenlage zu Nebenwirkungen ist unzureichend.

Warnhinweise

Aufgrund fehlender wissenschaftlicher Erkenntnisse zu Neben- und Wechselwirkungen sind Aussagen zu Warnhinweisen nicht möglich.

Bewertung und Empfehlungen

Insgesamt liegen zu wenig verlässliche Ergebnisse aus Studien über Astragalus membranaceus vor. Bei fehlenden Beweisen für eine Wirksamkeit und gleichzeitig unklaren Risiken ist die Anwendung nicht empfehlenswert.

LITERATUR

1. Cassileth BR, Rizvi N, Deng G, Yeung KS, Vickers A, Guillen S et al. Safety and pharmacokinetic trial of docetaxel plus an Astragalus-based herbal formula for non-small cell lung cancer patients. Cancer chemotherapy and pharmacology. 2009; 65: 67–71.
2. Chen H-W, Lin I-H, Chen Y-J, Chang K-H, Wu M-H, Su W-H et al. A novel infusible botanically-derived drug, PG2, for cancer-related fatigue: a phase II double-blind, randomized placebo-controlled study. Clinical and Investigative Medicine. 2012: E1-E11.
3. McCulloch M, See C, Shu X-j, Broffman M, Kramer A, Fan W-y et al. Astragalus-based Chinese herbs and platinum-based chemotherapy for advanced non-small-cell lung cancer: meta-analysis of randomized trials. Journal of Clinical Oncology. 2006; 24(3): 419–430.

2.9 Avemar®

Was ist Avemar®?

Avemar® ist ein fermentierter Extrakt aus Weizenkeimlingen.

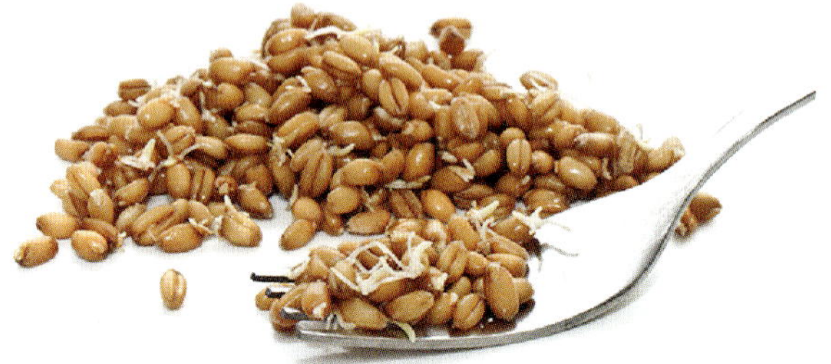

Bildquelle: [J787-152]

Ergebnisse aus Laborexperimenten

Avemar® hemmt in Laborexperimenten das Tumorwachstum und beeinflusst Immunzellen.

Klinische Studiendaten

Zu Beginn der 2.000er Jahre wurden erste Studien veröffentlicht. Diese sind aber methodisch so unzureichend, dass eine verlässliche Aussage nicht möglich ist.

Wechselwirkungen mit der Tumortherapie

Es liegen keine klinischen wissenschaftlichen Erkenntnisse zu Wechselwirkungen mit Medikamenten vor.

Nebenwirkungen

Nebenwirkungen von Avemar® sind nicht bekannt.

Dosierung

Die Dosis von Avemar® in den Studien lag bei 9 g (1- oder 2-mal) täglich.

Warnhinweise

Menschen mit einer Allergie gegen Weizenprotein können möglicherweise auch auf Avemar® allergisch sein.

Bewertung und Empfehlungen

Ob Avemar® bei Patientinnen und Patienten mit einer Krebserkrankung eine positive Wirkung haben kann, ist nicht ausreichend untersucht.

LITERATUR

1. Demidov LV, Manziuk LV, Kharkevitch GY, Pirogova NA, Artamonova EV. Adjuvant fermented wheat germ extract (Avemar™) nutraceutical improves survival of high-risk skin melanoma patients: A randomized, pilot, phase ii clinical study with a 7-year follow-up. Cancer biotherapy & radiopharmaceuticals. 2008; 23(4): 477–482.
2. Jakab F, Mayer A, Hoffmann A, Hidvegi M. First clinical data of a natural immunomodulator in colorectal cancer. Hepato-gastroenterology. 2000; 47(32): 393–395.
3. Jakab F, Shoenfeld Y, Balogh A, Nichelatti M, Hoffmann A, Kahán Z et al. A medical nutriment has supportive value in the treatment of colorectal cancer. British journal of cancer. 2003; 89(3): 465–469.
4. Nichelatti M, Hidvegi M. Experimental and clinical results with Avemar (a dried extract from fermented wheat germ) in animal cancer models and in cancer patients. Nogyogyaszati Onkologia. 2002; 7: 40.

2.10 Betacarotin

➢ Kap. 2.62 Vitamin A.

2.11 Berberin

Was ist Berberin?

Berberin ist ein sekundärer Pflanzenstoffe, der in verschiedenen Pflanzen, u. a. der Berberitze, und in zahlreichen Pflanzen der Traditionellen Chinesischen Medizin vorkommt. Berberin hat antibakterielle und antivirale Wirkungen und wurde im Orient gegen Darminfektionen oder auch bei Entzündungen der Magenschleimhaut eingesetzt. Es gilt als Bitterstoff. Weiterhin wirkt Berberin blutdrucksenkend, entzündungs- und gerinnungshemmend, cholesterinsenkend und die Herzkranzgefäße erweiternd. Berberin wirkt auf den Herzrhythmus.

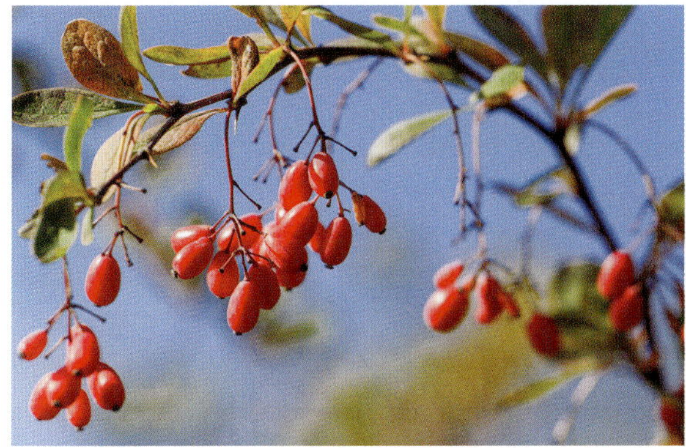

Bildquelle: [J787]

Ergebnisse aus Laborexperimenten

Berberin hemmt in Laborexperimenten das Wachstum von Tumorzellen.

Klinische Studiendaten

Studien, die eine Wirksamkeit von Berberin bei Patientinnen und Patienten mit einer Krebserkrankung beweisen, gibt es bisher nicht.

Wechselwirkungen mit der Tumortherapie

In Laborexperimenten wurden Wechselwirkungen zwischen Berberin und Tumormedikamenten beobachtet. Ob diese eine Bedeutung beim Menschen während einer Tumortherapie haben, wissen wir nicht.

Wechselwirkungen mit Medikamenten, die den Blutdruck, den Herzrhythmus, die Blutfette oder den Blutzucker oder die Blutgerinnung beeinflussen, sind möglich.

Nebenwirkungen

Als Nebenwirkungen beim Menschen werden Übelkeit und Erbrechen, Halluzinationen und Krampfanfälle, ein zu langsamer Herzschlag und eine Abschwächung des Atemantriebes bei hohen Dosierungen beschrieben.

Dosierung

Es gibt keine Dosierungsempfehlung.

Warnhinweise

Patienten, die Medikamente einnehmen, die unter Wechselwirkungen genannt sind, sollten mit Berberin vorsichtig sein.

Bewertung und Empfehlungen

Angesichts der fehlenden wissenschaftlichen Erkenntnisse zu Nutzen und Risiken durch Neben- und Wechselwirkungen ist die Einnahme von Berberin nicht empfehlenswert.

LITERATUR

1. Bao J, Huang B, Zou L, Chen S, Zhang C, Zhang Y et al. Hormetic effect of berberine attenuates the anticancer activity of chemotherapeutic agents. PloS one. 2015; 10(9): e0139298.
2. Li G-h, Wang D-l, Hu Y-d, Pu P, Li D-z, Wang W-d et al. Berberine inhibits acute radiation intestinal syndrome in human with abdomen radiotherapy. Medical Oncology. 2010; 27: 919–925.

2.12 Biobran® (MGN/3)

Was ist Biobran®?

Biobran® wird aus vergorener Reiskleie und Enzymen des Shiitake-Pilzes hergestellt.

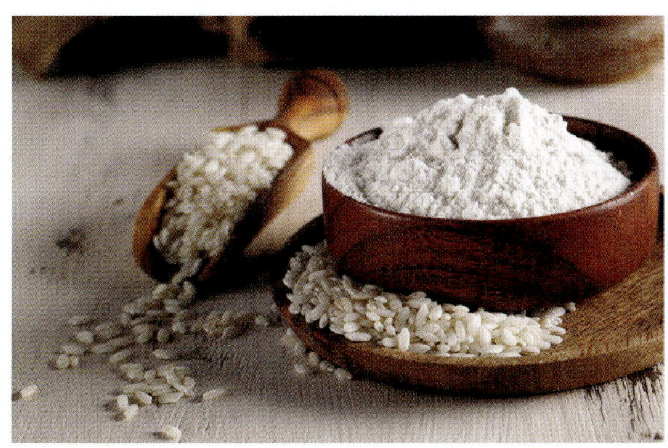

Bildquelle: [J787]

Ergebnisse aus Laborexperimenten

Wenige Laborexperimente sprechen dafür, dass Biobran® das Immunsystem beeinflussen kann.

Klinische Studiendaten

Es gibt keine Studien, die eine Wirksamkeit von Biobran® bei einer Krebserkrankung oder gegen Nebenwirkungen einer Krebstherapie beweisen.

Wechselwirkungen mit der Tumortherapie

Über Wechselwirkungen mit anderen Medikamenten ist nichts bekannt. Aufgrund der möglichen immunstimulierenden Wirkungen sind Wechselwirkungen mit modernen Immuntherapien gegen Krebs nicht auszuschließen.

Nebenwirkungen

Es ist nichts über Nebenwirkungen von Biobran® bekannt.

Dosierung

In einer Studie wurde eine Dosis von 3-mal täglich 2 g eingesetzt. Wissenschaftliche Erkenntnisse zur Dosisfindung wurden nicht publiziert.

Warnhinweise

Bisher gibt es zu wenig Daten über Biobran®, um eine Aussage zu Risiken zu machen.

Bewertung und Empfehlungen

Biobran® wird für Patientinnen und Patienten mit einer Krebserkrankung angeboten, um das Immunsystem günstig zu beeinflussen. Diese Behauptung ist bisher nicht in Untersuchungen an Patienten bewiesen worden. Aus diesem Grund kann die Einnahme von Biobran® nicht empfohlen werden.

LITERATUR

1. Bang MH, Van Riep T, Thinh NT, LE HUU S, Dung TT, LE VAN D et al. Arabinoxylan rice bran (MGN-3) enhances the effects of interventional therapies for the treatment of hepatocellular carcinoma: a three-year randomized clinical trial. Anticancer research. 2010; 30(12): 5145–5151.
2. Cholujova D, Jakubikova J, Czako B, Martisova M, Hunakova L, Duraj J et al. MGN-3 arabinoxylan rice bran modulates innate immunity in multiple myeloma patients. Cancer Immunology, Immunotherapy. 2013; 62: 437–445.
3. McDermott C, Richards S, Thomas P, Montgomery J, Lewith G. A placebo-controlled, double-blind, randomized controlled trial of a natural killer cell stimulant (BioBran MGN-3) in chronic fatigue syndrome. Journal of the Association of Physicians. 2006; 99(7): 461–468.

2.13 Brokkolisprossen

Was sind Brokkolispossen?

Gemüse aus der Gruppe der Kreuzblütler sind reich an sekundären Pflanzenstoffen aus der Gruppe der Isothiocyanate wie Sulphoraphan und Indol-3-Carbinol. Zu diesen Gemüsen gehört auch Brokkoli. Sprossen haben einen besonders hohen Gehalt an sekundären Pflanzenstoffen.

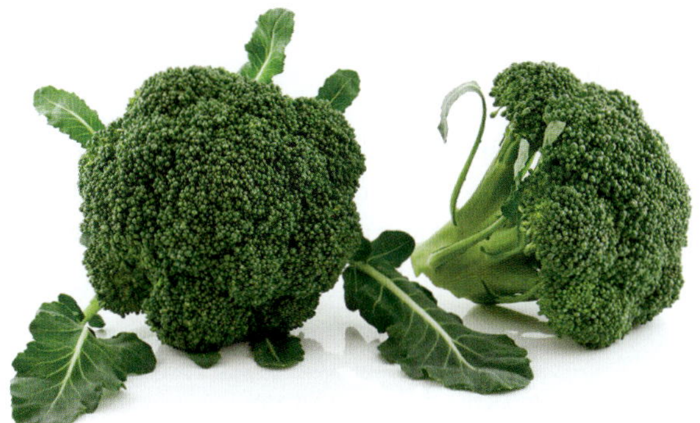

Bildquelle: [J787]

Ergebnisse aus Laborexperimenten

In Laborexperimenten können Isothiocyanate das Wachstum von Tumorzellen hemmen.

Klinische Studiendaten

Untersuchungen an großen Gruppen von gesunden Menschen sprechen dafür, dass der Verzehr von Nahrungsmitteln mit Isothiocyanaten aus Kohlgemüse eine schützende Wirkung vor Krebs hat. Ob dies (allein) auf die sekundären Pflanzenstoffe oder auf die Ballaststoffe und weitere günstige Ernährungs- und Lebensstilfaktoren zurückzuführen ist, ist unklar.

In einer ersten Studie mit Patientinnen und Patienten mit einer Krebserkrankung wurde Brokkolisprossen-Extrakt im Vergleich zu Placebo bei Patienten mit Pankreaskarzinom untersucht. Um die gewünschte Dosis zu erreichen, sollten die Teilnehmer täglich 15 Kapseln einnehmen. Ein Teil der Patienten berichtete über Oberbauchbeschwerden, Übelkeit und Erbrechen. Ein Vorteil im Überleben wurde nicht festgestellt.

Insgesamt ist die Bioverfügbarkeit von Sulphoraphan aus Präparaten aus Brokkolisprossen gering und geringer als aus den Sprossen selbst.

Wechselwirkungen mit der Tumortherapie

In vitro sensibilisieren Isothiocyanate Tumorzellen gegenüber verschiedenen Zytostatika. Klinische wissenschaftliche Erkenntnisse liegen nicht vor.

Nebenwirkungen

In der einzigen vorliegenden Studie bei Tumorpatienten traten Oberbauchbeschwerden, Übelkeit und Erbrechen bei einem Teil der Patienten auf.

Warnhinweise

Warnhinweise sind nicht bekannt.

Bewertung und Empfehlungen

Gemüse aus der Gruppe der Kreuzblütler sind ein gesunder Bestandteil der Ernährung. Allerdings muss im Einzelfall auf die Verträglichkeit verschiedener Kohlsorten gerade während einer Tumortherapie geachtet werden. Brokkoli gilt als meist gut verträgliche Kohlsorte. Ein Vorteil von Brokkolisprossen oder Extrakten daraus wurde bisher nicht gezeigt.

LITERATUR

https://www.stiftung-perspektiven.de/Wissensportal/ (letzter Zugriff: 12.10.23)

1. Clarke JD, Hsu A, Riedl K, Bella D, Schwartz SJ, Stevens JF et al. Bioavailability and inter-conversion of sulforaphane and erucin in human subjects consuming broccoli sprouts or broccoli supplement in a cross-over study design. Pharmacological research. 2011; 64(5): 456–463.
2. Lozanovski VJ, Polychronidis G, Gross W, Gharabaghi N, Mehrabi A, Hackert T et al. Broccoli sprout supplementation in patients with advanced pancreatic cancer is difficult despite positive effects – results from the POUDER pilot study. Investigational new drugs. 2020; 38(3): 776–784.

2.14 Cannabis

Was ist Cannabis?

Cannabis sativa ist eine traditionelle Heilpflanze. Zur Droge werden die getrockneten blühenden oder mit Früchten versehenen Zweigspitzen der weiblichen Pflanzen verwendet. Die Zubereitung enthält Cannabinoide. In der Cannabispflanze finden sich mehr als 70 unterschiedliche Cannabinoide, die wichtigsten sind Delta-9-Tetra-Hydrocannabinol (THC) und Cannabidiol (CBD). Cannabis wirkt auf 2 Cannabinoidrezeptoren (CB1 und CB2). CB1 kommt hauptsächlich im Nervensystem und im Magendarmtrakt vor.

Die Cannabispflanze wird in der Erfahrungsheilkunde seit vielen tausend Jahren eingesetzt. Medizinisch werden Cannabinoide verwendet bei Schmerzen, insbesondere bei Schmerzen, die durch eine Spastik bedingt sind, wie z. B. bei Multipler Sklerose oder Verletzungen des Rückenmarks. Außerdem verordnen Ärztinnen und Ärzte Cannabis bei chronischen Nervenschmerzen und in der palliativen Behandlung von Patientinnen und Patienten mit AIDS.

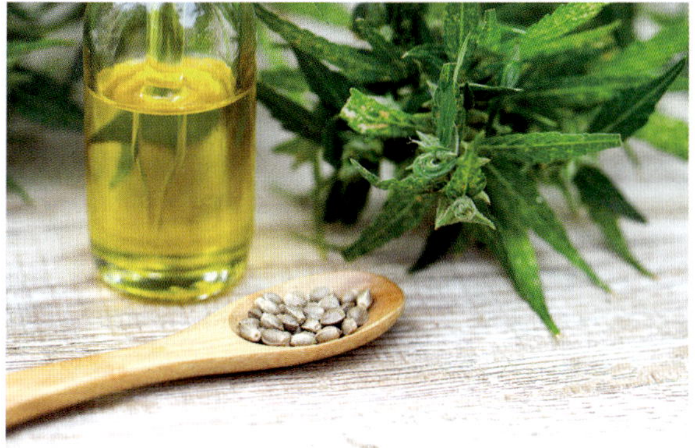

Bildquelle: [J787-153]

Ergebnisse aus Laborexperimenten

In Laborexperimenten hemmen Cannabinoide das Wachstum von Tumorzellen. Die Wirkung der Cannabinoide auf das Immunsystem wird kontrovers diskutiert.

Klinische Studiendaten

In Studien mit Patientinnen und Patienten mit einer Krebserkrankung wurde die Wirkung der Cannabinoide gegen Übelkeit, Schmerzen und depressive Verstimmungen untersucht. Wesentliche Verbesserungen wurden in diesen Studien meist nicht erreicht. Auch als Schmerzmittel haben Cannabinoide allenfalls eine geringe Wirkung.

In den (sozialen) Medien wird immer wieder über einen positiven Einfluss von Cannabinoiden auf den Verlauf der Erkrankung bei Tumorpatienten berichtet. Eine wissenschaftliche Veröffentlichung, die einen solchen positiven Einfluss nachweist, gibt es nicht.

Wechselwirkungen mit der Tumortherapie

Eine Auswertung von Krankenakten zeigt eine deutliche Verminderung der Wirkung moderner Immuntherapien (Immun-Checkpoint-Inhibitor-Behandlung) bei Patienten mit einer Krebserkrankung. Nicht-Cannabiskonsumenten hatten ein längeres Gesamtüberleben im Vergleich zu Cannabiskonsumenten. Wechselwirkungen sind auch möglich mit Psychopharmaka oder Antihistaminika (einige Medikamente gegen Allergien). Es kann zu Herzrhythmusstörungen kommen.

Nebenwirkungen

Ungefähr ein Drittel der Patienten, die Cannabinoide einnehmen, berichten über Müdigkeit, Konzentrationsstörungen, Schwindel, Übelkeit und Erbrechen, Mundtrockenheit, Stimmungsschwankungen, Euphorie oder Depression. In höheren Dosierungen wurden auch Sehstörungen, Gangstörungen, eine Depression, Blutdruckabfälle und Herzrhythmusstörungen beobachtet. Auch Einzelfälle mit Durchblutungsstörungen im Gehirn oder am Herzen wurden berichtet.

Insgesamt berichtet ein Teil der Studienteilnehmer über eine Verschlechterung der Lebensqualität und bricht die Einnahme ab. Cannabinoide haben mehr Nebenwirkungen als normale Übelkeitsmedikamente. Bei plötzlichem Absetzen von Cannabinoiden kann es zu Entzugserscheinungen kommen. Hierzu gehören Unruhe, Schlafstörungen und Veränderungen der Hirnströme.

Dosierung

Dosierungen sind in den Studien sehr unterschiedlich und abhängig vom THC- und CBD-Gehalt der jeweiligen Präparate sowie der Applikationsform, Indikation und Komedikation. Wenn Cannabinoide gewählt werden, so sollte die Dosis sehr langsam gesteigert werden.

Warnhinweise

Die gleichzeitige Einnahme mit anderen Medikamenten und Substanzen, die das Gehirn beeinflussen, sollte vermieden werden.

Bewertung und Empfehlungen

Es gibt keinen Nachweis, dass Cannabinoide das Wachstum von Krebs bei Menschen hemmen können. Auch die Wirkung gegen Nebenwirkungen der Krebstherapie, wie zum

Beispiel Übelkeit oder Erbrechen, oder die Wirkung gegen Schmerzen ist allenfalls schwach und deutlich schwächer als die Wirkung üblicher moderner Medikamente. Cannabinoide können deutliche Nebenwirkungen haben. Hierzu gehören insbesondere Müdigkeit, Konzentrationsstörungen und eine depressive Verstimmung. Die Einnahme sollte gut mit dem Arzt abgestimmt sein und insbesondere die Kombination mit Opiat-haltigen Schmerzmitteln muss gut überlegt werden.

Es ist unklar, ob CBD bei Cannabinoid-Präparaten eine positive Wirkung hat. Sehr viel spricht dafür, dass die eigentlich wirksame Substanz THC ist. THC ist die Substanz, die allerdings auch für die Nebenwirkungen verantwortlich ist, sodass sich Wirkung und Nebenwirkungen wahrscheinlich nicht trennen lassen, indem man reine CBD-Präparate einsetzt. Über Wechselwirkungen ist wenig bekannt und besorgniserregend ist der Bericht der Wirkungsabschwächung von modernen Immuntherapien bei Patienten, die Cannabinoide eingenommen haben.

LITERATUR

https://www.stiftung-perspektiven.de/Wissensportal/ (letzter Zugriff: 12.10.23)

Patientenleitlinie Komplementärmedizin in der Behandlung von onkologischen Patienten, https://www.leitlinienprogramm-onkologie.de/patientenleitlinien/komplementaermedizin (letzter Zugriff 19.02.24)

1. Badowski ME. A review of oral cannabinoids and medical marijuana for the treatment of chemotherapy-induced nausea and vomiting: a focus on pharmacokinetic variability and pharmacodynamics. Cancer chemotherapy and pharmacology. 2017; 80: 441–449.
2. Biedny A, Szpunar S, Abdalla A, Kafri Z, Hadid TH. (2020). The effect of concomitant cannabinoids during immune checkpoint inhibitor treatment of advanced stage malignancy. In: American Society of Clinical Oncology.
3. Boland EG, Bennett MI, Allgar V, Boland JW. Cannabinoids for adult cancer-related pain: systematic review and meta-analysis. BMJ supportive & palliative care. 2020; 10(1): 14–24.
4. Efird JT, Friedman GD, Sidney S, Klatsky A, Habel LA, Udaltsova NV et al. The risk for malignant primary adult-onset glioma in a large, multiethnic, managed-care cohort: cigarette smoking and other lifestyle behaviors. Journal of neuro-oncology. 2004; 68: 57–69.
5. Fallon MT, Albert Lux E, McQuade R, Rossetti S, Sanchez R, Sun W et al. Sativex oromucosal spray as adjunctive therapy in advanced cancer patients with chronic pain unalleviated by optimized opioid therapy: two double-blind, randomized, placebo-controlled phase 3 studies. British journal of pain. 2017; 11(3): 119–133.
6. Grimison P, Mersiades A, Kirby A, Lintzeris N, Morton R, Haber P et al. Oral THC: CBD cannabis extract for refractory chemotherapy-induced nausea and vomiting: a randomised, placebo-controlled, phase II crossover trial. Annals of Oncology. 2020; 31(11): 1553–1560.
7. Guggisberg J, Schumacher M, Gilmore G, Zylla DM. Cannabis as an anticancer agent: A review of clinical data and assessment of case reports. Cannabis and Cannabinoid Research. 2022; 7(1): 24–33.
8. Johnson S, Ziegler J, August DA. Cannabinoid use for appetite stimulation and weight gain in cancer care: Does recent evidence support an update of the European Society for Clinical Nutrition and Metabolism clinical guidelines? Nutrition in clinical practice. 2021; 36(4): 793–807.
9. Lacey J, Schloss JM, Sinclair J, Steel A, Sughrue M, Teo C et al. (2020). A phase II double-blind, randomized clinical trial assessing the tolerability of two different ratios of cannabis in patients with glioblastoma multiforme (GBM). In: American Society of Clinical Oncology.
10. Marks MA, Chaturvedi AK, Kelsey K, Straif K, Berthiller J, Schwartz SM et al. Association of marijuana smoking with oropharyngeal and oral tongue cancers: pooled analysis from the INHANCE consortium. Cancer Epidemiology, Biomarkers & Prevention. 2014; 23(1): 160–171.
11. Meng H, Johnston B, Englesakis M, Moulin DE, Bhatia A. Selective cannabinoids for chronic neuropathic pain: a systematic review and meta-analysis. Anesthesia & Analgesia. 2017; 125(5): 1638–1652.
12. Noyes Jr R, Brunk SF, Avery DH, Canter A. The analgesic properties of delta-9-tetrahydrocannabinol and codeine. Clinical Pharmacology & Therapeutics. 1975; 18(1): 84–89.

13. Parihar V, Rogers A, Blain AM, Zacharias SRK, Patterson LL, Siyam MA-M. Reduction in tamoxifen metabolites endoxifen and N-desmethyltamoxifen with chronic administration of low dose cannabidiol: A CYP3A4 and CYP2D6 drug interaction. Journal of Pharmacy Practice. 2022; 35(2): 322–326.
14. Polito S, MacDonald T, Romanick M, Jupp J, Wiernikowski J, Vennettilli A et al. Safety and efficacy of nabilone for acute chemotherapy – induced vomiting prophylaxis in pediatric patients: A multicenter, retrospective review. Pediatric blood & cancer. 2018; 65(12): e27374.
15. Radbruch L, Nauck F. Review of cannabinoids in the treatment of nausea and vomiting. Der Schmerz. 2004; 18: 306–310.
16. Schloss J, Lacey J, Sinclair J, Steel A, Sughrue M, Sibbritt D et al. A phase 2 randomised clinical trial assessing the tolerability of two different ratios of medicinal cannabis in patients with high grade gliomas. Frontiers in Oncology. 2021: 1687.
17. Sidney S, Quesenberry CP, Friedman GD, Tekawa IS. Marijuana use and cancer incidence (California, United States). Cancer Causes & Control. 1997; 8: 722–728.
18. Simon L, Baldwin C, Kalea AZ, Slee A. Cannabinoid interventions for improving cachexia outcomes in cancer: a systematic review and meta-analysis. Journal of Cachexia, Sarcopenia and Muscle. 2022; 13(1): 23–41.
19. Smith LA, Azariah F, Lavender VT, Stoner NS, Bettiol S. Cannabinoids for nausea and vomiting in adults with cancer receiving chemotherapy. Cochrane Database of Systematic Reviews. 2015; (11).
20. Staquet M, Gantt C, Machin D. Effect of a nitrogen analog of tetrahydrocannabinol on cancer pain. Clinical Pharmacology & Therapeutics. 1978; 23(4): 397–401.
21. Strasser F, Luftner D, Possinger K, Ernst G, Ruhstaller T, Meissner W et al. Comparison of orally administered cannabis extract and delta-9-tetrahydrocannabinol in treating patients with cancer-related anorexia-cachexia syndrome: a multicenter, phase III, randomized, double-blind, placebo-controlled clinical trial from the Cannabis-In-Cachexia-Study-Group. Journal of Clinical Oncology. 2006; 24(21): 3394–3400.
22. Tateo S. State of the evidence: cannabinoids and cancer pain – a systematic review. Journal of the American Association of Nurse Practitioners. 2017; 29(2): 94–103.
23. Tramèr MR, Carroll D, Campbell FA, Reynolds DJM, Moore RA, McQuay HJ. Cannabinoids for control of chemotherapy induced nausea and vomiting: quantitative systematic review. Bmj. 2001; 323(7303): 16.
24. Twelves C, Sabel M, Checketts D, Miller S, Tayo B, Jove M et al. A phase 1b randomised, placebo-controlled trial of nabiximols cannabinoid oromucosal spray with temozolomide in patients with recurrent glioblastoma. British journal of cancer. 2021; 124(8): 1379–1387.
25. Wang J, Wang Y, Tong M, Pan H, Li D. Medical cannabinoids for cancer cachexia: a systematic review and meta-analysis. BioMed Research International. 2019; 2019.
26. Wang L, Hong PJ, May C, Rehman Y, Oparin Y, Hong CJ et al. Medical cannabis or cannabinoids for chronic non-cancer and cancer related pain: a systematic review and meta-analysis of randomised clinical trials. Bmj. 2021; 374.
27. Zhang LR, Morgenstern H, Greenland S, Chang SC, Lazarus P, Teare MD et al. Cannabis smoking and lung cancer risk: Pooled analysis in the I nternational L ung C ancer C onsortium. International journal of cancer. 2015; 136(4): 894–903.
28. Zhang Z-F, Morgenstern H, Spitz MR, Tashkin DP, Yu G-P, Marshall JR et al. Marijuana use and increased risk of squamous cell carcinoma of the head and neck. Cancer Epidemiology Biomarkers & Prevention. 1999; 8(12): 1071–1078.

2.15 Capsaicin

Was ist Capsaicin?

Capsaicin ist der für die reizende Wirkung verantwortliche Inhaltsstoff der Pfeffer- bzw. Chilischote. Capsaicin wird in der Schmerztherapie eingesetzt. Es wird in Salben auf die Haut aufgebracht und unterbricht die Schmerzleitung in Nervenfasern.

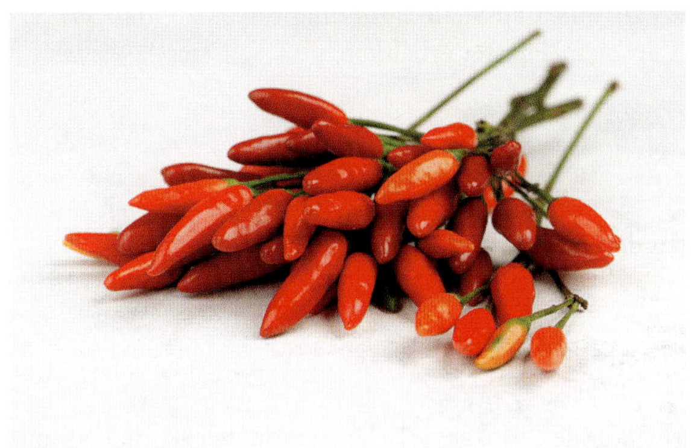

Bildquelle: [J787]

Ergebnisse aus Laborexperimenten

Capsaicin hemmt teilweise das Wachstum von Krebszellen, teilweise fördert es aber auch die Krebsentstehung.

Klinische Studiendaten

Ob Capsaicin einen Einfluss auf das Wachstum von Krebs bei Menschen hat, wissen wir nicht. Capsaicin kann Schmerzen bei einer Schädigung der Tastnerven durch Tumormedikamente (sog. Polyneuropathie) oder anhaltende Schmerzen nach einer Tumoroperation im Narbenbereich verbessern. Allerdings sind die Studien teilweise sehr klein und nicht von hoher Qualität, sodass diese Aussage noch nicht sehr sicher ist.

Wechselwirkungen

Wenn Capsaicin eingenommen wird, sind Wechselwirkungen mit verschiedenen Medikamenten möglich.

Nebenwirkungen

Capsaicin hat eine stark durchblutungsfördernde, reizende Wirkung und sollte deshalb nicht auf Schleimhäute gebracht werden. In höheren Dosierungen kann das Einatmen von Capsaicin zu Husten, Brennen der Schleimhäute oder Atemnot führen.

Dosierung

Bei der Anwendung in einer Salbe wird eine Capsaicin-Dosierung von 0,025–0,075 % verwendet. Neben Salben sind auch Capsaicin-Pflaster erhältlich.

Warnhinweise

Capsaicin sollte nicht in offene Wunden oder auf Schleimhäute gelangen.

Bewertung und Empfehlungen

Capsaicin wird bisher in der Naturheilkunde als lokales Therapeutikum bei Schmerzen eingesetzt. Dies kann auch bei sog. neuropathischen Schmerzen nach Tumormedikamenten versucht werden.

LITERATUR

https://www.stiftung-perspektiven.de/Wissensportal/ (letzter Zugriff: 12.10.23)

1. Cabezón-Gutiérrez L, Custodio-Cabello S, Palka-Kotlowska M, Khosravi-Shahi P. High-dose 8 % capsaicin patch in treatment of chemotherapy-induced peripheral neuropathy. A systematic review. Journal of Pain and Symptom Management. 2020; 60(5): 1047–1054. e1041.
2. Charonpongsuntorn C, Yottasan P. 1864P Prospective cohort study on efficacy of topical capsaicin as treatment of chemotherapy-induced peripheral neuropathy. Annals of Oncology. 2020; 31: S1064.
3. Ellison N, Loprinzi CL, Kugler J, Hatfield AK, Miser A, Sloan JA et al. Phase III placebo-controlled trial of capsaicin cream in the management of surgical neuropathic pain in cancer patients. Journal of Clinical Oncology. 1997; 15(8): 2974–2980.
4. Filipczak-Bryniarska I, Krzyzewski RM, Kucharz J, Michalowska-Kaczmarczyk A, Kleja J, Woron J et al. High-dose 8 % capsaicin patch in treatment of chemotherapy-induced peripheral neuropathy: single-center experience. Medical Oncology. 2017; 34: 1–5.
5. Pabalan N, Jarjanazi H, Ozcelik H. The impact of capsaicin intake on risk of developing gastric cancers: a meta-analysis. Journal of gastrointestinal cancer. 2014; 45: 334–341.
6. Vorobeychik Y, Gordin V, Mao J, Chen L. Combination therapy for neuropathic pain: a review of current evidence. CNS drugs. 2011; 25: 1023–1034.
7. Watson CPN, Evans RJ, Watt VR. The post-mastectomy pain syndrome and the effect of topical capsaicin. Pain. 1989; 38(2): 177–186.

2.16 Carnitin

Was ist Carnitin?

Carnitin dient als Energiespeicher in Zellen. Carnitin kann vom Körper selber produziert werden.

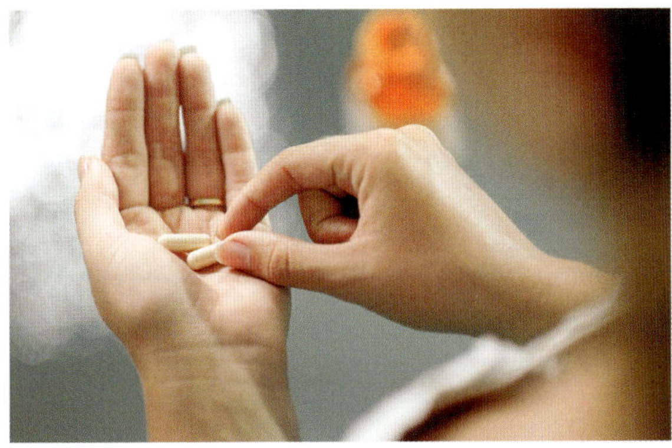

Bildquelle: [J787-154]

Ergebnisse aus Laborexperimenten

In Tierexperimenten wurde untersucht, ob Carnitin vor den Nebenwirkungen einer Chemotherapie schützt. Die Ergebnisse sind nicht eindeutig.

Klinische Studiendaten

In Studien mit Patientinnen und Patienten mit einer Krebserkrankung wurde untersucht, ob Carnitin eine Erschöpfung verbessern kann. Die Studien sind leider nicht so gut gemacht, dass es zuverlässige Ergebnisse gibt.

Es wurde in einer sehr guten Studie untersucht, ob Carnitin vor der Nervenschädigung und einer Verminderung des Tastempfindens durch Tumormedikamente schützt. In dieser Studie kam es zu dem erstaunlichen Ergebnis, dass die Gruppe mit Carnitin-Gabe sogar mehr Nervenschäden hatte und dass diese Nervenschäden auch über die folgenden Jahre anhielten.

Wechselwirkungen mit der Tumortherapie

Es sind keine Wechselwirkungen bekannt.

2

Nebenwirkungen

Carnitin wird in der Regel gut vertragen. Warum es in der oben beschriebenen Studie zu einer Verschlechterung der Nervenschäden kam, können wir bisher nicht erklären. Die Studie zeigt aber, dass die körpereigene Substanz Carnitin auch negative Wirkungen haben kann.

Dosierung

In den Studien wurde Carnitin in Dosen bis zu 6 g täglich verabreicht.

Warnhinweise

Carnitin sollte nicht während einer Tumortherapie mit Medikamenten, die die Tastnerven schädigen können, eingenommen werden.

Bewertung und Empfehlungen

Bisher wurde in keiner Studie ein Vorteil für die Einnahme von Carnitin durch Patientinnen und Patienten mit einer Krebserkrankung nachgewiesen. Eine gesunde Ernährung, die den Körper mit allen wichtigen Nahrungsinhaltsstoffen und genug Energie versorgt, ist wichtig.

Patienten, die Tumormedikamente bekommen, welche die Tastnerven schädigen können, sollten keine Nahrungsergänzungsmittel mit Carnitin einnehmen.

LITERATUR

https://www.stiftung-perspektiven.de/Wissensportal/ (letzter Zugriff: 12.10.23)

Patientenleitlinie Komplementärmedizin in der Behandlung von onkologischen Patienten, https://www.leitlinienprogramm-onkologie.de/patientenleitlinien/komplementaermedizin (letzter Zugriff 19.02.24)

1. Cruciani R, Dvorkin E, Homel P, Culliney B, Malamud S, Shaiova L et al. L-carnitine supplementation for the treatment of fatigue and depressed mood in cancer patients with carnitine deficiency: a preliminary analysis. Annals of the New York Academy of Sciences. 2004; 1033(1): 168–176.
2. Cruciani RA, Dvorkin E, Homel P, Culliney B, Malamud S, Lapin J et al. L-carnitine supplementation in patients with advanced cancer and carnitine deficiency: a double-blind, placebo-controlled study. Journal of Pain and Symptom Management. 2009; 37(4): 622–631.
3. Cruciani RA, Dvorkin E, Homel P, Malamud S, Culliney B, Lapin J et al. Safety, tolerability and symptom outcomes associated with L-carnitine supplementation in patients with cancer, fatigue, and carnitine deficiency: a phase I/II study. Journal of Pain and Symptom Management. 2006; 32(6): 551–559.
4. Cruciani RA, Zhang JJ, Manola J, Cella D, Ansari B, Fisch MJ. L-carnitine supplementation for the management of fatigue in patients with cancer: an eastern cooperative oncology group phase III, randomized, double-blind, placebo-controlled trial. Journal of Clinical Oncology. 2012; 30(31): 3864.
5. De Leonardis V, De Scalzi M, Neri B, Bartalucci S, Cinelli P. Echocardiographic assessment of anthracycline cardiotoxicity during different therapeutic regimens. International journal of clinical pharmacology research. 1987; 7(4): 307–311.
6. De Leonardis V, Neri B, Bacalli S, Cinelli P. Reduction of cardiac toxicity of anthracyclines by L-carnitine: preliminary overview of clinical data. International journal of clinical pharmacology research. 1985; 5(2): 137–142.

7. Dodson WL, Sachan DS, Krauss S, Hanna W. Alterations of serum and urinary carnitine profiles in cancer patients: hypothesis of possible significance. Journal of the American College of Nutrition. 1989; 8(2): 133–142.
8. Gramignano G, Lusso MR, Madeddu C, Massa E, Serpe R, Deiana L et al. Efficacy of l-carnitine administration on fatigue, nutritional status, oxidative stress, and related quality of life in 12 advanced cancer patients undergoing anticancer therapy. Nutrition. 2006; 22(2): 136–145.
9. Graziano F, Bisonni R, Catalano V, Silva R, Rovidati S, Mencarini E et al. Potential role of levocarnitine supplementation for the treatment of chemotherapy-induced fatigue in non-anaemic cancer patients. British journal of cancer. 2002; 86(12): 1854–1857.
10. Hershman DL, Unger JM, Crew KD, Minasian LM, Awad D, Moinpour CM et al. Randomized double-blind placebo-controlled trial of acetyl-L-carnitine for the prevention of taxane-induced neuropathy in women undergoing adjuvant breast cancer therapy. Journal of Clinical Oncology. 2013; 31(20): 2627.
11. Hershman DL, Unger JM, Crew KD, Till C, Greenlee H, Minasian LM et al. Two-year trends of taxane-induced neuropathy in women enrolled in a randomized trial of acetyl-L-carnitine (SWOG S0715). JNCI: Journal of the National Cancer Institute. 2018; 110(6): 669–676.
12. Heuberger W, Berardi S, Jacky E, Pey P, Krähenbühl S. Increased urinary excretion of carnitine in patients treated with cisplatin. European journal of clinical pharmacology. 1998; 54: 503–508.
13. Mancinelli A, D'iddio S, Bisonni R, Graziano F, Lippe P, Calvani M. Urinary excretion of L-carnitine and its short-chain acetyl-L-carnitine in patients undergoing carboplatin treatment. Cancer chemotherapy and pharmacology. 2007; 60: 19–26.
14. Niang M, Soukup T, Živný P, Tomšík P, Bukač J, Řezáčová M et al. Biochemical and pharmacological effects of mitoxantrone and acetyl-L-carnitine in mice with a solid form of Ehrlich tumour. Chemotherapy. 2011; 57(1): 35–42.
15. Watanabe H, Kunisaki C, Tanaka Y, Sato S, Sato K, Miyamoto H et al. Effectiveness of L-Carnitine in the treatment of fatigue associated with chemotherapy in patients with gastric cancer. Gan to kagaku ryoho. Cancer & chemotherapy. 2020; 47(3): 490–492.
16. Yaris N, Akyüz C, Cos¸kun T, Büyükpamukçu M. Serum carnitine levels of pediatric cancer patients. Pediatric hematology and oncology. 2002a; 19(1): 1–8.
17. Yaris N, Ceviz N, Coskun T, Akytüz C, Büyükpamukçu M. Serum carnitine levels during the doxorubicin therapy. Its role in cardiotoxicity. Journal of experimental & clinical cancer research: CR. 2002b; 21(2): 165–170.

2

2.17 Chlorella

Was ist Chlorella?

Chlorella ist eine Süßwasseralge.

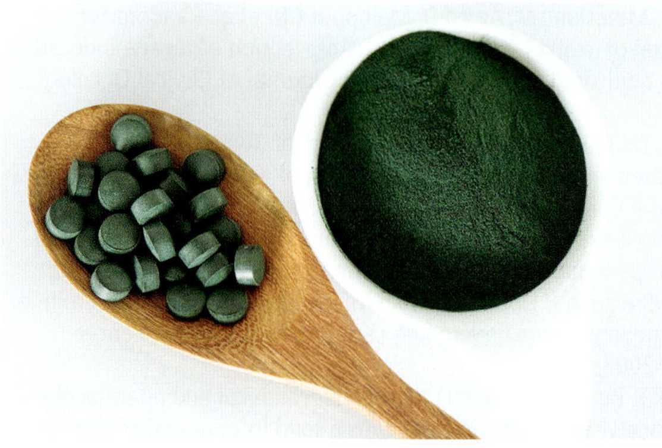

Bildquelle: [J787]

Ergebnisse aus Laborexperimenten

In wenigen Laborexperimenten wurde das Wachstum von Tumorzellen gehemmt.

Klinische Studiendaten

Klinische Studien wurden bisher nicht durchgeführt.

Wechselwirkungen mit der Tumortherapie

Wechselwirkungen sind nicht bekannt.

Nebenwirkungen

Wiederholt wurden in Algenpräparaten hohe Anteile von Schwermetallen und Pestiziden gefunden.

Dosierung

Es gibt keine Dosierungsempfehlung.

Warnhinweise

Patientinnen und Patienten mit einer Immunschwäche sollten keine Algenpräparate einnehmen.

Bewertung und Empfehlungen

Es gibt keinen Grund für die Anwendung von Algenpräparaten, insbesondere Chlorella, bei Patienten mit einer Krebserkrankung. Von der Anwendung ist abzuraten.

LITERATUR

https://www.stiftung-perspektiven.de/Wissensportal/ (letzter Zugriff: 12.10.23)

1. Krcmery Jr V. Systemic chlorellosis, an emerging infection in humans caused by algae. International journal of antimicrobial agents. 2000; 15(3): 235–237.

2.18 Coenzym Q10 (Ubichinon)

Was ist Coenzym Q10?

Coenzym Q10 (Ubichinon) wird im menschlichen Körper gebildet. Es ist in fast allen Zellen nachweisbar, die Sauerstoff für die Energiegewinnung nutzen. Es unterstützt die Energiegewinnung in der Zelle. Darüber hinaus ist Coenzym Q10 ein Antioxidans.

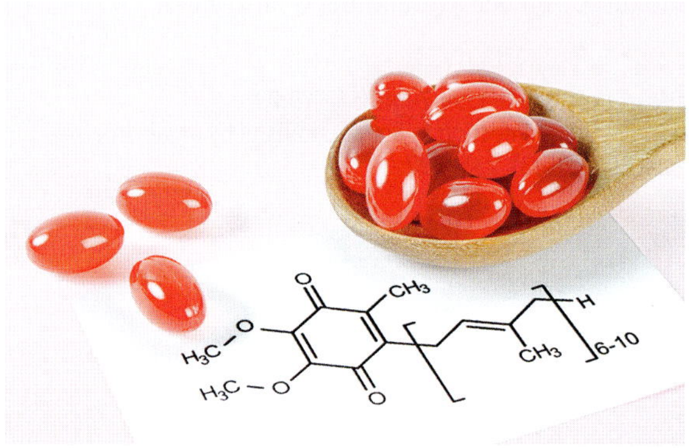

Bildquelle: [J787-155]

Ergebnisse aus Laborexperimenten

In wenigen Laborexperimenten hemmt Coenzym Q10 das Tumorzellwachstum.

Klinische Studiendaten

Studien, die eine Wirksamkeit bei Patientinnen und Patienten gegen Krebs oder gegen Nebenwirkungen einer Krebstherapie beweisen, gibt es nicht.

Wechselwirkungen mit der Tumortherapie

Zu Wechselwirkungen ist wenig bekannt. Es gibt Hinweise aus Laborexperimenten, dass Coenzym Q10 die Wirkung von Chemo- und Strahlentherapie abschwächen kann. Dies könnte auf die antioxidative Wirkung zurückzuführen sein. Coenzym Q10 vermindert die Wirkung von Gerinnungshemmern, Blutzuckermedikamenten und Blutdruckmedikamenten.

Nebenwirkungen

Nebenwirkungen sind Übelkeit, Oberbauchschmerzen, Durchfälle, Appetitminderung, Hautauschlag, Schwindel, Kopfschmerzen, Schwäche und Sodbrennen. Abendlich eingenommen kann es zu Schlafstörungen kommen.

Dosierung

Es gibt keine Dosierungsempfehlung.

Warnhinweise

Warnhinweise für die Gabe von Coenzym Q10 sind nicht bekannt.

Bewertung und Empfehlungen

Coenzym Q10 ist ein wichtiges Molekül im Energiestoffwechsel der Zellen. Es gibt keinen Vorteil einer Einnahme von Nahrungsergänzungsmitteln mit Coenzym Q10 für Patientinnen und Patienten mit einer Krebserkrankung. Da Coenzym Q10 die Wirkung einer Chemo- oder Strahlentherapie abschwächen kann, ist eine Einnahme während dieser Therapien nicht empfehlenswert.

LITERATUR

https://www.stiftung-perspektiven.de/Wissensportal/ (letzter Zugriff: 12.10.23)

1. Lund E, Quistorff B, Spang-Thomsen M, Kristjansen P. Effect of radiation therapy on small-cell lung cancer is reduced by ubiquinone intake. Folia microbiologica. 1998; 43: 505–506.
2. Roffe L, Schmidt K, Ernst E. Efficacy of coenzyme Q10 for improved tolerability of cancer treatments: a systematic review. Journal of Clinical Oncology. 2004; 22(21): 4418–4424.

2.19 Curcumin

Was ist Curcumin?

Curcumin ist ein sekundärer Pflanzenstoff aus *Curcuma longa,* einer aus Südasien stammende Pflanzenart aus der Familie der Ingwergewächse. Ihre Wurzel ist reich an sekundären Pflanzenstoffen.

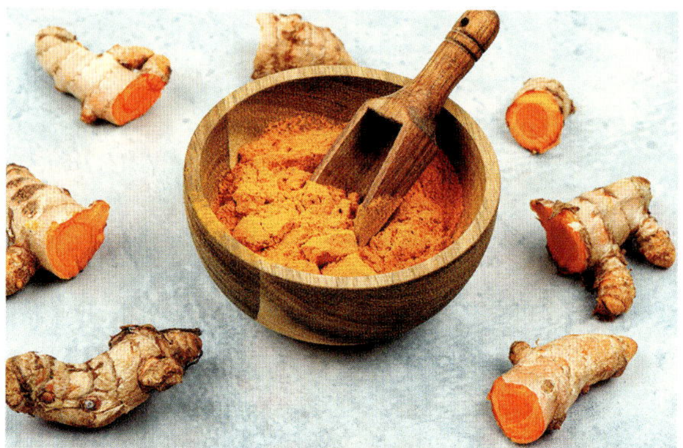

Bildquelle: [J787]

Ergebnisse aus Laborexperimenten

In Laborexperimenten hemmt Curcumin das Wachstum von Tumorzellen.

Klinische Studiendaten

Die Aufnahme von Curcumin in den Körper ist wie bei den meisten sekundären Pflanzenstoffen gering. Es ist deshalb unklar, ob wirksame Konzentrationen in Geweben erreicht werden können. Bei Patientinnen und Patienten mit einer Tumorerkrankung wurden mehrere Studien durchgeführt. Untersucht wurden Patienten mit Bauchspeicheldrüsenkrebs oder Prostatakrebs. Keine dieser Studien beweist eine Wirksamkeit von Curcumin gegen die Tumorerkrankung.

In weiteren Studien wurde der Einfluss von Curcumin auf Nebenwirkungen einer Strahlen- oder Chemotherapie untersucht. Teilweise wurden hier Verbesserungen einer Haut- oder Schleimhautentzündung beschrieben, aber die Studien sind methodisch nicht gut gemacht und sie haben nicht untersucht, ob neben den gesunden Zellen auch die Tumorzellen geschützt wurden.

Wechselwirkungen mit der Tumortherapie

Curcumin ist ein starkes Antioxidans und es ist nicht bekannt, ob die Wirksamkeit von Tumortherapien beim Menschen dadurch abgeschwächt werden kann. Die Wirkung von Medikamenten, die die Blutgerinnung hemmen, kann durch Curcumin verstärkt werden. Curcumin kann wahrscheinlich die Wirksamkeit zahlreicher Medikamente beeinflussen.

Nebenwirkungen

Unter Curcumin berichteten Patienten über Völlegefühl und Bauchschmerzen, leichte Übelkeit und Durchfällen. Curcumin kann zu Kontraktionen der Gallenblase führen. Bei Gallensteinen oder Verengungen der Gallenwege können dadurch Koliken entstehen.

Dosierung

Es gibt keine Dosierungsempfehlung. Ab 8–12 g/Tag treten deutliche Nebenwirkungen auf.

Warnhinweise

Curcumin kann in hoher Dosis wahrscheinlich die Wirksamkeit von Tumortherapien negativ beeinflussen.

Bewertung und Empfehlungen

Curcumin gehört zu den weit verbreiteten Substanzen in der komplementären Onkologie. Es liegen viele Laborexperimente aber kaum Untersuchungen an Patientinnen und Patienten vor.

Die bisher veröffentlichten Studien sind klein und weisen bisher keinen Einfluss auf das Überleben nach. Möglicherweise können Haut- und Schleimhautentzündungen unter Strahlentherapie abgeschwächt werden. Allerdings ist die Frage, ob dies ein Resultat der antioxidativen Wirkung ist. Da dies zu einer Abschwächung der Wirksamkeit der Tumortherapien führen könnte, ist die Gabe von Curcumin als Nahrungsergänzungsmittel oder als Infusion während Tumortherapien nicht empfehlenswert. Bei Patientinnen mit hormonabhängigem Brustkrebs ist außerdem zu bedenken, dass Curcumin an Zellen östrogenartige Wirkungen hat.

LITERATUR

https://www.stiftung-perspektiven.de/Wissensportal/ (letzter Zugriff: 12.10.23)

Patientenleitlinie Komplementärmedizin in der Behandlung von onkologischen Patienten, https://www.leitlinienprogramm-onkologie.de/patientenleitlinien/komplementaermedizin (letzter Zugriff 19.02.24)

1. Abstract Book: 25th Congress of the European Hematology Association Virtual Edition, 2020. HemaSphere. 2020; 4.
2. Anand P, Kunnumakkara AB, Newman RA, Aggarwal BB. Bioavailability of curcumin: problems and promises. Molecular pharmaceutics. 2007; 4(6): 807–818.

3. Choi YH, Han DH, Kim Sw, Kim MJ, Sung HH, Jeon HG et al. A randomized, double-blind, placebo-controlled trial to evaluate the role of curcumin in prostate cancer patients with intermittent androgen deprivation. The Prostate. 2019; 79(6): 614–621.
4. Dhillon N, Aggarwal BB, Newman RA, Wolff RA, Kunnumakkara AB, Abbruzzese JL et al. Phase II trial of curcumin in patients with advanced pancreatic cancer. Clinical cancer research. 2008; 14(14): 4491–4499.
5. Epelbaum R, Schaffer M, Vizel B, Badmaev V, Bar-Sela G. Curcumin and gemcitabine in patients with advanced pancreatic cancer. Nutrition and cancer. 2010; 62(8): 1137–1141.
6. Epelbaum R, Vizel B, Bar-Sela G. Phase II study of curcumin and gemcitabine in patients with advanced pancreatic cancer. Journal of Clinical Oncology. 2008; 26(15_suppl): 15619–15619.
7. Garcea G, Berry DP, Jones DJ, Singh R, Dennison AR, Farmer PB et al. Consumption of the putative chemopreventive agent curcumin by cancer patients: assessment of curcumin levels in the colorectum and their pharmacodynamic consequences. Cancer Epidemiology Biomarkers & Prevention. 2005; 14(1): 120–125.
8. Gattoc L, Frew PM, Thomas SN, Easley KA, Ward L, Chow HS et al. Phase I dose-escalation trial of intravaginal curcumin in women for cervical dysplasia. Open access journal of clinical trials. 2016: 1–10.
9. Hsieh C. Phase I clinical trial of curcumin, a chemopreventive agent, in patients with high-risk or pre-malignant lesions. Anticancer Res. 2001; 21(2895): e2900.
10. Hsu C-H, Cheng A-L. Clinical studies with curcumin. Advances in experimental medicine and biology. 2007; 595: 471–480.
11. Kalluru H, Kondaveeti SS, Telapolu S, Kalachaveedu M. Turmeric supplementation improves the quality of life and hematological parameters in breast cancer patients on paclitaxel chemotherapy: A case series. Complementary Therapies in Clinical Practice. 2020; 41: 101247.
12. Kanai M, Yoshimura K, Asada M, Imaizumi A, Suzuki C, Matsumoto S et al. A phase I/II study of gemcitabine-based chemotherapy plus curcumin for patients with gemcitabine-resistant pancreatic cancer. Cancer chemotherapy and pharmacology. 2011; 68: 157–164.
13. Passildas-Jahanmohan J, Eymard JC, Pouget M, Kwiatkowski F, Van Praagh I, Savareux L et al. Multicenter randomized phase II study comparing docetaxel plus curcumin versus docetaxel plus placebo in first-line treatment of metastatic castration – resistant prostate cancer. Cancer Medicine. 2021; 10(7): 2332–2340.
14. Rao S, Dinkar C, Vaishnav LK, Rao P, Rai MP, Fayad R et al. The Indian spice turmeric delays and mitigates radiation-induced oral mucositis in patients undergoing treatment for head and neck cancer: an investigational study. Integrative cancer therapies. 2014; 13(3): 201–210.
15. Ryan JL, Heckler CE, Ling M, Katz A, Williams JP, Pentland AP et al. Curcumin for radiation dermatitis: a randomized, double-blind, placebo-controlled clinical trial of thirty breast cancer patients. Radiation research. 2013; 180(1): 34–43.
16. Ryan Wolf J, Gewandter JS, Bautista J, Heckler CE, Strasser J, Dyk P et al. Utility of topical agents for radiation dermatitis and pain: a randomized clinical trial. Supportive Care in Cancer. 2020; 28: 3303–3311.
17. Ryan Wolf J, Heckler CE, Guido JJ, Peoples AR, Gewandter JS, Ling M et al. Oral curcumin for radiation dermatitis: A URCC NCORP study of 686 breast cancer patients. Supportive Care in Cancer. 2018; 26: 1543–1552.
18. Scontre VA, Martins JC, de Melo Sette CV, Mutti H, Cubero D, Fonseca F et al. Curcuma longa (turmeric) for prevention of capecitabine-induced hand-foot syndrome: a pilot study. Journal of Dietary Supplements. 2018; 15(5): 606–612.
19. Su CC, Yang JS, Lu CC, Chiang JH, Wu CL, Lin JJ et al. Curcumin inhibits human lung large cell carcinoma cancer tumour growth in a murine xenograft model. Phytotherapy Research: An International Journal Devoted to Pharmacological and Toxicological Evaluation of Natural Product Derivatives. 2010; 24(2): 189–192.

2.20 Flor essence®

Was ist Flor Essence®?

Flor Essence® ist eine Kräuterteemischung aus acht Pflanzen bzw. Pflanzenteilen: Klettenwurzel (*Arctium lappa*), kleiner Sauerampfer (*Rumex acetosella*), Ulmenrinde (*Ulmus rubra*), Braunalge (*Laminaria digitata*), Brunnenkresse (*Nasturtium officinale*), Benediktenkraut (*Cnicus benedictus*), Rotkleeblüten (*Trifolium pratense*) und Rhabarberwurzel (*Rheum palmatum*). Sie kommt als Mischung der ersten 4 genannten Pflanzen aus der traditionellen Medizin der kanadischen Indianer. Anbieter behaupten, dass diese Mischung bei Hunderten von Krebspatientinnen und Krebspatienten zu Heilungen geführt hat. Für diese Behauptung gibt es aber keine Beweise.

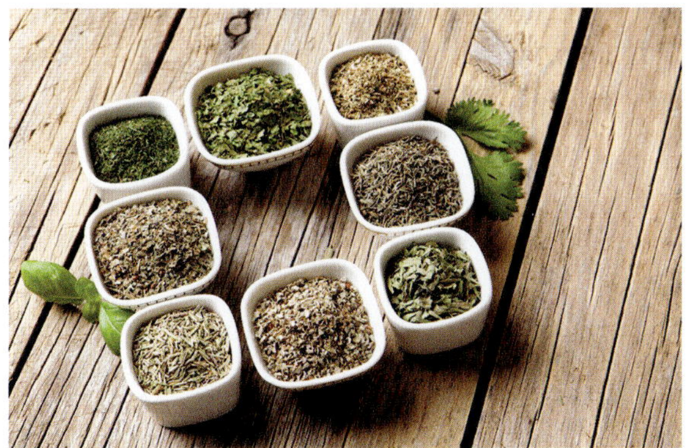

Bildquelle: [J787]

Ergebnisse aus Laborexperimenten

Die Wirkung der Kräutermischung auf Tumorzellen wurde in wenigen Experimenten getestet. Nur sehr hohe Konzentrationen hemmten das Wachstum der Tumorzellen.

Ergebnisse aus Studien am Menschen

Es gibt keine Studien mit Patientinnen und Patienten mit einer Krebserkrankung, die eine Verbesserung des Überlebens oder eine Verbesserung von Nebenwirkungen zeigen.

Wechselwirkungen mit der Tumortherapie

Einige der Pflanzen in der Mischung sind bekannt für eine phytoöstrogene Wirkung. Wechselwirkungen mit einer antihormonellen Therapie bei Brustkrebs sind deshalb möglich.

Nebenwirkungen

Über Nebenwirkungen der Mischung wurde von den Anwendern nichts berichtet. Die einzelnen Pflanzen können aber Nebenwirkungen haben. Sauerampfer kann zu Durchfall, Nieren- und Leberschädigung führen. Die Klettenwurzel kann zu Magen-Darm-Krämpfen und wässrigen Durchfällen und damit Kaliumverlusten führen. Durchfälle gibt es auch nach Einnahme von Rhabarberwurzel. Rotklee kann zu Hautausschlag, Muskelschmerzen, Kopfschmerzen, Übelkeit und vaginalen Blutungen führen. Und das Benediktenkraut kann in höheren Dosierungen Übelkeit und Erbrechen auslösen.

Dosierung

Flor Essence® wird als Teemischung angeboten. Aus der Zubereitungsempfehlung und aus der Konsumempfehlung lassen sich keine Daten bezüglich der Zufuhr einzelner Wirkstoffe ermitteln.

Warnhinweise

Rotklee enthält Phytoöstrogene und ist deshalb bei hormonabhängigem Brustkrebs nicht geeignet. Labor- und Tierexperimente zeigen, dass Flor Essence® das Wachstum von Brustkrebszellen fördert.

Bewertung und Empfehlungen

Die Teemischung Flor Essence® ist nicht als Mittel gegen Krebs geeignet. Im Gegenteil kann in Experimenten sogar Tumorwachstum gefördert werden. Durchfälle sind eine mögliche und nicht ungefährliche Nebenwirkung, vor allem, weil Durchfälle, Übelkeit und Erbrechen auch durch die Tumortherapie ausgelöst werden können und diese Nebenwirkungen dann als Folge der Krebsmedikamente gedeutet werden.

LITERATUR

https://www.stiftung-perspektiven.de/Wissensportal/ (letzter Zugriff: 12.10.23)

Patientenleitlinie Komplementärmedizin in der Behandlung von onkologischen Patienten, https://www.leitlinienprogramm-onkologie.de/patientenleitlinien/komplementaermedizin (letzter Zugriff 19.02.24)

1. Bennett LM, Montgomery JL, Steinberg SM, Kulp KS. Flor-Essence herbal tonic does not inhibit mammary tumor development in Sprague Dawley rats. Breast Cancer Res Treat. 2004; 88(1): 87–93.
2. Cui X-R, Tsukada M, Suzuki N, Shimamura T, Gao L, Koyanagi J et al. Comparison of the cytotoxic activities of naturally occurring hydroxyanthraquinones and hydroxynaphthoquinones. European journal of medicinal chemistry. 2008; 43(6): 1206–1215.
3. Kulp KS, Montgomery JL, Nelson DO, Cutter B, Latham ER, Shattuck DL et al. Essiac® and Flor-Essence® herbal tonics stimulate the in vitro growth of human breast cancer cells. Breast cancer research and treatment. 2006; 98: 249–259.
4. Werner RDC, Merz ADB. Committee on Herbal Medicinal Products (HMPC). London, UK: European Medicines Agency. 2007.
5. Zick SM, Sen A, Feng Y, Green J, Olatunde S, Boon H. Trial of Essiac to ascertain its effect in women with breast cancer (TEA-BC). Journal of Alternative and Complementary Medicine. 2006; 12(10): 971–980.

2.21 Folsäure

Was ist Folsäure?

Folsäure ist eine vitaminähnliche Substanz und wird zu den B-Vitaminen gerechnet. Folsäure kommt in zahlreichen pflanzlichen Nahrungsmitteln vor und ist in der gesunden Ernährung in ausreichender Menge für einen Erwachsenen enthalten. Folsäure findet sich hauptsächlich in folgenden Nahrungsmitteln: Getreideprodukten, Leber, Brokkoli, Kartoffeln, Spinat, Erbsen und Hefe. Folsäure spielt eine wichtige Rolle in der Zellteilung.

Ursachen für einen Folsäuremangel können eine ungesunde Ernährungsweise, ein hoher Alkoholkonsum, Mangelernährung unter Tumortherapie oder auch Medikamente sein, wie etwa Epilepsiemedikamente und einige Antibiotika bei längerer Anwendung. Auch Patientinnen und Patienten nach Entfernung des Magens oder von Teilen des Dünndarms oder mit chronischen Entzündungen des Dünndarms können einen Folsäuremangel entwickeln.

Ein Folsäuremangel kann zu Erschöpfung, Müdigkeit oder Kopfschmerzen führen. Da Folsäure vor allen Dingen für die Blutbildung wichtig ist, kann es zu einer Blutarmut (Anämie) kommen.

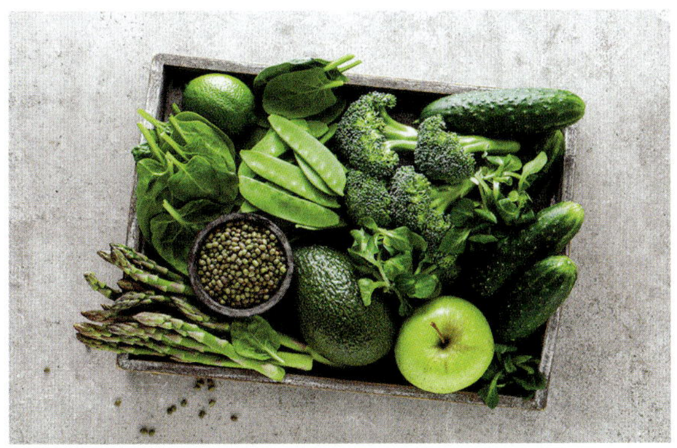

Bildquelle: [J787-156]

Ergebnisse aus Laborexperimenten

In Labor- und Tierexperimenten vermindert eine ausreichende Folsäurezufuhr die Entwicklung von Krebs. Hohe Mengen von Folsäure können aber auch das Wachstum von Tumorzellen fördern.

Ergebnisse aus Studien am Menschen

Es gibt sehr viele Untersuchungen zu der Frage, welche Bedeutung Folsäure bei der Entstehung von Krebs hat. Eine gesunde Menge von Folsäure und ein guter Folsäurespiegel haben eine schützende Funktion. Zu hohe Werte über eine lange Zeit sind wahrscheinlich ungünstig. Wahrscheinlich gilt diese Regel auch für Patienten mit einer Krebserkrankung.

Wechselwirkungen mit der Tumortherapie

Folsäure kann die Wirkung von Epilepsiemedikamenten und einigen Antibiotika vermindern.

Nebenwirkungen

Selten kommt es unter Folsäureeinnahme zu Magen-Darm-Beschwerden und Schlafstörungen.

Dosierung

Folsäure wurde in den oben wiedergegebenen Untersuchungen in unterschiedlichen Dosierungen eingesetzt. Die Untersuchungen zur Prävention bei Präkanzerosen setzten Dosierungen zwischen 2 und 5 mg täglich ein. In der Schwangerschaft werden Dosierungen von 400 mg pro Tag empfohlen.

Warnhinweise

Zu hohe Folsäurespiegel über längere Zeit sind ungünstig, weil sie die Zellteilung möglicherweise auch der bösartigen Zellen fördern. Deshalb sollte Folsäure nicht ohne Spiegelbestimmung eingenommen werden.

Bewertung und Empfehlungen

Folsäure ist eine vitaminähnliche Substanz, die normalerweise in ausreichenden Konzentrationen in der Nahrung, insbesondere in pflanzlichen Substanzen und Vollkornprodukten, vorkommt.

Zusammenfassend gilt wie bei allen Vitaminen und Spurenelementen, dass ein Mangel ebenso wie ein erhöhter Spiegel ungünstig ist. Die unkontrollierte Einnahme von Nahrungsergänzungsmitteln mit Folsäure sollte vermieden werden. Es sollte beachtet werden, dass Folsäure Bestandteil vieler Vitamin- und weiterer Kombinationspräparate ist.

Folsäure wird in ganz bestimmten Erkrankungssituationen eingesetzt, um Nebenwirkungen eines sehr hoch dosierten Chemotherapie-Mittels (Methotrexat) abzuschwächen. Auch bei dem bei Lungenkrebs eingesetzten Chemotherapie-Mittel Pemetrexed (Alimta®) sollten Patientinnen und Patienten regelmäßig Folsäure (und Vitamin B12) wie vom Arzt verordnet einnehmen.

Bei einem nachgewiesenen Mangel ist ein Nahrungsergänzungsmittel erforderlich. Patienten mit einem geringen Verzehr von Obst, Gemüse und Salaten sollten mit einer Ernährungsberatung überlegen, wie sie die natürliche Aufnahme von Folsäure aus Nahrungsmitteln verbessern können.

LITERATUR

https://www.stiftung-perspektiven.de/Wissensportal/ (letzter Zugriff: 12.10.23)

Patientenleitlinie Komplementärmedizin in der Behandlung von onkologischen Patienten, https://www.leitlinienprogramm-onkologie.de/patientenleitlinien/komplementaermedizin (letzter Zugriff 19.02.24)

1. Aguilar DR, Steck SE, Lin H-Y, Su L. (2020). Dietary folate and prostate cancer tumor aggressiveness differences between African Americans and European Americans. Paper presented at the CANCER EPIDEMIOLOGY BIOMARKERS & PREVENTION.
2. Ben Fradj MK, Ouanes Y, Hadj-Taeib S, Mrad Dali K, Bibi M, Jmal K et al. Prognostic Significance of Plasma Folate and Cobalamin Concentrations in Non-Muscle-Invasive Bladder Cancer: A Prospective Cohort Study. Cancer Investigation. 2021; 39(3): 240–250.
3. Branda RF, Naud SJ, Brooks EM, Chen Z, Muss H. Effect of vitamin B12, folate, and dietary supplements on breast carcinoma chemotherapy – induced mucositis and neutropenia. Cancer. 2004; 101(5): 1058–1064.
4. Burr NE, Hull MA, Subramanian V. Folic acid supplementation may reduce colorectal cancer risk in patients with inflammatory bowel disease. Journal of clinical gastroenterology. 2017; 51(3): 247–253.
5. Butterworth Jr C, Hatch K, Soong S-J, Cole P, Tamura T, Sauberlich HE et al. Oral folic acid supplementation for cervical dysplasia: a clinical intervention trial. American journal of obstetrics and gynecology. 1992; 166(3): 803–809.
6. Cao D-Z, Sun W-H, Ou X-L, Yu Q, Yu T, Zhang Y-Z et al. Effects of folic acid on epithelial apoptosis and expression of Bcl-2 and p53 in premalignant gastric lesions. World journal of gastroenterology: WJG. 2005; 11(11): 1571.
7. Childers JM, Chu J, Voigt LF, Feigl P, Tamimi HK, Franklin EW et al. Chemoprevention of cervical cancer with folic acid: a phase III Southwest Oncology Group Intergroup study. Cancer epidemiology, biomarkers & prevention: a publication of the American Association for Cancer Research, cosponsored by the American Society of Preventive Oncology. 1995; 4(2): 155–159.
8. de Vogel S, Bongaerts BW, Wouters KA, Kester AD, Schouten LJ, de Goeij AF et al. Associations of dietary methyl donor intake with MLH1 promoter hypermethylation and related molecular phenotypes in sporadic colorectal cancer. Carcinogenesis. 2008; 29(9): 1765–1773.
9. Ebbing M, Bønaa KH, Nygård O, Arnesen E, Ueland PM, Nordrehaug JE et al. Cancer incidence and mortality after treatment with folic acid and vitamin B12. Jama. 2009; 302(19): 2119–2126.
10. Ericson U, Borgquist S, Ivarsson MI, Sonestedt E, Gullberg B, Carlson J et al. Plasma folate concentrations are positively associated with risk of estrogen receptor β negative breast cancer in a Swedish nested case control study. The Journal of nutrition. 2010; 140(9): 1661–1668.
11. Fife J, Raniga S, Hider P, Frizelle F. Folic acid supplementation and colorectal cancer risk: a meta-analysis. Colorectal Disease. 2011; 13(2): 132–137.
12. Figueiredo JC, Grau MV, Haile RW, Sandler RS, Summers RW, Bresalier RS et al. Folic acid and risk of prostate cancer: results from a randomized clinical trial. Journal of the National Cancer Institute. 2009; 101(6): 432–435.
13. Geijsen AJ, Ulvik A, Gigic B, Kok DE, van Duijnhoven FJ, Holowatyj AN et al. Circulating folate and folic acid concentrations: associations with colorectal cancer recurrence and survival. JNCI Cancer Spectrum. 2020; 4(5): pkaa051.
14. Houghton SC, Eliassen AH, Zhang SM, Selhub J, Rosner BA, Willett WC et al. Plasma B-vitamin and one-carbon metabolites and risk of breast cancer before and after folic acid fortification in the United States. International journal of cancer. 2019; 144(8): 1929–1940.
15. Khosraviani K, Weir H, Hamilton P, Moorehead J, Williamson K. Effect of folate supplementation on mucosal cell proliferation in high risk patients for colon cancer. Gut. 2002; 51(2): 195–199.
16. Kim Y-I. Does a high folate intake increase the risk of breast cancer? Nutrition reviews. 2006; 64(10): 468–475.
17. Kim Y-I, Baik HW, Fawaz K, Knox T, Lee YM, Norton R et al. Effects of folate supplementation on two provisional molecular markers of colon cancer: a prospective, randomized trial. The American journal of gastroenterology. 2001; 96(1): 184–195.
18. Lambie DG, Johnson RH. Drugs and folate metabolism. Drugs. 1985; 30(2): 145–155.

19. Lin J, Lee I-M, Cook NR, Selhub J, Manson JE, Buring JE et al. Plasma folate, vitamin B-6, vitamin B-12, and risk of breast cancer in women. The American journal of clinical nutrition. 2008; 87(3): 734–743.
20. Mesolella M, Iengo M, Testa D, Ricciardiello F, Iorio B. Chemoprevention using folic acid for dysplastic lesions of the larynx. Molecular and Clinical Oncology. 2017; 7(5): 843–846.
21. Nagothu KK, Jaszewski R, Moragoda L, Rishi AK, Finkenauer R, Tobi M et al. Folic acid mediated attenuation of loss of heterozygosity of DCC tumor suppressor gene in the colonic mucosa of patients with colorectal adenomas. Cancer Detection and Prevention. 2003; 27(4): 297–304.
22. Oliai Araghi S, Kiefte-de Jong JC, Van Dijk SC, Swart KM, van Laarhoven HW, van Schoor NM et al. Folic acid and vitamin B12 supplementation and the risk of cancer: long-term follow-up of the B vitamins for the prevention of osteoporotic fractures (B-PROOF) trial. Cancer Epidemiology, Biomarkers & Prevention. 2019; 28(2): 275–282.
23. Roswall N, Olsen A, Christensen J, Dragsted LO, Overvad K, Tjønneland A. Micronutrient intake and breast cancer characteristics among postmenopausal women. European Journal of Cancer Prevention. 2010; 19(5): 360–365.
24. Tu H, Dinney CP, Ye Y, Grossman HB, Lerner SP, Wu X. Is folic acid safe for non-muscle-invasive bladder cancer patients? An evidence-based cohort study. The American journal of clinical nutrition. 2018; 107(2): 208–216.

2.22 Ginkgo

Was ist Ginkgo?

Der Ginkgo-Baum (*Ginkgo biloba*) ist ursprünglich in Japan beheimatet. *Ginkgo biloba* ist der letzte Vertreter dieser alten Pflanzenart und fällt durch zweispaltige Blätter auf. Ginkgoblätter enthalten sekundäre Pflanzenstoffe. Ginkgo-Extrakt wirkt durchblutungssteigernd. Es kommt zu einer leichten Verminderung der Blutgerinnung.

Ginkgo-Extrakt wird zur Behandlung von leichten Hirnleistungsstörungen bei beginnender Demenz eingesetzt. Gedächtnis- und Konzentrationsstörungen, depressive Verstimmung, Schwindel, Tinnitus und Kopfschmerzen sollen durch Ginkgo verbessert werden.

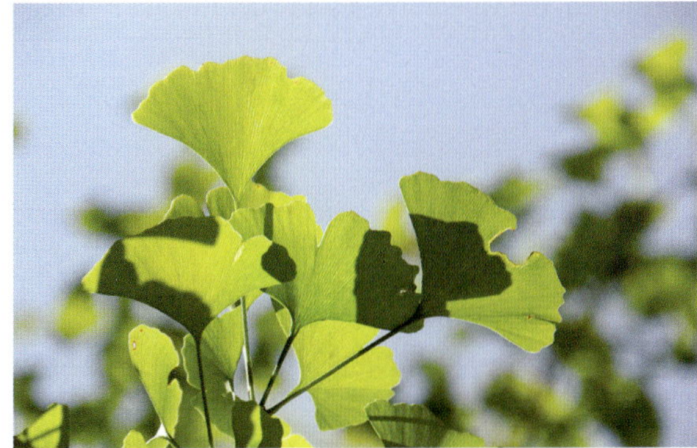

Bildquelle: [J787-157]

Ergebnisse aus Laborexperimenten

In Laborexperimenten hemmt Ginkgo-Extrakt das Wachstum von Karzinomzellen.

Ergebnisse aus Studien am Menschen

Ob Ginkgo-Extrakt Gedächtnis- und Konzentrationsstörungen, die im Rahmen einer Krebstherapie auftreten, verbessert, ist unklar. Es gibt bisher nur zwei kleine Studien, von denen die eine ein positives, die andere kein positives Ergebnis hatten.

Wechselwirkungen mit der Tumortherapie

Ob Ginkgo-Extrakt zu Wechselwirkungen mit der Tumortherapie führen kann, wissen wir nicht. Wechselwirkungen mit Psychopharmaka, Blutdruckmedikamenten und Medikamenten für die Blutverdünnung sind möglich. Im letzteren Fall kann Ginkgo biloba-Extrakt die Blutungsneigung steigern.

2

Nebenwirkungen

Nebenwirkungen von Ginkgo-Extrakt sind selten. Dazu gehören leichte Magen-Darm-Beschwerden, Übelkeit, Durchfall, Kopfschmerzen oder allergische Hautreaktionen, auch Unruhe, Angst und Schlafstörungen und ganz selten epileptische Anfälle.

Dosierung

Die Tagesdosis für Erwachsene beträgt 240 mg.

Warnhinweise

Ginkgo kann die Blutungsneigung erhöhen. Bei Operationen sollte der Extrakt 3–4 Tage vorher abgesetzt werden.

Bewertung und Empfehlungen

Ginkgo-Extrakt kann im Einzelfall bei Patientinnen und Patienten mit Gedächtnis- und Konzentrationsstörungen ausprobiert werden. Der Extrakt ist allerdings teuer und die Kosten werden in der Regel von den Krankenkassen nicht übernommen. Wirksam gegen Gedächtnis- und Konzentrationsstörungen ist v. a. ein Training für das Gehirn. Das kann Lesen, etwas Neues lernen oder Spielen sein. Menschen, die viel körperlich aktiv sind und Sport machen, haben auch weniger Demenz im Alter.

Wegen seiner unklaren östrogenartigen Eigenschaften sollte Ginkgo biloba nicht während einer antihormonellen Therapie von Patientinnen mit hormonrezeptorpositivem Brustkrebs eingenommen werden. Wechselwirkungen mit Krebsmedikamenten sind möglich und sollten vorher mit dem Arzt oder Apotheker abgeklärt werden.

LITERATUR

https://www.stiftung-perspektiven.de/Wissensportal/ (letzter Zugriff: 12.10.23)

Patientenleitlinie Komplementärmedizin in der Behandlung von onkologischen Patienten, https://www.leitlinienprogramm-onkologie.de/patientenleitlinien/komplementaermedizin (letzter Zugriff 19.02.24)

1. Barton DL, Burger K, Novotny PJ, Fitch TR, Kohli S, Soori G et al. The use of Ginkgo biloba for the prevention of chemotherapy-related cognitive dysfunction in women receiving adjuvant treatment for breast cancer, N00C9. Supportive Care in Cancer. 2013; 21: 1185–1192.
2. Biggs ML, Sorkin BC, Nahin RL, Kuller LH, Fitzpatrick AL. Ginkgo biloba and risk of cancer: secondary analysis of the Ginkgo Evaluation of Memory (GEM) Study. Pharmacoepidemiology and drug safety. 2010; 19(7): 694–698.
3. Jiang X, Williams KM, Liauw WS, Ammit AJ, Roufogalis BD, Duke CC et al. Effect of ginkgo and ginger on the pharmacokinetics and pharmacodynamics of warfarin in healthy subjects. British journal of clinical pharmacology. 2005; 59(4): 425–432.
4. Li L, Stanton JD, Tolson AH, Luo Y, Wang H. Bioactive terpenoids and flavonoids from Ginkgo biloba extract induce the expression of hepatic drug-metabolizing enzymes through pregnane X receptor, constitutive androstane receptor, and aryl hydrocarbon receptor-mediated pathways. Pharmaceutical research. 2009; 26: 872–882.

5. Real M, Molina-Molina J-M, Jimenez J, Diéguez HR, Fernández MF, Olea N. Assessment of hormone-like activities in Ginkgo biloba, Elettaria cardamomum and Plantago ovata extracts using in vitro receptor-specific bioassays. Food Additives & Contaminants: Part A. 2015; 32(9): 1531–1541.
6. Wolf HR. Does Ginkgo biloba Special Extract EGb 761® Provide Additional Effects on Coagulation and Bleeding when Added to Acetylsalicylic Acid 500 mg Daily? Drugs in R & D. 2006; 7: 163–172.
7. Yi S-Y, Nan K-J, Chen S-J. Effect of extract of Ginkgo biloba on doxorubicin-associated cardiotoxicity in patients with breast cancer. Zhongguo Zhong xi yi jie he za zhi Zhongguo Zhongxiyi jiehe zazhi= Chinese journal of integrated traditional and Western medicine. 2008; 28(1): 68–70.

2

2.23 Ginseng

Was ist Ginseng?

Ginseng *(Panax ginseng)* ist eine mehrjährige Staudenpflanze, die in den Bergwäldern Nordkoreas und der Mandschurei vorkommt. Der chinesische Name „Gin-seng" bedeutet Menschenwurzeln, da die Wurzeln menschenähnlich aussehen sollen.

Ginseng enthält Kohlenhydrate, Aminosäuren und Spurenelemente wie Arsen, Kobalt, Kupfer, Germanium, Mangan, Molybdän, Vanadium und Zink. Aktive Inhaltsstoffe sind die sog. Ginsenoside, die entzündungshemmend wirken. Der Ginsenosid-Gehalt und die Zusammensetzung der verschiedenen Ginsenoside in Ginseng-Präparaten variiert abhängig von Ginseng-Art, Herkunftsregion und Wuchsbedingungen und der Verarbeitungsweise stark. Nach dem Deutschen Arzneimittelbuch (DAB10) sollte der Ginsenosid-Gehalt mindestens 1,5 % betragen.

Im Handel gibt es Weißen und Roten Ginseng. Weißer Ginseng wird aus frisch geernteten, gewaschenen Wurzeln durch Bleichen und Trocknung hergestellt. Roter Ginseng wird frisch mit Wasserdampf behandelt und danach getrocknet. Ginseng wird in der Medizin einmal als asiatischer oder koreanischer Ginseng (*Panax ginseng*) zum anderen als amerikanischer Ginseng (*Panax quinquefolius*) verwendet. Beide werden in der jeweiligen traditionellen Medizin eingesetzt. Die Indikationen umfassen Erschöpfungszustände und Zustände mit verringerter Leistungs- und Konzentrationsfähigkeit.

Nicht verwechselt werden sollte der hier besprochene Ginseng mit der Pflanze *Withania somnifera* (Indischer Ginseng) und mit Eleutherococcus, auch Siberischer Ginseng genannt.

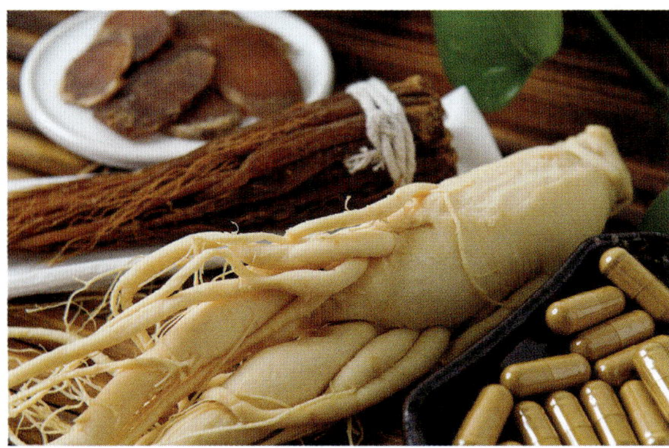

Bildquelle: [E1305]

Ergebnisse aus Laborexperimenten

Ginseng-Extrakte hemmen in Laborexperimenten das Wachstum von Tumorzellen, hemmen Entzündungen, wirken antioxidativ und haben einen Einfluss auf Immunzellen.

Ergebnisse aus Studien am Menschen

Studien aus Korea berichten bei regelmäßiger Ginseng-Einnahme ein geringeres Risiko, an Krebs zu erkranken. Ob dies stimmt und auch in Europa gilt, wissen wir nicht. Eine ganze Reihe von Studien bei Patientinnen und Patienten mit Erschöpfung unter oder nach Tumortherapie zeigt widersprüchliche Ergebnisse. Wahrscheinlich hat Ginseng aber eine günstige Wirkung, wenn die Dosierung ausreichend ist. Zu niedrige Dosierungen haben keine Wirkung.

Wechselwirkungen mit der Tumortherapie

Ob Ginseng Wechselwirkungen haben kann, ist umstritten. Ginseng kann zu einer erhöhten Blutungsneigung führen. Wechselwirkungen sind deshalb mit Acetylsalicylsäure oder Cumarinen wie Marcumar möglich. Die Wirkung von Blutzuckermedikamenten kann verstärkt werden, sodass Unterzuckerungen auftreten. Bei gleichzeitiger Einnahme mit Antidepressiva kann es zu Kopfschmerzen, Zittern und psychischen Veränderungen kommen. Ginseng-Präparate in Kombination mit Koffein können zu Bluthochdruck, Nervosität, Schlaflosigkeit, Wassereinlagerungen und morgendlichem Durchfall führen.

Nebenwirkungen

Nebenwirkungen von Ginseng sind Schlaflosigkeit, Übererregbarkeit, Angst, manische Symptome, verstärkte Libido, Hautauschlag und Nasenbluten. Ginseng kann den Blutzuckerspiegel senken. Bei hohen Dosierungen kann es zu Persönlichkeitsstörungen, Verwirrtheit und Depressionen kommen. Es gibt Einzelberichte zu schweren allergischen Hautreaktionen. Bei Frauen können Schwellungen der Brust und vaginale Blutungen auftreten.

In Studien mit Patienten mit einer Krebserkrankung wird über Übelkeit, Schwindel, Nervosität, Kopfschmerz und leichten Durchfall berichtet. Es ist aber nicht ganz klar, ob diese von Tumormedikamenten oder vom Ginseng ausgelöst wurden.

Dosierung

Die Dosierung ist abhängig von der gewählten Ginseng-Art und liegt in klinischen Studien bei Tagesdosen zwischen 1.000 und 3.000 mg, wobei 1.000 mg vermutlich zu niedrig ist.

Warnhinweise

Ginseng sollte nicht bei bekannter Allergie gegen die Inhaltsstoffe eingenommen werden. Ginseng ist ein Phytoöstrogen und bei hormonabhängigem Brustkrebs nicht geeignet.

Bewertung und Empfehlungen

Ginseng kann zur Verbesserung von Erschöpfung bei betroffenen Patientinnen und Patienten ausprobiert werden. Allerdings ist der Preis für gut dosierte Präparate hoch und wird von den Krankenkassen nicht übernommen.

Es gibt gute andere Möglichkeiten, Erschöpfung zu verbessern. Dazu gehört v. a. eine Anleitung zur körperlichen Aktivität, ggf. bei ausgeprägter Erschöpfung beginnend mit einer konsequenten langsam aufbauenden Krankengymnastik. Wichtig kann auch eine Überprüfung der Ernährung auf Mangel einzelner Makro- oder Mikronährstoffe sein.

Wegen der östrogenartigen Wirkungen sollten Patientinnen mit hormonabhängigem Brustkrebs keine Ginseng-Präparate einnehmen.

LITERATUR

https://www.stiftung-perspektiven.de/Wissensportal/ (letzter Zugriff: 12.10.23)

Patientenleitlinie Komplementärmedizin in der Behandlung von onkologischen Patienten, https://www.leitlinienprogramm-onkologie.de/patientenleitlinien/komplementaermedizin (letzter Zugriff 19.02.24)

1. Barton DL, Liu H, Dakhil SR, Linquist B, Sloan JA, Nichols CR et al. Wisconsin Ginseng (Panax quinquefolius) to improve cancer-related fatigue: a randomized, double-blind trial, N07C2. Journal of the National Cancer Institute. 2013; 105(16): 1230–1238.
2. Barton DL, Soori GS, Bauer BA, Sloan JA, Johnson PA, Figueras C et al. Pilot study of Panax quinquefolius (American ginseng) to improve cancer-related fatigue: a randomized, double-blind, dose-finding evaluation: NCCTG trial N03CA. Supportive Care in Cancer. 2010; 18: 179–187.
3. Guglielmo M, Di Pede P, Alfieri S, Bergamini C, Platini F, Ripamonti CI et al. A randomized, double-blind, placebo controlled, phase II study to evaluate the efficacy of ginseng in reducing fatigue in patients treated for head and neck cancer. Journal of Cancer Research and Clinical Oncology. 2020; 146: 2479–2487.
4. Jiang X, Williams KM, Liauw WS, Ammit AJ, Roufogalis BD, Duke CC et al. Effect of ginkgo and ginger on the pharmacokinetics and pharmacodynamics of warfarin in healthy subjects. British journal of clinical pharmacology. 2005; 59(4): 425–432.
5. Kim JW, Han SW, Cho JY, Chung I-J, Kim JG, Lee KH et al. Korean red ginseng for cancer-related fatigue in colorectal cancer patients with chemotherapy: A randomised phase III trial. European Journal of Cancer. 2020; 130: 51–62.
6. Yennurajalingam S, Tannir NM, Williams JL, Lu Z, Hess KR, Frisbee-Hume S et al. A double-blind, randomized, placebo-controlled trial of panax ginseng for cancer-related fatigue in patients with advanced cancer. Journal of the National Comprehensive Cancer Network. 2017; 15(9): 1111–1120.
7. Yi S-W, Sull JW, Hong JS, Linton JA, Ohrr H. Association between ginseng intake and mortality: Kangwha cohort study. The Journal of Alternative and Complementary Medicine. 2009; 15(8): 921–928.
8. Yun T-K. Experimental and epidemiological evidence on non-organ specific cancer preventive effect of Korean ginseng and identification of active compounds. Mutation Research/Fundamental and Molecular Mechanisms of Mutagenesis. 2003; 523: 63–74.
9. Yun T-K, Choi S-Y. Non-organ specific cancer prevention of ginseng: a prospective study in Korea. International journal of epidemiology. 1998; 27(3): 359–364.
10. Yun TK, Choi SY, Yun HY. Epidemiological study on cancer prevention by ginseng: are all kinds of cancers preventable by ginseng? Journal of Korean medical science. 2001a; 16(Suppl): S19-S27.
11. Yun TK, Lee YS, Lee YH, Kim SI, Yun HY. Anticarcinogenic effect of Panax ginseng CA Meyer and identification of active compounds. Journal of Korean medical science. 2001b; 16(Suppl): S6-S18.

2.24 Glutamin

Was ist Glutamin?

Glutamin ist eine essenzielle Aminosäure. Sie findet sich besonders häufig in Milchprodukten, Fleisch und Sojaprodukten.

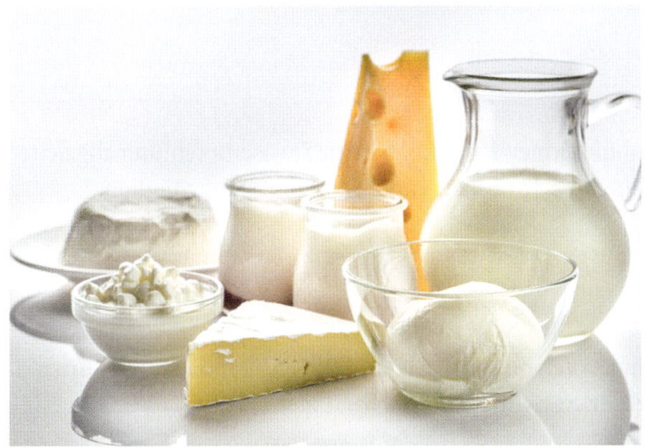

Bildquelle: [J787-158]

Ergebnisse aus Laborexperimenten

Glutamin hat wichtige Funktionen in den Zellen. Unter anderem wird daraus die stark antioxidative Substanz Glutathion gebildet. Glutamin kann in Laborexperimenten aber auch das Wachstum von Tumorzellen fördern.

Ergebnisse aus Studien am Menschen

In der Forschung wird diskutiert, ob Glutamin die Schleimhäute im Mund und im Darm während einer Chemotherapie schützen kann. Dazu wurde auch eine ganze Reihe von Studien durchgeführt. In einigen dieser Studien hat Glutamin die Schleimhaut tatsächlich geschützt. Die Wirkung beruht wahrscheinlich darauf, dass in den Schleimhautzellen aus Glutamin Glutathion gebildet wird und dieses dann antioxidativ wirkt und die Schädigung der Schleimhautzellen durch eine Chemo- oder Strahlentherapie abschwächt.

Zwei Studien, in denen Patientinnen und Patienten eine Bestrahlung des Beckens bekamen, zeigten aber sogar schlechtere Ergebnisse und mehr Durchfälle. Eventuell kann Glutamin auch die Schädigung des Tastempfindens (sog. Polyneuropathie) durch manche Tumormedikamente abschwächen. Das Problem ist, dass die antioxidative Wirkung möglicherweise auch die Tumorzellen vor der Tumortherapie schützt (siehe Warnhinweise).

Wechselwirkungen mit der Tumortherapie

Direkte Wechselwirkungen sind nicht bekannt.

Nebenwirkungen

Wissenschaftliche Erkenntnisse zu Nebenwirkungen sind bisher nicht veröffentlicht.

Dosierung

Aus den bisher veröffentlichten Publikationen kann noch keine Dosisempfehlung abgeleitet werden. Die verwendeten Dosierungen schwanken von 2 g/m^2 bis zu 30 g täglich.

Warnhinweise

Glutamin kann zwar Nebenwirkungen vermindern. Gleichzeitig ist aber das Rückfallrisiko, also das Wiederauftreten der Krebserkrankung, deutlich häufiger.

Bewertung und Empfehlungen

Glutamin ist als essenzielle Aminosäure in der normalen Ernährung ausreichend vorhanden. Es reduziert in höheren Dosierungen in einigen Studien Nebenwirkungen einer Chemotherapie oder Strahlentherapie auf die Schleimhaut. Andere Studien berichten von keinem positiven Effekt.

Da Glutamin aber möglicherweise auch die Krebszellen schützt und sogar das Krebszellwachstum fördern kann, sollten glutaminreiche Nahrungsergänzungsmittel während der Chemo- oder Strahlentherapie nicht eingenommen werden. Die Menge von Glutamin in der normalen Ernährung ist ausreichend, um den Körper gut zu versorgen.

LITERATUR

https://www.stiftung-perspektiven.de/Wissensportal/ (letzter Zugriff: 12.10.23)

Patientenleitlinie Komplementärmedizin in der Behandlung von onkologischen Patienten, https://www.leitlinienprogramm-onkologie.de/patientenleitlinien/komplementaermedizin (letzter Zugriff 19.02.24)

1. Alshawa A, Cadena AP, Stephen B, Reddy A, Mendoza TR, McQuinn L et al. Effects of glutamine for prevention of radiation-induced esophagitis: a double-blind placebo-controlled trial. Investigational New Drugs. 2021; 39: 1113–1122.
2. Chattopadhyay S, Saha A, Azam M, Mukherjee A, Sur PK. Role of oral glutamine in alleviation and prevention of radiation-induced oral mucositis: A prospective randomized study. South Asian journal of cancer. 2014; 3(01): 008-012.
3. Crowther M, Avenell A, Culligan D. Systematic review and meta-analyses of studies of glutamine supplementation in haematopoietic stem cell transplantation. Bone marrow transplantation. 2009; 44(7): 413–425.
4. Dupertuis YM, Benais-Pont G, Buchegger F, Pichard C. Effect of an immunonutrient mix on human colorectal adenocarcinoma cell growth and viability. Nutrition. 2007; 23(9): 672–680.

5. Gul K, Muge A, Taner A, Sehri E. Oral glutamine supplementation reduces radiotherapy-induced esophagitis in lung cancer patients. Asian Pacific Journal of Cancer Prevention. 2015; 16(1): 53–58.
6. Huang C-J, Huang M-Y, Fang P-T, Chen F, Wang Y-T, Chen C-H et al. Randomized double-blind, placebo-controlled trial evaluating oral glutamine on radiation-induced oral mucositis and dermatitis in head and neck cancer patients. The American journal of clinical nutrition. 2019; 109(3): 606–614.
7. Kozjek NR, Kompan L, Soeters P, Oblak I, Mastnak DM, Možina B et al. Oral glutamine supplementation during preoperative radiochemotherapy in patients with rectal cancer: a randomised double blinded, placebo controlled pilot study. Clinical Nutrition. 2011; 30(5): 567–570.
8. Ma H, Wu J, Zhou M, Wu J, Wu Z, Lin L et al. Inhibition of glutamine uptake improves the efficacy of cetuximab on gastric cancer. Integrative Cancer Therapies. 2021; 20: 15347354211045349.
9. Peng T-R, Lin H-H, Yang L-J, Wu T-W. Effectiveness of glutamine in the management of oral mucositis in cancer patients: a meta-analysis of randomized controlled trials. Supportive Care in Cancer. 2021; 29: 4885–4892.
10. Stubblefield M, Vahdat L, Balmaceda C, Troxel A, Hesdorffer C, Gooch C. Glutamine as a neuroprotective agent in high-dose paclitaxel-induced peripheral neuropathy: a clinical and electrophysiologic study. Clinical Oncology. 2005; 17(4): 271–276.
11. Szeliga M, Obara-Michlewska M. Glutamine in neoplastic cells: focus on the expression and roles of glutaminases. Neurochemistry international. 2009; 55(1–3): 71–75.
12. Tang G, Huang W, Zhang L, Wei Z. Role of glutamine in the management of oral mucositis in patients with cancer: a meta-analysis of randomized controlled trials. Nutrition and Cancer. 2022; 74(2): 482–495.
13. TSUjIMOTO T, Yamamoto Y, Wasa M, TAkENAkA Y, NAkAHARA S, TAkAGI T et al. L-glutamine decreases the severity of mucositis induced by chemoradiotherapy in patients with locally advanced head and neck cancer: a double-blind, randomized, placebo-controlled trial. Oncology reports. 2015; 33(1): 33–39.
14. Vahdat L, Papadopoulos K, Lange D, Leuin S, Kaufman E, Donovan D et al. Reduction of paclitaxel-induced peripheral neuropathy with glutamine. Clinical Cancer Research. 2001; 7(5): 1192–1197.
15. Vidal-Casariego A, Hernando-Martín M, Calleja-Fernández A, Cano-Rodríguez I, Cordido F, Ballesteros-Pomar MD. Tissue effects of glutamine in rectal cancer patients treated with preoperative chemoradiotherapy. Nutrición Hospitalaria. 2015; 31(4): 1689–1692.
16. Wang W-S, Lin J-K, Lin T-C, Chen W-S, Jiang J-K, Wang H-S et al. Oral glutamine is effective for preventing oxaliplatin-induced neuropathy in colorectal cancer patients. The oncologist. 2007; 12(3): 312–319.
17. Yarom N, Hovan A, Bossi P, Ariyawardana A, Jensen SB, Gobbo M et al. Correction to: Systematic review of natural and miscellaneous agents, for the management of oral mucositis in cancer patients and Clinical Practice Guidelines-Part 1: vitamins, minerals and nutritional supplements. Supportive Care in Cancer. 2021; 29(7): 4175–4177.

2

2.25 Glutathion

Was ist Glutathion?

Glutathion ist ein Molekül aus den drei Aminosäuren Glutaminsäure, Cystein und Glycin. Glutathion ist ein starkes Antioxidans.

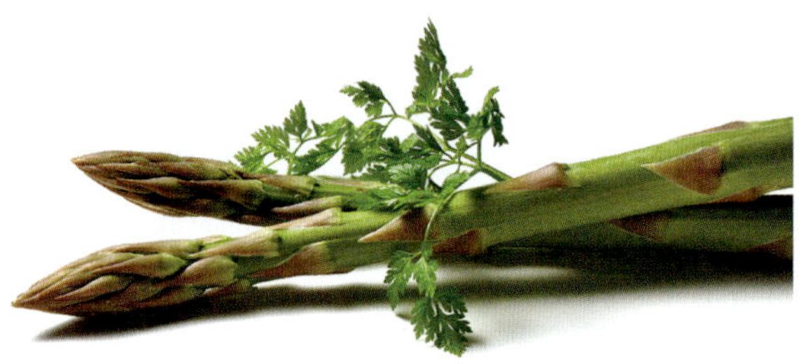

Bildquelle: [J787-159]

Ergebnisse aus Laborexperimenten

In Laborexperimenten konnte gezeigt werden, dass die starke antioxidative Wirkung von Glutathion Tumorzellen vor Chemo- oder Strahlentherapie schützt. In einigen wenigen Experimenten haben große Mengen von Glutathion das Wachstum von Tumorzellen gehemmt. Diese Konzentrationen sind jedoch wahrscheinlich im menschlichen Körper nicht zu erreichen.

Ergebnisse aus Studien am Menschen

Es gibt nur wenige gut gemachte Studien zu Glutathion. Möglicherweise kann es Nebenwirkungen der Chemotherapie mittels Cisplatin an der Niere und an Nerven vermindern.

Wechselwirkungen mit der Tumortherapie

Hohe Mengen von Glutathion in Tumorzellen können diese vor der Wirkung von Tumormedikamenten schützen.

Nebenwirkungen

Wissenschaftliche Erkenntnisse zu Nebenwirkungen liegen nicht vor.

Dosierung

Dosierungen in den Studien liegen bei 2,5–5,0 g pro Tag.

Warnhinweise

Aufgrund der wahrscheinlichen Wirkungsabschwächung einer Tumortherapie ist die Gabe von Glutathion nicht sinnvoll.

Bewertung und Empfehlungen

Glutathion soll angeblich die Krebstherapie unterstützen, Tumorzellen abtöten und Nebenwirkungen der Krebstherapie vermindern. Dies ist nicht in guten Studien bewiesen worden. Da Glutathion als Antioxidans die Wirkung von Chemo- oder Strahlentherapie abschwächen kann, ist eine Anwendung während dieser Therapien nicht nützlich, sondern wahrscheinlich schädlich.

LITERATUR

https://www.stiftung-perspektiven.de/Wissensportal/ (letzter Zugriff: 12.10.23)

Patientenleitlinie Komplementärmedizin in der Behandlung von onkologischen Patienten, https://www.leitlinienprogramm-onkologie.de/patientenleitlinien/komplementaermedizin (letzter Zugriff 19.02.24)

1. Ambrosone CB, Sweeney C, Coles BF, Thompson PA, McClure GY, Korourian S et al. Polymorphisms in glutathione S-transferases (GSTM1 and GSTT1) and survival after treatment for breast cancer. Cancer Research. 2001; 61(19): 7130–7135.
2. Calvert P, Yao K-S, Hamilton TC, O'Dwyer PJ. Clinical studies of reversal of drug resistance based on glutathione. Chemico-biological interactions. 1998; 111: 213–224.
3. Cascinu S, Catalano V, Cordella L, Labianca R, Giordani P, Baldelli AM et al. Neuroprotective effect of reduced glutathione on oxaliplatin-based chemotherapy in advanced colorectal cancer: a randomized, double-blind, placebo-controlled trial. Journal of Clinical Oncology. 2002; 20(16): 3478–3483.
4. Cascinu S, Cordella L, Del Ferro E, Fronzoni M, Catalano G. Neuroprotective effect of reduced glutathione on cisplatin-based chemotherapy in advanced gastric cancer: a randomized double-blind placebo-controlled trial. Journal of Clinical Oncology. 1995; 13(1): 26–32.
5. Chiba T, Takahashi S, Sato N, Ishii S, Kikuchi K. Fas-mediated apoptosis is modulated by intracellular glutathione in human T cells. European journal of immunology. 1996; 26(5): 1164–1169.
6. Ferraris AM, Rolfo M, Mangerini R, Gaetani GF. Increased glutathione in chronic lymphocytic leukemia lymphocytes. American journal of hematology. 1994; 47(3): 237–238.
7. Friesen C, Kiess Y, Debatin K-M. A critical role of glutathione in determining apoptosis sensitivity and resistance in leukemia cells. Cell Death & Differentiation. 2004; 11(1): S73-S85.
8. Hao X-Y, Bergh J, Brodin O, Heltman U, Mannervik B. Acquired resistance to cisplatin and doxorubicin in a small cell lung cancer cell line is correlated to elevated expression of glutathione-linked detoxification enzymes. Carcinogenesis. 1994; 15(6): 1167–1173.
9. Ishimoto TM, Ali-Osman F. Allelic variants of the human glutathione S-transferase P1 gene confer differential cytoprotection against anticancer agents in Escherichia coli. Pharmacogenetics and Genomics. 2002; 12(7): 543–553.
10. Kobayashi M, Yonezawa A, Takasawa H, Nagao Y, Iguchi K, Endo S et al. Development of cisplatin resistance in breast cancer MCF7 cells by up-regulating aldo-keto reductase 1C3 expression, glutathione synthesis and proteasomal proteolysis. The Journal of Biochemistry. 2022; 171(1): 97–108.
11. Leal AD, Qin R, Atherton PJ, Haluska P, Behrens RJ, Tiber CH et al. North Central Cancer Treatment Group/Alliance trial N08CA – the use of glutathione for prevention of paclitaxel/carboplatin-induced peripheral neuropathy: A phase 3 randomized, double-blind, placebo-controlled study. Cancer. 2014; 120(12): 1890–1897.
12. Locatelli MC, D'Antona A, Labianca R, Vinci M, Tedeschi M, Carcione R et al. A phase II study of combination chemotherapy in advanced ovarian carcinoma with cisplatin and cyclophosphamide

plus reduced glutathione as potential protective agent against cisplatin toxicity. Tumori Journal. 1993; 79(1): 37–39.
13. MANNERVIK B, BERHANE K, Castro VM, Olin B. (1991). Glutathione-linked enzymes in normal and tumor cells and their role in resistance against genotoxic agents. Paper presented at the Xenobiotics and Cancer: Implications for Chemical Carcinogenesis and Cancer Chemotherapy: Proceedings of the 21st International Symposium of the Princess Takamatsu Cancer Research Fund, Tokyo, 1990.
14. Milla P, Airoldi M, Weber G, Drescher A, Jaehde U, Cattel L. Administration of reduced glutathione in FOLFOX4 adjuvant treatment for colorectal cancer: effect on oxaliplatin pharmacokinetics, Pt-DNA adduct formation, and neurotoxicity. Anti-cancer drugs. 2009; 20(5): 396–402.
15. Ripple M, Mulcahy RT, Wilding G. Characteristics of the glutathione/glutathione-S-transferase detoxification system in melphalan resistant human prostate cancer cells. The Journal of urology. 1993; 150(1): 209–214.
16. Smyth JF, Bowman A, Perren T, Wilkinson P, Prescott R, Quinn K et al. Glutathione reduces the toxicity and improves quality of life of women diagnosed with ovarian cancer treated with cisplatin: results of a double-blind, randomised trial. Annals of oncology. 1997; 8(6): 569–573.
17. Stoehlmacher J, Park DJ, Zhang W, Groshen S, Tsao-Wei DD, Yu MC et al. Association between glutathione S-transferase P1, T1, and M1 genetic polymorphism and survival of patients with metastatic colorectal cancer. Journal of the National Cancer Institute. 2002; 94(12): 936–942.
18. Sweeney C, McClure GY, Fares MY, Stone A, Coles BF, Thompson PA et al. Association between survival after treatment for breast cancer and glutathione S-transferase P1 Ile105Val polymorphism. Cancer Research. 2000; 60(20): 5621–5624.
19. Tagliabue G, Ubezio P, Balconi G, Mascellani E, D'Incalci M, Pifferi A et al. Intracellular glutathione heterogeneity in L1210 murine leukemia sublines made resistant to dna-interacting anti-neoplastic agents. International journal of cancer. 1993; 54(3): 435–442.
20. Takimoto N, Sugawara S, Iida A, Sakakibara T, Mori K, Sugiura M et al. Prevention of oxaliplatin-related neurotoxicity by glutathione infusions. Gan to kagaku ryoho. Cancer & chemotherapy. 2008; 35(13): 2373–2376.

2.26 Granatapfel

Was ist Granatapfel?

Der Granatapfel (*Punica granatum*) ist ein Laubbaum, dessen Frucht essbar ist. Die Heimat des Granatapfels liegt in West- bis Mittelasien; heute wird er unter anderem im Mittelmeerraum angebaut.

Granatäpfel sind reich an Vitaminen, sekundären Pflanzenstoffen und Linolensäure (➢ Kap. 2.48). Granatapfel-Extrakt enthält außerdem Phytoöstrogene.

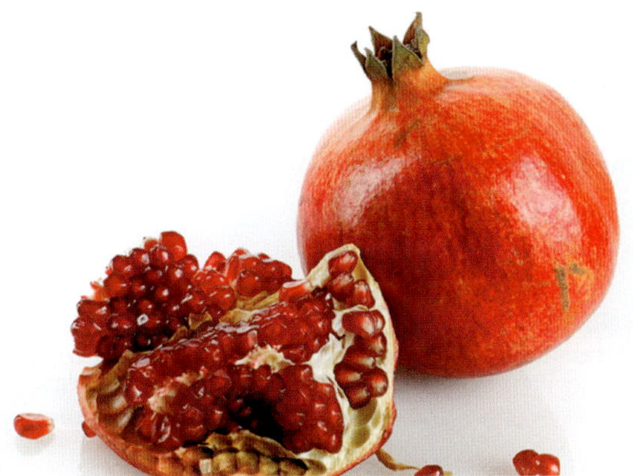

Bildquelle: [J787-160]

Ergebnisse aus Laborexperimenten

Der hohe Gehalt an Antioxidantien und sekundären Pflanzenstoffen schützt in Laborexperimenten vor der Entwicklung von Krebszellen und hemmt das Wachstum von Krebszellen.

Ob die östrogenartige Wirkung bei Brustkrebszellen eine wachstumshemmende oder wachstumsfördernde Wirkung hat, ist über Laborexperimente noch nicht ausführlich untersucht worden.

Ergebnisse aus Studien am Menschen

Die Einnahme von Granatapfel-Extrakt ist bei Patienten mit Prostatakrebs weit verbreitet. Es gibt aber nur wenige Studien, die den Extrakt bei Patienten untersucht haben. Während erste, nicht sehr aussagekräftige Studien eine mögliche Verlangsamung des Tumorwachstums anzeigten, weisen neuere Studien keinen Vorteil für die Einnahme von Granatapfel-Extrakt nach. Dies gilt in der Phase vor einer Operation, in der Active Surveillance (also in der Phase des aktiven Beobachtens und Abwartens), bei einem erneuten Anstieg des PSA-Wertes nach erster Behandlung oder bei kastrationsresistentem, nicht mehr auf eine antihormonelle Therapie ansprechendem Prostatakarzinom. Studien bei Patientinnen und Patienten mit anderen Krebsarten wurden bisher nicht veröffentlicht.

Wechselwirkungen mit der Tumortherapie

Wechselwirkung mit der Tumortherapie wurden bisher nicht beschrieben.

Nebenwirkungen

Granatapfel-Extrakt hat nur selten leichte bis mittelschwere Nebenwirkungen. Berichtet wurden leichte bis mäßige Übelkeit, Sodbrennen, Verstopfung oder Durchfall und ein verminderter Appetit.

Dosierung

Für Extrakte werden Dosierungen von 1–3 g/Tag angegeben. Bei Saft werden 240–250 ml verwendet. Dies entspricht ca. 570 mg Polyphenolgallensäure-Äquivalenten.

Warnhinweise

Der Verzehr von größeren Mengen Granatapfelsaft kann bei Diabetikern den Blutzucker erhöhen.

Bewertung und Empfehlungen

Granatapfel-Extrakt enthält zahlreiche sekundäre Pflanzenstoffe sowie Phytoöstrogene. Das Öl ist reich an Linolensäure. Die zunächst hohen Erwartungen in den Extrakt wurden in neueren, gut gemachten Studien bei Patienten mit Prostatakarzinom nicht bestätigt. Es scheint keinen Vorteil bei der Einnahme zu geben.

Ob der hohe Gehalt an Phytoöstrogenen bei Patientinnen mit Brustkrebs einen ungünstigen Einfluss hat, wurde bisher nicht untersucht. Sicherheitshalber sollten Frauen mit hormonabhängigem Brustkrebs keine hochdosierten Extrakte einnehmen. Der Verzehr von normalen Mengen Granatapfel als gesundes Obst ist unproblematisch.

LITERATUR

https://www.stiftung-perspektiven.de/Wissensportal/ (letzter Zugriff: 12.10.23)

Patientenleitlinie Komplementärmedizin in der Behandlung von onkologischen Patienten, https://www.leitlinienprogramm-onkologie.de/patientenleitlinien/komplementaermedizin (letzter Zugriff 19.02.24)

1. Farkas D, Oleson LE, Zhao Y, Harmatz JS, Zinny MA, Court MH et al. Pomegranate juice does not impair clearance of oral or intravenous midazolam, a probe for cytochrome P450–3A activity: comparison with grapefruit juice. The Journal of Clinical Pharmacology. 2007; 47(3): 286–294.
2. Freedland SJ, Carducci M, Kroeger N, Partin A, Rao J-y, Jin Y et al. A Double-Blind, Randomized, Neoadjuvant Study of the Tissue Effects of POMx Pills in Men with Prostate Cancer Before Radical ProstatectomyPOMx Before Radical Prostatectomy. Cancer prevention research. 2013; 6(10): 1120–1127.
3. Hanley MJ, Masse G, Harmatz JS, Court MH, Greenblatt DJ. Pomegranate juice and pomegranate extract do not impair oral clearance of flurbiprofen in human volunteers: divergence from in vitro results. Clinical Pharmacology & Therapeutics. 2012; 92(5): 651–657.

4. Jarrard D, Filon M, Huang W, Havighurst T, DeShong K, Kim K et al. A phase II randomized placebo-controlled trial of pomegranate fruit extract in men with localized prostate cancer undergoing active surveillance. The Prostate. 2021; 81(1): 41–49.
5. Komperda KE. Potential interaction between pomegranate juice and warfarin. Pharmacotherapy: The Journal of Human Pharmacology and Drug Therapy. 2009; 29(8): 1002–1006.
6. Paller C, Ye X, Wozniak P, Gillespie B, Sieber P, Greengold R et al. A randomized phase II study of pomegranate extract for men with rising PSA following initial therapy for localized prostate cancer. Prostate cancer and prostatic diseases. 2013; 16(1): 50–55.
7. Pantuck A, Pettaway C, Dreicer R, Corman J, Katz A, Ho A et al. A randomized, double-blind, placebo-controlled study of the effects of pomegranate extract on rising PSA levels in men following primary therapy for prostate cancer. Prostate cancer and prostatic diseases. 2015; 18(3): 242–248.
8. Pantuck AJ, Leppert JT, Zomorodian N, Aronson W, Hong J, Barnard RJ et al. Phase II study of pomegranate juice for men with rising prostate-specific antigen following surgery or radiation for prostate cancer. Clinical Cancer Research. 2006; 12(13): 4018–4026.
9. Sorokin AV, Duncan B, Panetta R, Thompson PD. Rhabdomyolysis associated with pomegranate juice consumption. The American journal of cardiology. 2006; 98(5): 705–706.
10. Sreeja S, Kumar TRS, Lakshmi BS, Sreeja S. Pomegranate extract demonstrate a selective estrogen receptor modulator profile in human tumor cell lines and in vivo models of estrogen deprivation. The Journal of nutritional biochemistry. 2012; 23(7): 725–732.
11. Stenner-Liewen F, Liewen H, Cathomas R, Renner C, Petrausch U, Sulser T et al. Daily pomegranate intake has no impact on PSA levels in patients with advanced prostate cancer-results of a phase IIb randomized controlled trial. Journal of Cancer. 2013; 4(7): 597–605.

2.27 Grüner Tee

Was ist grüner Tee?

Die Teepflanze wird seit mehreren tausend Jahren in China angebaut und wurde von buddhistischen Mönchen von China nach Japan gebracht.

Grüner Tee (*Camellia sinensis*) enthält einen hohen Anteil an sekundären Pflanzenstoffen mit antioxidativen Eigenschaften. Die größte Gruppe stellen die sog. Catechine dar, zu denen Epigallocatechin-3-Gallat (EGCG) gehört. Grüner Tee enthält auch Koffein.

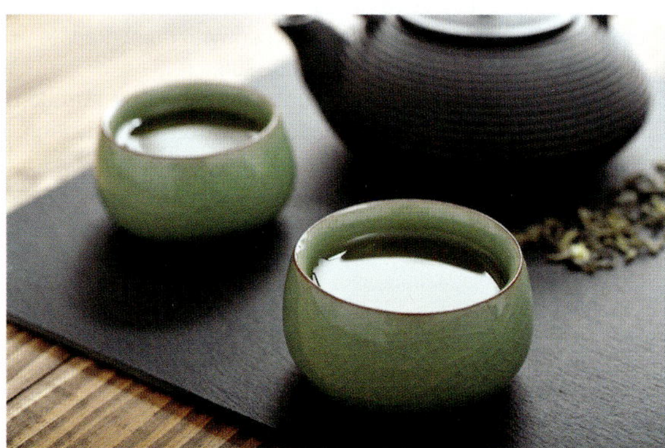

Bildquelle: [J787-161]

Ergebnisse aus Laborexperimenten

In Laborexperimenten hemmt EGCG das Wachstum von verschiedenen Tumorzellen und in Tierversuchen konnte gezeigt werden, dass EGCG die Entwicklung von Krebs hemmt.

Ergebnisse aus Studien am Menschen

Es gibt viele Untersuchungen mit der Fragestellung, ob ein hoher Konsum von grünem Tee vor der Entwicklung von Krebs schützt. Die Daten stammen vor allem aus asiatischen Ländern und haben keine genauen Mengen berechnet. Sie haben auch nicht ausreichend berücksichtigt, ob andere Lebensstilfaktoren einen Einfluss auf das Ergebnis der Studien haben könnten. So ist es denkbar, dass Menschen, die viel Tee trinken, insgesamt einen gesünderen Lebensstil haben. Untersuchungen aus westlichen Ländern gibt es nicht. Deshalb können wir derzeit nicht sagen, ob grüner Tee tatsächlich vor Krebs schützt und ob die Wirkung stärker ist als zum Beispiel die von schwarzem Tee oder anderen Teesorten.

In wenigen Studien wurde untersucht, ob Grüntee-Extrakt Menschen mit Vorstufen von Krebs vor der Entwicklung einer tatsächlichen Krebserkrankung schützt. Zusammenfassend ergibt sich auch hier wahrscheinlich kein Vorteil für die Einnahme von Grüntee-Extrakt. Weitere Studien haben untersucht, ob grüner Tee vor einem Rückfall bei einer Krebserkrankung schützen kann. Auch hier zeigt sich kein Vorteil.

Ob grüner Tee bzw. Grüntee-Extrakt in höherer Dosierung bei einer Krebserkrankung hilfreich ist, wurde in ersten Studien untersucht. Auch hier sind die Ergebnisse eher enttäuschend und ein Vorteil konnte nicht gezeigt werden. Ob Grüntee-Extrakt einen Einfluss auf die Nebenwirkungen einer Tumortherapie hat, ist unklar. Zu bedenken ist, dass die starke antioxidative Wirkung auch Tumorzellen vor den Wirkungen einer Chemo- oder Strahlentherapie schützen könnte.

Selten kommt es bei Patientinnen und Patienten mit einer Tumorerkrankung zu einer durch den Krebs ausgelösten offenen Wunde, die durch eine starke Geruchsentwicklung sehr belastend sein kann. In einer kleinen Studie konnte diesen Patienten mit Auflagen mit überbrüten und wieder abgekühlten Beuteln mit grünem Tee geholfen werden.

Wechselwirkungen mit der Tumortherapie

In Laborexperimenten steigert EGCG teilweise die Wirkung von Chemo- oder Strahlentherapie, teilweise wird sie gehemmt.

Nebenwirkungen

Nebenwirkungen von grünem Tee kommen durch den Koffeingehalt zustande. Bei täglich hohem Genuss von grünem Tee wurden Übelkeit, Erbrechen, Aufstoßen, Hautausschlag, Schlaflosigkeit, Erschöpfung, Bauchschmerzen und Verwirrung bis hin zur schweren Verwirrtheit beschrieben.

Dosierung

Die in klinischen Studien eingesetzten Dosierungen schwanken je nach Dosierungsangabe zwischen 3 und 8 Tassen (à 120 ml), 0,5–3 g/m^2 bzw. 200–1200 mg pro Tag. Die maximal tolerierte Dosis wird mit 4–5 g/m^2 angeben.

Warnhinweise

Bei mäßigem Konsum scheint grüner Tee keine schädlichen Wirkungen zu haben. Extrakte mit einem hohen Anteil von EGCG sind starke Antioxidantien und können möglicherweise die Wirkungen von Chemo- oder Strahlentherapie abschwächen. Eine Einnahme während dieser Therapien ist aus diesem Grund nicht zu empfehlen.

Bewertung und Empfehlungen

Ob das Trinken von grünem Tee vor der Entwicklung von Krebs schützt, wissen wir nicht sicher. Tee ist wahrscheinlich ein gesundes Getränk und enthält gesunde sekundäre Pflanzenstoffe wie auch andere Teesorten.

Grüner Tee ist auch für Tumorpatienten ein gesundes Getränk, wenn man ihn gern mag. Hochdosierte Extrakte sind während einer Tumortherapie allerdings nicht zu empfehlen.

LITERATUR

https://www.stiftung-perspektiven.de/Wissensportal/ (letzter Zugriff: 12.10.23)

Patientenleitlinie Komplementärmedizin in der Behandlung von onkologischen Patienten, https://www.leitlinienprogramm-onkologie.de/patientenleitlinien/komplementaermedizin (letzter Zugriff 19.02.24)

1. Abe SK, Saito E, Sawada N, Tsugane S, Ito H, Lin Y et al. Green tea consumption and mortality in Japanese men and women: a pooled analysis of eight population-based cohort studies in Japan. European Journal of Epidemiology. 2019; 34: 917–926.
2. Deandrea S, Foschi R, Galeone C, La Vecchia C, Negri E, Hu J. Is temperature an effect modifier of the association between green tea intake and gastric cancer risk? European Journal of Cancer Prevention. 2010; 19(1): 18–22.
3. Dostal AM, Samavat H, Bedell S, Torkelson C, Wang R, Swenson K et al. The safety of green tea extract supplementation in postmenopausal women at risk for breast cancer: results of the Minnesota Green Tea Trial. Food and Chemical Toxicology. 2015; 83: 26–35.
4. Emami H, Nikoobin F, Roayaei M, Ziya HR. Double-blinded, randomized, placebo-controlled study to evaluate the effectiveness of green tea in preventing acute gastrointestinal complications due to radiotherapy. Journal of Research in Medical Sciences: The Official Journal of Isfahan University of Medical Sciences. 2014; 19(5): 445.
5. Ettrich TJ, Stingl J, Menzler S, Messmann H, Kleber G, Zipprich A et al. (2020). Green tea extract to prevent colorectal adenomas in men and women: Results of the MIRACLE trial. In: American Society of Clinical Oncology.
6. Garcia FA, Cornelison T, Nuño T, Greenspan DL, Byron JW, Hsu C-H et al. Results of a phase II randomized, double-blind, placebo-controlled trial of Polyphenon E in women with persistent high-risk HPV infection and low-grade cervical intraepithelial neoplasia. Gynecologic Oncology. 2014; 132(2): 377–382.
7. Ge J, Tan B-X, Chen Y, Yang L, Peng X-C, Li H-Z et al. Interaction of green tea polyphenol epigallo-catechin-3-gallate with sunitinib: potential risk of diminished sunitinib bioavailability. Journal of molecular medicine. 2011; 89: 595–602.
8. Golden EB, Lam PY, Kardosh A, Gaffney KJ, Cadenas E, Louie SG et al. Green tea polyphenols block the anticancer effects of bortezomib and other boronic acid-based proteasome inhibitors. Blood, The Journal of the American Society of Hematology. 2009; 113(23): 5927–5937.
9. Henning SM, Wang P, Said JW, Huang M, Grogan T, Elashoff D et al. Randomized clinical trial of brewed green and black tea in men with prostate cancer prior to prostatectomy. The Prostate. 2015; 75(5): 550–559.
10. Jatoi A, Ellison N, Burch PA, Sloan JA, Dakhil SR, Novotny P et al. A phase II trial of green tea in the treatment of patients with androgen independent metastatic prostate carcinoma. Cancer: Interdisciplinary International Journal of the American Cancer Society. 2003; 97(6): 1442–1446.
11. Joe AK, Schnoll-Sussman F, Bresalier RS, Abrams JA, Hibshoosh H, Cheung K et al. Phase Ib Randomized, Double-Blinded, Placebo-Controlled, Dose Escalation Study of Polyphenon E in Patients with Barrett's EsophagusPhase I Trial of Poly E in Barrett's Esophagus. Cancer prevention research. 2015; 8(12): 1131–1137.
12. Khodavandi A, Alizadeh F, Razis AFA. Association between dietary intake and risk of ovarian cancer: a systematic review and meta-analysis. European journal of nutrition. 2021; 60: 1707–1736.
13. Kumar NB, Pow-Sang J, Egan KM, Spiess PE, Dickinson S, Salup R et al. Randomized, Placebo-Controlled Trial of Green Tea Catechins for Prostate Cancer PreventionGreen Tea Catechins and Prostate Cancer. Cancer prevention research. 2015; 8(10): 879–887.
14. Laurie SA, Miller VA, Grant SC, Kris MG, Ng KK. Phase I study of green tea extract in patients with advanced lung cancer. Cancer chemotherapy and pharmacology. 2005; 55: 33–38.
15. Lian SB, Xu Y, Goh SL, Aw FC. Comparing the effectiveness of green tea versus topical metronidazole powder in malodorous control of fungating malignant wounds in a controlled randomised study. Proceedings of Singapore Healthcare. 2014; 23(1): 3–12.
16. Nguyen MM, Ahmann FR, Nagle RB, Hsu C-H, Tangrea JA, Parnes HL et al. Randomized, double-blind, placebo-controlled trial of polyphenon E in prostate cancer patients before prostatectomy:

evaluation of potential chemopreventive activities. Cancer prevention research. 2012; 5(2): 290–298.

17. Oze I, Matsuo K, Kawakita D, Hosono S, Ito H, Watanabe M et al. Coffee and green tea consumption is associated with upper aerodigestive tract cancer in Japan. International journal of cancer. 2014; 135(2): 391–400.
18. Pillukat MH, Bester C, Hensel A, Lechtenberg M, Petereit F, Beckebaum S et al. Concentrated green tea extract induces severe acute hepatitis in a 63-year-old woman – a case report with pharmaceutical analysis. Journal of ethnopharmacology. 2014; 155(1): 165–170.
19. Pisters KM, Newman RA, Coldman B, Shin DM, Khuri FR, Hong WK et al. Phase I trial of oral green tea extract in adult patients with solid tumors. Journal of Clinical Oncology. 2001; 19(6): 1830–1838.
20. Qiao J, Gu C, Shang W, Du J, Yin W, Zhu M et al. Effect of green tea on pharmacokinetics of 5-fluorouracil in rats and pharmacodynamics in human cell lines in vitro. Food and Chemical Toxicology. 2011; 49(6): 1410–1415.
21. Sasazuki S, Inoue M, Miura T, Iwasaki M, Tsugane S, Group JPHC-bPS. Plasma tea polyphenols and gastric cancer risk: a case-control study nested in a large population-based prospective study in Japan. Cancer Epidemiology Biomarkers & Prevention. 2008; 17(2): 343–351.
22. Seely D, Mills EJ, Wu P, Verma S, Guyatt GH. The effects of green tea consumption on incidence of breast cancer and recurrence of breast cancer: a systematic review and meta-analysis. Integrative Cancer Therapies. 2005; 4(2): 144–155.
23. Shanafelt TD, Lee Y, Call TG, Nowakowski G, Dingli D, Zent C et al. Clinical effects of oral green tea extracts in four patients with low grade B-cell malignancies. Leukemia research. 2006; 30(6): 707–712.
24. Sharifi-Zahabi E, Hajizadeh-Sharafabad F, Abdollahzad H, Dehnad A, Shidfar F. The effect of green tea on prostate specific antigen (PSA): A systematic review and meta-analysis of randomized controlled trials. Complementary therapies in medicine. 2021; 57: 102659.
25. Sheerah H, Keyang L, Eshak ES, Cui R, Shirai K, Muraki I et al. Association of tea consumption and the risk of gastric cancer in Japanese adults: the Japan Collaborative Cohort Study. BMJ open. 2020; 10(10): e038243.
26. Thomas F, Holly JM, Persad R, Bahl A, Perks CM. Green tea extract (epigallocatechin-3-gallate) reduces efficacy of radiotherapy on prostate cancer cells. Urology. 2011; 78(2): 475. e415–475. e421.
27. Tsao AS, Liu D, Martin J, Tang X-m, Lee JJ, El-Naggar AK et al. Phase II randomized, placebo-controlled trial of green tea extract in patients with high-risk oral premalignant lesions. Cancer prevention research. 2009; 2(11): 931–941.
28. Wada K, Oba S, Tsuji M, Goto Y, Mizuta F, Koda S et al. Green tea intake and colorectal cancer risk in Japan: the Takayama study. Japanese Journal of Clinical Oncology. 2019; 49(6): 515–520.
29. Zhang D, Nichols HB, Troester M, Cai J, Bensen JT, Sandler DP. Tea consumption and breast cancer risk in a cohort of women with family history of breast cancer. International journal of cancer. 2020; 147(3): 876–886.
30. Zhao H, Mei K, Yang L, Liu X, Xie L. Green tea consumption and risk for esophageal cancer: A systematic review and dose-response meta-analysis. Nutrition. 2021; 87: 111197.

2.28 Heilpilze

Was sind Heilpilze?

Heilpilze wurden für den medizinischen Gebrauch zuerst in den asiatischen Ländern, insbesondere in China und Japan, eingesetzt. Aus diesem Grund stammen die meisten Pilze aus den entsprechenden Regionen, können aber mittlerweile auch in Deutschland gezüchtet werden. Zu den Heilpilzen gehören *Agaricus,* Kawartake (*Coriolus versicolor*), Maitake (*Grifola frondosa,* Klapperschwamm), Shiitake (*Lentinula endodes*), Reishi (*Ganoderma lucidum,* Lackporlinge), Suehirotake (*Schizophyllum commune,* Spaltblättling).

In der Traditionellen Chinesischen Medizin werden Heilpilze bei verschiedenen Erkrankungen eingesetzt. Einige Pilze weisen antibakterielle Eigenschaften auf.

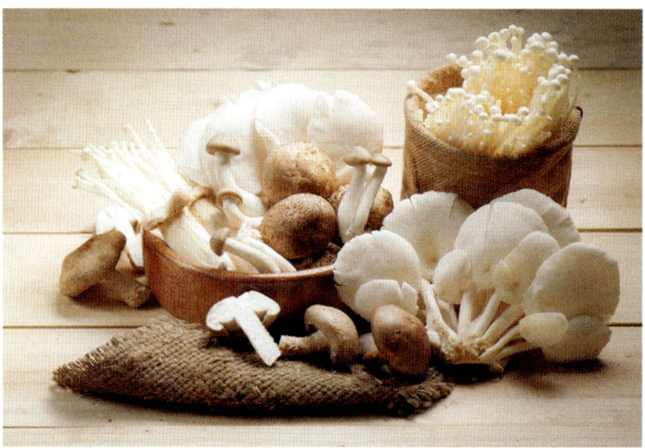

Bildquelle: [J787-162]

Ergebnisse aus Laborexperimenten

Zu den Inhaltsstoffen gehören verschiedene sekundäre Pflanzenstoffe, deren Wirkung noch nicht gut untersucht ist, und die größeren Zuckerketten der sog. Beta-Glucane, für die im Laborexperiment ein Einfluss auf Immunzellen gezeigt werden konnte.

Ergebnisse aus Studien am Menschen

Auch beim Menschen konnte nachgewiesen werden, dass Extrakte aus Heilpilzen einen Einfluss auf Immunzellen haben. Ob dies aber wiederum mit einem Einfluss der aktivierten Immunzellen auf den Krebs einhergeht oder nicht, wissen wir bisher nicht.

Mit Heilpilzen wurde vor einigen Jahrzehnten in China und teilweise in Japan eine ganze Reihe von Studien durchgeführt. Die Ergebnisse dieser Studien sind nicht auf die heutige moderne Tumortherapie übertragbar, da damals noch keine modernen Tumormedikamente zur Verfügung stand. An der wissenschaftlichen Zuverlässigkeit der Daten in chinesischen Studien bestehen erhebliche Zweifel.

Wechselwirkungen mit der Tumortherapie

Über Wechselwirkungen von Heilpilz-Extrakten ist wenig bekannt. Ob die immunstimulierende Wirkung zu einer Verstärkung allergischer Reaktionen führt, ist unklar. Über mögliche Wechselwirkungen mit modernen Immuntherapien ist nichts bekannt, ebenso ist nichts zum Einfluss auf Überempfindlichkeitsreaktionen auf Tumormedikamente wie Taxane oder Antikörper bekannt.

Nebenwirkungen

Zu den Nebenwirkungen von Pilz-Extrakten gehören Übelkeit, Erbrechen, Appetitverlust und Durchfall, seltener eine Dunkelfärbung der Fingernägel und eine Verminderung der roten und weißen Blutkörperchen.

Für Reishi (*Ganoderma lucidum*) und Maitakepilz (*Grifola frondosa*) wurde berichtet, dass der Blutdruck und der Blutzucker gesenkt werden können. Auch die Blutgerinnung scheint gehemmt zu werden. In Tierexperimenten wurde eine Schädigung der Leber durch *Agaricus* gefunden. Eine solche Schädigung wurde vereinzelt auch beim Menschen beschrieben.

Dosierung

Die in Studien verwendeten Dosierungen sind unterschiedlich und können auf die in Deutschland erhältlichen Präparate nicht übertragen werden. Eine Dosisempfehlung ist deshalb nicht möglich.

Warnhinweise

Aufgrund der immunstimulierenden Wirkung sind Pilz-Extrakte bei Leukämien und Lymphomen kontraindiziert. Die unter Wechselwirkungen aufgeführten Daten sprechen dafür, Pilz-Extrakte nicht in Kombination mit modernen Immuntherapien gegen Krebs einzusetzen. In einigen asiatischen Präparaten wurden Quecksilber oder Kadmium in höheren Mengen gefunden.

Bewertung und Empfehlungen

Verschiedene Wirkstoffe aus unterschiedlichen asiatischen Pilzen werden traditionell in der japanischen und chinesischen Medizin im Rahmen der Tumortherapie eingesetzt. Allerdings fehlen überzeugende wissenschaftliche Untersuchungen in Kombination mit modernen Tumortherapien.

Insgesamt gibt es nur wenige verlässliche wissenschaftliche Untersuchungen, die eine eindeutige Bewertung der Heilpilze zulassen. Da Neben- und Wechselwirkungen möglich sind, ist derzeit von der Anwendung von Heilpilzpräparaten eher abzuraten. Auf keinen Fall stellen sie eine Therapiealternative dar.

Vorsicht ist auch deshalb geboten, weil in Medikamenten und Nahrungsergänzungsmitteln aus Asien wiederholt hohe Schwermetall- und Pestizidbelastungen oder Beimischungen anderer potenziell gefährlicher Substanzen nachgewiesen wurden.

LITERATUR

https://www.stiftung-perspektiven.de/Wissensportal/ (letzter Zugriff: 12.10.23)

Patientenleitlinie Komplementärmedizin in der Behandlung von onkologischen Patienten, https://www.leitlinienprogramm-onkologie.de/patientenleitlinien/komplementaermedizin (letzter Zugriff 19.02.24)

1. Mukai H, Watanabe T, Ando M, Katsumata N. An alternative medicine, Agaricus blazei, may have induced severe hepatic dysfunction in cancer patients. Japanese Journal of Clinical Oncology. 2006; 36(12): 808–810.
2. Tangen J-M, Tierens A, Caers J, Binsfeld M, Olstad OK, Trøseid A-MS et al. Immunomodulatory effects of the Agaricus blazei Murrill-based mushroom extract AndoSan in patients with multiple myeloma undergoing high dose chemotherapy and autologous stem cell transplantation: A randomized, double blinded clinical study. BioMed research international. 2015; 2015.
3. Tsai M-Y, Hung Y-C, Chen Y-H, Chen Y-H, Huang Y-C, Kao C-W et al. A preliminary randomised controlled study of short-term Antrodia cinnamomea treatment combined with chemotherapy for patients with advanced cancer. BMC complementary and alternative medicine. 2016; 16: 1–10.
4. White RWd, Hackman RM, Soares SE, Beckett LA, Sun B. Effects of a mushroom mycelium extract on the treatment of prostate cancer. Urology. 2002; 60(4): 640–644.
5. Yoshimura K, Kamoto T, Ogawa O, Matsui S, Tsuchiya N, Tada H et al. Medical mushrooms used for biochemical failure after radical treatment for prostate cancer: An open-label study. International Journal of Urology. 2010; 17(6): 548–554.

2.29 Hydrazinsulfat

Was ist Hydrazinsulfat

Hydrazinsulfat ist eine Substanz, die in der komplementären Onkologie vor allen Dingen in den 1970er und zu Beginn der 1980er Jahre propagiert wurde. Sie ist giftig und krebserregend.

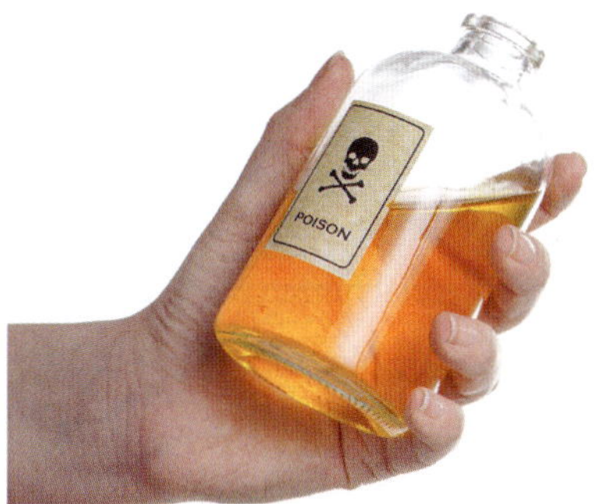

Bildquelle: [J787]

Ergebnisse aus Laborexperimenten

Im Tierversuch wurde unter Hydrazinsulfat zwar eine Stabilisierung des Körpergewichts aber gleichzeitig auch eine Verstärkung des Tumorwachstums gefunden.

Ergebnisse aus Studien am Menschen

Vor einigen Jahrzehnten wurden wenige Studien bei Patientinnen und Patienten mit fortgeschrittenen Krebserkrankungen durchgeführt. Die Berichterstattung dieser Studien ist nicht ausreichend, um eine Schlussfolgerung zu ziehen. Eine Wirksamkeit wurde so nicht nachgewiesen. In gut gemachten Studien findet sich kein Effekt, teilweise sogar eine schlechtere Lebensqualität der Patienten und ein kürzeres Überleben.

Hydrazinsulfat soll angeblich auch die Ernährungssituation von Patienten mit einer Krebserkrankung verbessern. Die bisher durchgeführten Studien belegen dies allerdings nicht.

Wechselwirkungen mit der Tumortherapie

Über Wechselwirkungen mit der Tumortherapie ist nichts bekannt. Hydrazinsulfat kann den Blutzucker senken und damit zu einer Wechselwirkung mit Blutzuckermedikamenten führen.

Nebenwirkungen

Nebenwirkungen von Hydrazinsulfat sind Übelkeit, Juckreiz, Schwindel, Schläfrigkeit, Erregbarkeit und Nervenschäden bei bis zu 10 % der Patienten. Bei einem Patienten kam es unter Hydrazinsulfat zu einem rasch verlaufenden Leber- und Nierenversagen. Im Tierversuch ist hochdosiertes Hydrazinsulfat tödlich, mehrfache Injektionen führten zu einem deutlichen Gewichtsverlust.

Dosierung

Es gibt keine Dosierungsempfehlung.

Warnhinweise

Ein fehlender Nutzennachweis aber deutliches Schadenspotenzial führen in der Bilanz zu einer klaren Warnung vor der Einnahme.

Bewertung und Empfehlungen

Hydrazinsulfat hat keine nachgewiesenen positiven Effekte bei einer Krebserkrankung. Im Gegenteil kann es zu gefährlichen Vergiftungserscheinungen kommen und möglicherweise kann sogar das Tumorwachstum beschleunigt werden. Vom Einsatz von Hydrazinsulfat bei Tumorpatienten muss ausdrücklich abgeraten werden.

LITERATUR

https://www.stiftung-perspektiven.de/Wissensportal/ (letzter Zugriff: 12.10.23)

1. Filov V, Danova L, Gershanovich M, Ivin B, Dement'eva N, Breĭvis P et al. The results of a clinical study of the preparation hydrazine sulfate. Voprosy Onkologii. 1990; 36(6): 721–726.
2. Grubbs B, Rogers W, Cameron I. Total Parenteral Nutrition and Inhibition of Gluconeogenesis on Tumor-Host Responses1. Oncology. 1979; 36(5): 216–223.
3. Hainer MI, Tsai N, Komura ST, Chiu CL. Fatal hepatorenal failure associated with hydrazine sulfate. Annals of internal medicine. 2000; 133(11): 877–880.
4. Kaegi E. Unconventional therapies for cancer: 2. Green tea. CMAJ. 1998; 158(8): 1033–1035.
5. Kosty MP, Fleishman SB, Herndon 2nd J, Coughlin K, Kornblith AB, Scalzo A et al. Cisplatin, vinblastine, and hydrazine sulfate in advanced, non-small-cell lung cancer: a randomized placebo-controlled, double-blind phase III study of the Cancer and Leukemia Group B. Journal of Clinical Oncology. 1994; 12(6): 1113–1120.
6. Loprinzi CL, Goldberg RM, Su JQ, Mailliard JA, Kuross SA, Maksymiuk AW et al. Placebo-controlled trial of hydrazine sulfate in patients with newly diagnosed non-small-cell lung cancer. Journal of Clinical Oncology. 1994a; 12(6): 1126–1129.
7. Loprinzi CL, Kuross SA, O'Fallon JR, Gesme Jr DH, Gerstner JB, Rospond RM et al. Randomized placebo-controlled evaluation of hydrazine sulfate in patients with advanced colorectal cancer. Journal of Clinical Oncology. 1994b; 12(6): 1121–1125.
8. Spremulli E, Wampler G, Regelson W. Clinical study of hydrazine sulfate in advanced cancer patients. Cancer chemotherapy and pharmacology. 1979; 3: 121–124.
9. Steinhoff D, Mohr U. The question of carcinogenic effects of hydrazine. Experimental pathology. 1988; 33(3): 133–143.
10. Yavuzsen T, Davis MP, Walsh D, LeGrand S, Lagman R. Systematic review of the treatment of cancer-associated anorexia and weight loss. Database of Abstracts of Reviews of Effects (DARE): Quality-assessed Reviews [Internet]. 2005.

2.30 Indol-3-Carbinol

Was ist Indol-3-Carbinol?

Indol-3-Carbinol ist ein sekundärer Pflanzenstoff in Gemüsen, vor allem in Brokkoli, Weißkohl, Rosenkohl und Blumenkohl.

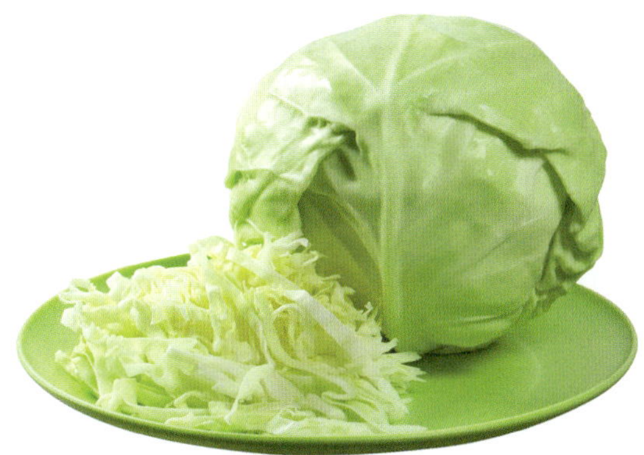

Bildquelle: [J787]

Ergebnisse aus Laborexperimenten

Indol-3-Carbinol hemmt das Wachstum von Tumorzellen.

Wechselwirkungen mit der Tumortherapie

Wissenschaftliche Ergebnisse zu Wechselwirkungen liegen nicht vor.

Nebenwirkungen

Bei einigen Patienten wurde ein Hautauschlag beschrieben.

Dosierung

Es gibt keine Dosierungsempfehlung.

Warnhinweise

Es liegen keine Warnhinweise für Indol-3-Carbinol vor.

Bewertung und Empfehlungen

Indol-3-Carbinol ist ein gesunder sekundärer Pflanzenstoff. Er kommt insbesondere in Kohlarten vor. Der Verzehr von Kohlsorten ist u. a. deshalb gesundheitsförderlich. Während einer Chemotherapie und anderen Tumortherapien sind allerdings viele Kohlsorten nicht gut verträglich. Brokkoli kann meistens gut verzehrt werden.

Bisher gibt es keine Ergebnisse, die für eine Einnahme von Indol-3-Carbinol-haltigen Nahrungsergänzungsmitteln sprechen.

LITERATUR

https://www.stiftung-perspektiven.de/Wissensportal/ (letzter Zugriff: 12.10.23)

1. Bell MC, Crowley-Nowick P, Bradlow HL, Sepkovic DW, Schmidt-Grimminger D, Howell P et al. Placebo-controlled trial of indole-3-carbinol in the treatment of CIN. Gynecologic Oncology. 2000; 78(2): 123–129.
2. Caëtano B, Le Corre L, Chalabi N, Delort L, Bignon Y-J, Bernard-Gallon DJ. Soya phytonutrients act on a panel of genes implicated with BRCA1and BRCA2 oncosuppressors in human breast cell lines. British journal of nutrition. 2006; 95(2): 406–413.
3. Fan S, Meng Q, Auborn K, Carter T, Rosen E. BRCA1 and BRCA2 as molecular targets for phytochemicals indole-3-carbinol and genistein in breast and prostate cancer cells. British journal of cancer. 2006; 94(3): 407–426.

2.31 Ingwer

Was ist Ingwer?

Als Ingwer bezeichnen wir den Wurzelstock von *Zingiber officinale,* einer Pflanze, die in tropischen Gebieten wie Jamaika, Südchina, Indien und Westafrika vorkommt. Dort wird Ingwer auch angebaut. Die Ingwerwurzel enthält ein ätherisches Öl sowie Scharfstoffe (sog. Gingerole) und andere sekundäre Pflanzenstoffe.

Ingwer wird als Gewürz verwendet. Im Magen führt es zu einem Wärmegefühl und fördert die Bildung von Verdauungssäften. Traditionell wird Ingwer-Extrakt bei Beschwerden des Magen-Darm-Trakts angewandt.

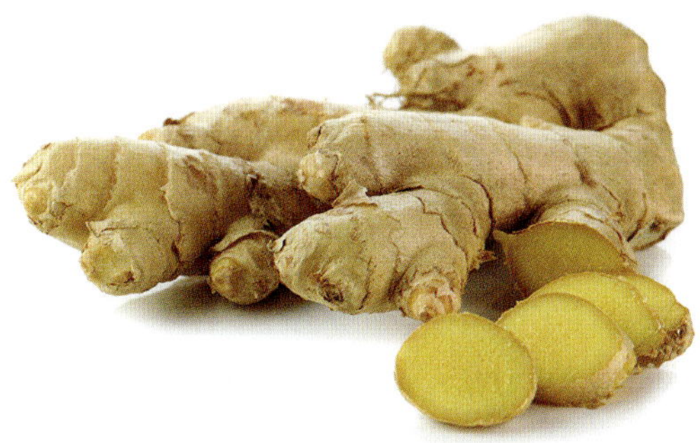

Bildquelle: [J787]

Ergebnisse aus Laborexperimenten

Gingerol hat antibakterielle und entzündungshemmende Wirkungen. Es beeinflusst Immunzellen. Sekundäre Pflanzenstoffe aus Ingwer hemmen das Wachstum von Tumorzellen.

Ergebnisse aus Studien am Menschen

Es wurden bisher keine Studien mit Patientinnen und Patienten mit einer Krebserkrankung veröffentlicht, die eine Wirkung gegen Krebs beweisen. Viele Studien haben den Einfluss von Ingwerpräparaten auf Übelkeit und Erbrechen unter einer Chemotherapie untersucht. Die Ergebnisse sind widersprüchlich. Die S3-Leitlinie kommt zu der Schlussfolgerung, dass Ingwer zusätzlich zur leitliniengerechten Behandlung mit Übelkeit-hemmenden Medikamenten erwogen werden kann. Ingwer ist also kein Ersatz für diese Medikamente, sondern eine Ergänzung.

Unklar ist, ob Ingwer die Wirksamkeit des modernen Übelkeitsmedikaments Aprepitant (Emend®) unterstützt oder hemmt. Die Kombination sollte also nur vorsichtig versucht werden und bei einer Verschlechterung der Übelkeit der Ingwer sofort wieder abgesetzt werden. Möglicherweise hilft Ingwer gegen Erschöpfung. Von zwei Studien hatte eine ein positives Ergebnis, in der anderen hatte Ingwer keine Wirkung.

Wechselwirkungen mit der Tumortherapie

Zu Wechselwirkungen durch Ingwer wissen wir sehr wenig. Inhaltsstoffe von Ingwer können Enzyme beeinflussen, die Medikamente verstoffwechseln. Daraus könnten Wechselwirkungen entstehen. Außerdem beeinflusst Ingwer den Transport von Speisen und Medikamenten durch Magen und Darm. Auch dies könnte die Aufnahme von Medikamenten in den Körper verändern. Ergebnisse von Untersuchungen am Menschen hierzu fehlen bisher.

Wechselwirkungen können mit Medikamenten, die die Blutgerinnung hemmen, mit Medikamenten, die die Magensäure hemmen, und mit Blutdruck- und Blutzuckermedikamenten entstehen. Ingwer kann auch die Wirkung von Beruhigungsmitteln beeinflussen.

Nebenwirkungen

Nebenwirkungen von Ingwer sind Engegefühl in der Brust, Sodbrennen, Blähungen, Durchfall, Verstopfung, Übelkeit, Ruhelosigkeit, Schlafstörungen. Ob diese Nebenwirkungen durch den Ingwer verursacht wurden oder andere Ursachen haben, ist aber den Studien nicht sicher zu entnehmen. Ingwer kann die Blutungsneigung leicht erhöhen.

Dosierung

In den Studien wurde eine Dosierung von 1,0–1,5 g täglich eingesetzt. Höhere Dosierungen können eine Übelkeit verstärken.

Warnhinweise

Warnhinweise für den Einsatz von Ingwer sind bisher nicht bekannt.

Bewertung und Empfehlungen

Ingwer ist in der traditionellen Medizin ein Mittel gegen Beschwerden des Magen-Darm-Bereichs. Die bisher vorliegenden Studien zu Übelkeit nach Chemotherapie zeigen widersprüchliche Ergebnisse. Die S3-Leitlinie besagt, dass Ingwer versucht werden kann, aber dass es kein Ersatz für Medikamente gegen Übelkeit ist, sondern nur eine Ergänzung.

Ingwer ist in Tablettenform erhältlich, was insbesondere für Patientinnen und Patienten, die den Ingwergeschmack nicht mögen, interessant ist. Die Dosierung von 1,5 g pro Tag sollte nicht überschritten werden, weil es sonst zu einer Verstärkung der Übelkeit kommen kann. Ansonsten ist selbst zubereitetes Ingwerwasser oder Ingwertee zu bevorzugen, die Dosierung erfolgt dabei individuell.

Ein interessanter Hinweis ergibt sich aus einer Studie, in der die Erschöpfung bei Patienten vermindert wurde. Ingwertee könnte bei Erschöpfung hilfreich sein. Auf der anderen Seite sind Schlafstörungen möglich. Wenn man diese bemerkt, ist es sinnvoll, den Konsum abends einzuschränken.

Aufgrund der Wechselwirkungen mit blutgerinnungshemmenden Medikamenten, Blutdruck- und Blutzucker-Medikamenten sollte in der Anfangsphase Blutgerinnung, Blutdruck oder Blutzucker enger überwacht werden. Wegen Wechselwirkungen sollten Patienten ihre Ärzte oder ihren Apotheker ansprechen.

LITERATUR

https://www.stiftung-perspektiven.de/Wissensportal/ (letzter Zugriff: 12.10.23)

Patientenleitlinie Komplementärmedizin in der Behandlung von onkologischen Patienten, https://www.leitlinienprogramm-onkologie.de/patientenleitlinien/komplementaermedizin (letzter Zugriff 19.02.24)

1. Ansari M, Mohammadianpanah M, Omidvari S, Mosalaei A, Ahmadloo N, Nasrollahi H et al. (2015). Efficacy of ginger (G) in control of chemotherapy induced nausea and vomiting (CINV) in breast cancer patients (BCPs) receiving doxorubicin-based chemotherapy (DBCT). Paper presented at the Annals of oncology.
2. Bossi P, Cortinovis D, Fatigoni S, Rocca MC, Fabi A, Seminara P et al. A randomized, double-blind, placebo-controlled, multicenter study of a ginger extract in the management of chemotherapy-induced nausea and vomiting (CINV) in patients receiving high-dose cisplatin. Annals of oncology. 2017; 28(10): 2547–2551.
3. Konmun J, Danwilai K, Ngamphaiboon N, Sripanidkulchai B, Sookprasert A, Subongkot S. A phase II randomized double-blind placebo-controlled study of 6-gingerol as an anti-emetic in solid tumor patients receiving moderately to highly emetogenic chemotherapy. Medical Oncology. 2017; 34: 1–10.
4. Marx W, McCarthy AL, Ried K, McKavanagh D, Vitetta L, Sali A et al. The effect of a standardized ginger extract on chemotherapy-induced nausea-related quality of life in patients undergoing moderately or highly emetogenic chemotherapy: A double blind, randomized, placebo controlled trial. Nutrients. 2017; 9(8): 867.
5. Marx W, McKavanagh D, McCarthy AL, Bird R, Ried K, Chan A et al. The effect of ginger (Zingiber officinale) on platelet aggregation: A systematic literature review. PloS one. 2015; 10(10): e0141119.
6. Zick SM, Sen A, Feng Y, Green J, Olatunde S, Boon H. Trial of Essiac to ascertain its effect in women with breast cancer (TEA-BC). Journal of Alternative and Complementary Medicine. 2006; 12(10): 971–980.

2.32 Inositol

Was ist Inositol?

2

Inositol-Hexaphosphat (IP6) ist ein sekundärer Pflanzenstoff. Es kommt in Bohnen, braunem Reis, Mais, Sesamsaat, Getreide, Nüssen, Ölsaaten und Sojabohnen, Vollkorn und anderen Pflanzen mit hohem Ballaststoffanteil vor.

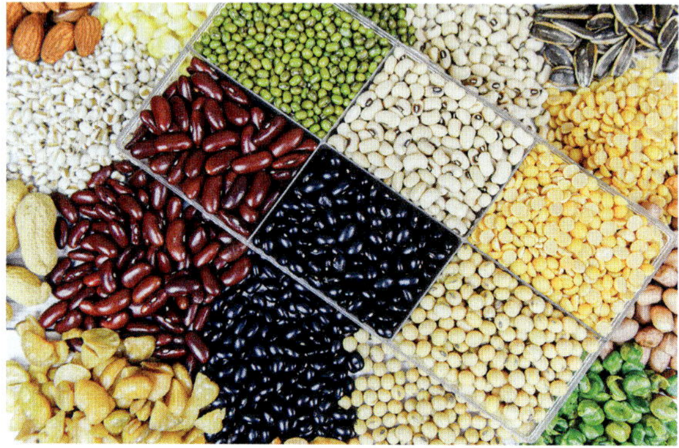

Bildquelle: [J787-130]

Ergebnisse aus Laborexperimenten

IP6 hemmt in Laborexperimenten das Wachstum von Tumorzellen.

Ergebnisse aus Studien am Menschen

Bisher wurde nur eine wissenschaftliche Untersuchung mit sehr wenigen Patientinnen und Patienten durchgeführt. Deshalb sind keine Aussagen zur Wirksamkeit von IP6 möglich.

Wechselwirkungen mit der Tumortherapie

Ergebnisse zu Wechselwirkungen mit Medikamenten liegen nicht vor.

Nebenwirkungen

Es ist möglich, dass hohe Mengen von IP6 die Aufnahme von Mineralien wie Zink und Eisen in den Körper vermindert.

Dosierung

Es liegen keine wissenschaftlichen Erkenntnisse vor, um eine Dosisempfehlung für die Anwendung beim Menschen auszusprechen.

Warnhinweise

Warnhinweise für den Einsatz von Inositol-Hexaphosphat sind nicht bekannt.

Bewertung und Empfehlungen

Inositol-Hexaphosphat ist ein gesunder Bestandteil der ausgewogenen Ernährung. Heilsversprechen sind nicht begründet und eine Einnahme von Nahrungsergänzungsmitteln mit IP6 ist nicht sinnvoll.

LITERATUR

1. Bačić I, Družijanić N, Karlo R, Škifić I, Jagić S. Efficacy of IP6+ inositol in the treatment of breast cancer patients receiving chemotherapy: prospective, randomized, pilot clinical study. Journal of Experimental & Clinical Cancer Research. 2010; 29(1): 1–5.

2.33 Isoflavone (Genistein)

Was sind Isoflavone?

Isoflavone sind sekundäre Pflanzenstoffe. Sie haben eine phytoöstrogene Wirkung. Zu den Isoflavonen gehören u. a. Genistein, Daidzein, Biochanin A. Aus ihnen wird im menschlichen Körper Equol gebildet.

Sie kommen in Soja und anderen Pflanzen wie Leinsamen oder Rotklee (*Trifolium pratense*) vor. Traditionell werden Isoflavone bei Wechseljahresbeschwerden eingesetzt.

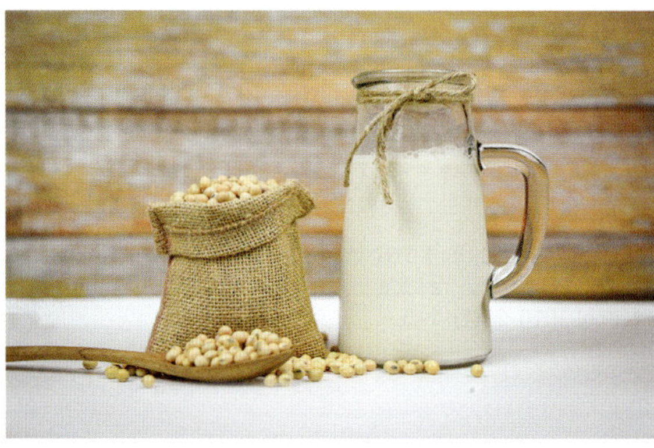

Bildquelle: [J787-130]

Ergebnisse aus Laborexperimenten

Isoflavone hemmen die Entwicklung von Krebs und das Wachstum von Krebszellen in Labor- und Tierversuchen. Genistein wirkt im Laborversuch konzentrationsabhängig. Niedrige Konzentrationen fördern das Wachstum von Prostatakarzinomzellen, höhere hemmen sie. Genistein wirkt stark auf den Östrogenrezeptor und verstärkt das Wachstum von Brustkrebszellen, hohe Konzentrationen hemmen das Wachstum. Ob diese Konzentrationen im menschlichen Körper erreicht werden können, ist nicht bekannt.

Ergebnisse aus Studien am Menschen

Die meisten Ergebnisse zu den Isoflavonen kommen aus Untersuchungen großer Gruppen von Menschen und deren Essgewohnheiten. Möglicherweise senken Isoflavone das Risiko, an Krebs zu erkranken. Diese Beobachtung könnte aber auch damit zusammenhängen, dass Menschen, die viele Nahrungsmittel mit Isoflavonen zu sich nehmen, auch insgesamt gesünder leben. Möglichweise spielen auch genetische Unterschiede eine Rolle: Menschen aus Asien scheinen eher zu profitieren als Menschen in westlichen Ländern.

Mehrere Studien haben untersucht, ob Isoflavone bei Prostatakrebs hilfreich sind. Fasst man die Ergebnisse zusammen, so findet sich kein positiver Effekt. Wechseljahresbeschwerden durch eine antihormonelle Therapie bei Brust- oder Prostatakrebs werden durch Isoflavone nicht verbessert.

Wechselwirkungen mit der Tumortherapie

Das Isoflavon Genistein kann die Wirkung von Tamoxifen vermindern.

Nebenwirkungen

Das Bundesinstitut für Risikobewertung warnt vor einer Schilddrüsenunterfunktion bei längerer Einnahme von Isoflavonpräparaten.

Warnhinweise

Der Einsatz hochdosierter isoflavonhaltiger Extrakte ist bei Patientinnen mit hormonabhängigem Brustkrebs nicht zu empfehlen, da die östrogenartige Wirkung möglicherweise das Krebswachstum fördert.

Dosierung

Es gibt keine Dosierungsempfehlung.

Bewertung und Empfehlungen

Isoflavone sind gesunde sekundäre Pflanzenstoffe in der Ernährung. Für hochdosierte Extrakte aus Soja, Rotklee oder anderen Quellen konnte bisher kein Nutzen für Patientinnen und Patienten mit einer Krebserkrankung nachgewiesen werden.

Die Abteilung für Lebensmittelsicherheit des Bundesinstituts für Risikobewertung der Bundesrepublik Deutschland fasste 2012 zusammen, dass für Isoflavone keine Belege für positive Wirkungen vorliegen, dass aber negative Wirkungen auf hormonabhängige Gewebe und die Schilddrüse möglich sind. Nahrungsergänzungsmittel mit Isoflavonen erhöhten bei Frauen in und nach den Wechseljahren das Risiko für Brustkrebs.

Der Einsatz hochdosierter isoflavonhaltiger Extrakte ist bei Patientinnen mit hormonabhängigem Brustkrebs deshalb nicht zu empfehlen und wahrscheinlich auch bei Unterleibstumoren der Frau ungünstig. Warnungen vor Isoflavonen in Leinsamen oder Roggen sind unbegründet. Diese Isoflavone haben keine schädliche Wirkung bei Brustkrebs.

LITERATUR

https://www.stiftung-perspektiven.de/Wissensportal/ (letzter Zugriff: 12.10.23)

Patientenleitlinie Komplementärmedizin in der Behandlung von onkologischen Patienten, https://www.leitlinienprogramm-onkologie.de/patientenleitlinien/komplementaermedizin (letzter Zugriff 19.02.24)

https://www.bfr.bund.de/de/a-z_index/isoflavone-9777.html (letzter Zugriff: 12.10.2023)

1. Andres S, Lampen A. Risiken und fraglicher Nutzen von Nahrungsergänzungsmitteln mit isolierten Isoflavonen für Frauen in und nach der Menopause. Bundesgesundheitsblatt-Gesundheitsforschung-Gesundheitsschutz. 2013; 2(56): 277–284.

2. Bosland MC, Kato I, Zeleniuch-Jacquotte A, Schmoll J, Rueter EE, Melamed J et al. Effect of soy protein isolate supplementation on biochemical recurrence of prostate cancer after radical prostatectomy: a randomized trial. Jama. 2013; 310(2): 170–178.
3. deVere White RW, Tsodikov A, Stapp EC, Soares SE, Fujii H, Hackman RM. Effects of a high dose, aglycone-rich soy extract on prostate-specific antigen and serum isoflavone concentrations in men with localized prostate cancer. Nutrition and Cancer. 2010; 62(8): 1036–1043.
4. Fritz H, Seely D, Flower G, Skidmore B, Fernandes R, Vadeboncoeur S et al. Soy, red clover, and isoflavones and breast cancer: a systematic review. PloS one. 2013; 8(11): e81968.
5. Gao S, Liu GZ, Wang Z. Modulation of androgen receptor – dependent transcription by resveratrol and genistein in prostate cancer cells. The Prostate. 2004; 59(2): 214–225.
6. Hackshaw-McGeagh LE, Perry RE, Leach VA, Qandil S, Jeffreys M, Martin RM et al. A systematic review of dietary, nutritional, and physical activity interventions for the prevention of prostate cancer progression and mortality. Cancer Causes & Control. 2015; 26: 1521–1550.
8. Khan SA, Chatterton RT, Michel N, Bryk M, Lee O, Ivancic D et al. Soy isoflavone supplementation for breast cancer risk reduction: a randomized phase II trial. Cancer prevention research. 2012; 5(2): 309–319.
9. Kijkuokool P, Parhar IS, Malaivijitnond S. Genistein enhances N-nitrosomethylurea-induced rat mammary tumorigenesis. Cancer letters. 2006; 242(1): 53–59.
10. Kumar NB, Pow-Sang J, Spiess P, Dickinson S, Schell MJ. A phase II randomized clinical trial using aglycone isoflavones to treat patients with localized prostate cancer in the pre-surgical period prior to radical prostatectomy. Oncotarget. 2020; 11(14): 1218.
11. Lazarevic B, Hammarström C, Yang J, Ramberg H, Diep LM, Karlsen SJ et al. The effects of short-term genistein intervention on prostate biomarker expression in patients with localised prostate cancer before radical prostatectomy. British journal of nutrition. 2012; 108(12): 2138–2147.
12. Leggett S, Koczwara B, Miller M. The impact of complementary and alternative medicines on cancer symptoms, treatment side effects, quality of life, and survival in women with breast cancer – a systematic review. Nutrition and Cancer. 2015; 67(3): 373–391.
13. Limer JL, Parkes AT, Speirs V. Differential response to phytoestrogens in endocrine sensitive and resistant breast cancer cells in vitro. International journal of cancer. 2006; 119(3): 515–521.
14. Perez-Cornago A, Appleby PN, Boeing H, Gil L, Kyrø C, Ricceri F et al. Circulating isoflavone and lignan concentrations and prostate cancer risk: a meta-analysis of individual participant data from seven prospective studies including 2,828 cases and 5,593 controls. International journal of cancer. 2018; 143(11): 2677–2686.
15. Ratha P, Neumann T, Schmidt CA, Schneidewind L. Can isoflavones influence prostate specific antigen serum levels in localized prostate cancer? A systematic review. Nutrition and Cancer. 2021; 73(3): 361–368.
16. Reger MK, Zollinger TW, Liu Z, Jones JF, Zhang J. Dietary intake of isoflavones and coumestrol and the risk of prostate cancer in the Prostate, Lung, Colorectal and Ovarian Cancer Screening Trial. International journal of cancer. 2018; 142(4): 719–728.
17. Seo H-S, DeNardo DG, Jacquot Y, Laïos I, Vidal DS, Zambrana CR et al. Stimulatory effect of genistein and apigenin on the growth of breast cancer cells correlates with their ability to activate ER alpha. Breast cancer research and treatment. 2006; 99: 121–134.
18. Sharma P, Wisniewski A, Braga-Basaria M, Xu X, Yep M, Denmeade S et al. Lack of an effect of high dose isoflavones in men with prostate cancer undergoing androgen deprivation therapy. The Journal of urology. 2009; 182(5): 2265–2273.
19. Travis RC, Allen NE, Appleby PN, Spencer EA, Roddam AW, Key TJ. A prospective study of vegetarianism and isoflavone intake in relation to breast cancer risk in British women. International journal of cancer. 2008; 122(3): 705–710.
20. Van Patten CL, Olivotto IA, Chambers GK, Gelmon KA, Hislop TG, Templeton E et al. Effect of soy phytoestrogens on hot flashes in postmenopausal women with breast cancer: a randomized, controlled clinical trial. Journal of Clinical Oncology. 2002; 20(6): 1449–1455.
21. Vitolins MZ, Griffin L, Tomlinson WV, Vuky J, Adams PT, Moose D et al. Randomized trial to assess the impact of venlafaxine and soy protein on hot flashes and quality of life in men with prostate cancer. Journal of Clinical Oncology. 2013; 31(32): 4092.

22. Wang Y, Raffoul JJ, Che M, Doerge DR, Joiner MC, Kucuk O et al. Prostate cancer treatment is enhanced by genistein in vitro and in vivo in a syngeneic orthotopic tumor model. Radiation research. 2006; 166(1): 73–80.
23. Ward H, Chapelais G, Kuhnle GG, Luben R, Khaw K-T, Bingham S. Lack of prospective associations between plasma and urinary phytoestrogens and risk of prostate or colorectal cancer in the European Prospective into Cancer-Norfolk study. Cancer Epidemiology Biomarkers & Prevention. 2008; 17(10): 2891–2894.
24. Ward HA, Kuhnle GG, Mulligan AA, Lentjes MA, Luben RN, Khaw K-T. Breast, colorectal, and prostate cancer risk in the European Prospective Investigation into Cancer and Nutrition – Norfolk in relation to phytoestrogen intake derived from an improved database. The American journal of clinical nutrition. 2010; 91(2): 440–448.
25. Xie Q, Chen M-L, Qin Y, Zhang Q-Y, Xu H-X, Zhou Y et al. Isoflavone consumption and risk of breast cancer: a dose-response meta-analysis of observational studies. Asia Pacific journal of clinical nutrition. 2013; 22(1): 118–127.
26. Zhang FF, Haslam DE, Terry MB, Knight JA, Andrulis IL, Daly MB et al. Dietary isoflavone intake and all-cause mortality in breast cancer survivors: The Breast Cancer Family Registry. Cancer. 2017a; 123(11): 2070–2079.
27. Zhang Q, Feng H, Qluwakemi B, Wang J, Yao S, Cheng G et al. Phytoestrogens and risk of prostate cancer: an updated meta-analysis of epidemiologic studies. International journal of food sciences and nutrition. 2017b; 68(1): 28–42.

2.34 Isothiocyanate

Was sind Isothiocyanate?

Isothiocyanate (ITC) sind sekundäre Pflanzenstoffe in verschiedenen Gemüsesorten aus der Gruppe der Kreuzblütler. In hohen Konzentrationen kommen sie unter anderem in Brokkoli (➤ Kap. 2.13) und Kapuzinerkresse vor. Sie sind für den typischen Kohlgeruch verantwortlich. Zu den Isothiocyanaten gehört u. a. Sulforaphan.

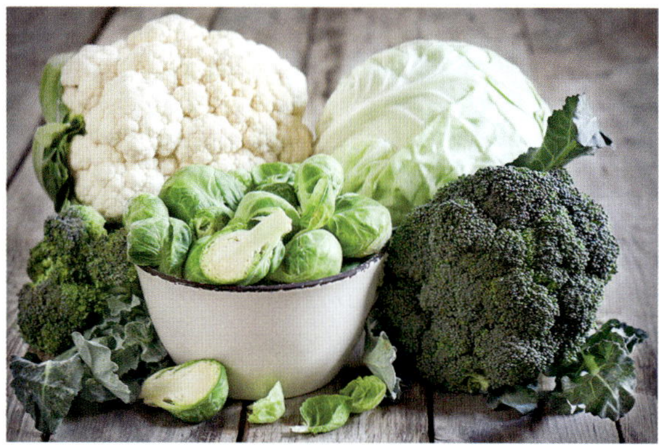

Bildquelle: [J787]

Ergebnisse aus Laborexperimenten

In Laborexperimenten hemmen ITC die Entwicklung und das Wachstum von Tumorzellen.

Ergebnisse aus Studien am Menschen

Die meisten Ergebnisse zu den Isothiocyanaten kommen aus Untersuchungen großer Gruppen von Menschen und deren Essgewohnheiten. Möglicherweise senken Isothiocyanate das Risiko, an Krebs zu erkranken. Diese Beobachtung könnte aber auch damit zusammenhängen, dass Menschen, die viele Nahrungsmittel mit Isothiocyanaten zu sich nehmen, auch insgesamt gesünder leben.

Zum Einfluss von Isothiocyanaten auf den Verlauf einer Tumorerkrankung liegen nur wenige Studien vor. Die meisten sind klein und die Teilnehmer haben die Isothyocyanate nur kurz eingenommen. Eine Empfehlung kann hieraus nicht abgeleitet werden.

Wechselwirkungen mit der Tumortherapie

Zu den möglichen Wechselwirkungen ist zu wenig bekannt.

Nebenwirkungen

Nebenwirkungen der Isothiocyanate sind nicht bekannt. Allerdings kann ein hoher Verzehr von Kohlgemüse insbesondere während Tumortherapien zu Magen-Darm-Beschwerden wie Blähungen führen. Dies ist auch bei der Einnahme von Nahrungsergänzungsmitteln mit Isothiocyanaten möglich.

Dosierung

Die Dosierungen in den wenigen klinischen Studien liegen bei 200–500 µmol Sulforaphan.

Warnhinweise

Warnhinweise sind nicht bekannt.

Bewertung und Empfehlungen

Gemüse aus der Gruppe der Kreuzblütler sind Teil einer gesunden Ernährung. Ob diese Gemüse aber anderen Gemüsesorten vorzuziehen sind, ist unklar. Während der Tumortherapie sollte die Verträglichkeit im Vordergrund stehen. Kreuzblütler sind teilweise schwer verdaulich und können zu Bauchbeschwerden führen. Brokkoli gilt als i. d. R. gut verträglich.

Ob hochdosierte Präparate mit Isothiocyanaten vorteilhaft sind, ist unklar. Mögliche negative Wechselwirkungen mit Tumormedikamenten können nicht ausgeschlossen werden.

LITERATUR

https://www.stiftung-perspektiven.de/Wissensportal/ (letzter Zugriff: 12.10.23)

1. Alumkal JJ, Slottke R, Schwartzman J, Cherala G, Munar M, Graff JN et al. A phase II study of sulforaphane-rich broccoli sprout extracts in men with recurrent prostate cancer. Investigational New Drugs. 2015; 33: 480–489.
2. Epplein M, Wilkens LR, Tiirikainen M, Dyba M, Chung F-L, Goodman MT et al. Urinary isothiocyanates; glutathione S-transferase M1, T1, and P1 polymorphisms; and risk of colorectal cancer: the Multiethnic Cohort Study. Cancer Epidemiology Biomarkers & Prevention. 2009; 18(1): 314–320.
3. Fowke JH, Gao Y-T, Chow W-H, Cai Q, Shu X-O, Li H-I et al. Urinary isothiocyanate levels and lung cancer risk among non-smoking women: a prospective investigation. Lung Cancer. 2011; 73(1): 18–24.
4. Lam TK, Gallicchio L, Lindsley K, Shiels M, Hammond E, Tao X et al. Cruciferous vegetable consumption and lung cancer risk: a systematic review. Cancer Epidemiology Biomarkers & Prevention. 2009; 18(1): 184–195.
5. Lozanovski VJ, Polychronidis G, Gross W, Gharabaghi N, Mehrabi A, Hackert T et al. Broccoli sprout supplementation in patients with advanced pancreatic cancer is difficult despite positive effects – results from the POUDER pilot study. Investigational New Drugs. 2020; 38(3): 776–784.
6. Moy KA, Yuan JM, Chung FL, Wang XL, Van Den Berg D, Wang R et al. Isothiocyanates, glutathione S-transferase M1 and T1 polymorphisms and gastric cancer risk: A prospective study of men in Shanghai, China. International journal of cancer. 2009; 125(11): 2652–2659.
7. Wang Z, Tu C, Pratt R, Khoury T, Qu J, Fahey JW et al. A Presurgical-Window Intervention Trial of Isothiocyanate-Rich Broccoli Sprout Extract in Patients with Breast Cancer. Molecular Nutrition & Food Research. 2022; 66(12): 2101094.

2.35 Kombucha

Was ist Kombucha?

Kombucha ist ein fermentierter, gesüßter Tee, der mit Hilfe von Hefebakterien und säurebildenden Bakterien entsteht. Untersuchungen zeigen, dass in verschiedenen Produkten unterschiedliche Hefesorten enthalten sind. Während des Heranreifens von Kombucha verändert sich die Zusammensetzung der Hefen.

Kombucha gilt als anregendes und den Stoffwechsel aktivierendes Getränk. Es enthält Milchsäuren, Enzyme und Spurenelemente wie Zink und Mangan. In der alternativen Medizin wird es zur Entgiftung und Stärkung des Immunsystems empfohlen.

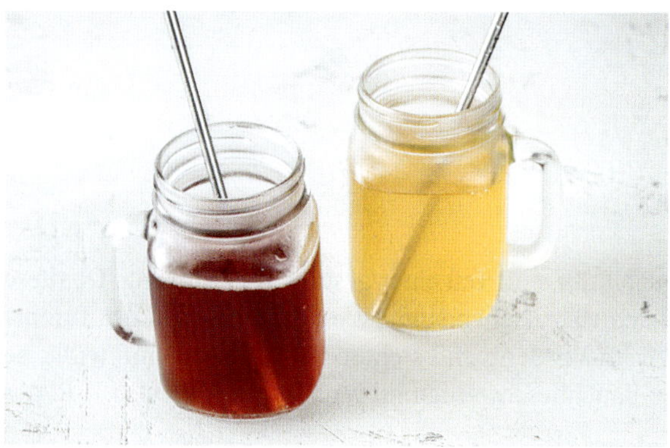

Bildquelle: [J787-158]

Ergebnisse aus Laborexperimenten

Es liegen keine Laborexperimente zu Kombucha bei Krebs vor.

Ergebnisse aus Studien am Menschen

Studien mit Patientinnen und Patienten mit einer Krebserkrankung wurden bisher nicht veröffentlicht.

Wechselwirkungen mit der Tumortherapie

Kombucha ist stark säurehaltig. Dies kann die Aufnahme von Medikamenten möglicherweise verändern.

Nebenwirkungen

Nebenwirkungen sind Magen-Darm-Beschwerden, Infektionen mit dem *Candida*-Pilz, Gelbsucht, Übelkeit, Erbrechen und allergische Reaktionen. Aufgrund des Herstellungsmechanismus können Kombucha-Präparate leicht verunreinigt werden. Verunreinigungen mit gefährlichen Krankeitskeimen wurden nachgewiesen.

Dosierung

Es gibt keine Dosierungsempfehlung.

Warnhinweise

Aufgrund der Infektionsgefahr ist Kombucha bei Patienten mit einer Schwächung des Immunsystems nicht empfehlenswert.

Bewertung und Empfehlungen

Für die Behauptung, dass Kombucha ein besonders gesundes Getränk bei Krebs ist, fehlen die Beweise. Der Genuss von Kombucha kann zu auch schweren Nebenwirkungen v. a. bei Patientinnen und Patienten mit einer Schwächung des Immunsystems führen.

LITERATUR

1. Derk CT, Sandorfi N, Curtis MT. A case of anti-Jo1 myositis with pleural effusions and pericardial tamponade developing after exposure to a fermented Kombucha beverage. Clinical rheumatology. 2004; 23: 355–357.
2. Ernst E. Kombucha: a systematic review of the clinical evidence. Complementary Medicine Research. 2003; 10(2): 85–87.
3. Srinivasan R, Smolinske S, Greenbaum D. Probable gastrointestinal toxicity of Kombucha tea: is this beverage healthy or harmful? Journal of General Internal Medicine. 1997; 12(10): 643–645.
4. SungHee Kole A, Jones HD, Christensen R, Gladstein J. A case of Kombucha tea toxicity. Journal of Intensive Care Medicine. 2009; 24(3): 205–207.

2.36 Kurzkettige Fettsäuren

Was sind kurzkettige Fettsäuren?

Kurzkettige Fettsäuren entstehen im Dickdarm während der bakteriellen Fermentation von Ballaststoffen und Stärke. Zu den kurzkettigen Fettsäuren gehören Acetat, Propionat und Butyrat.

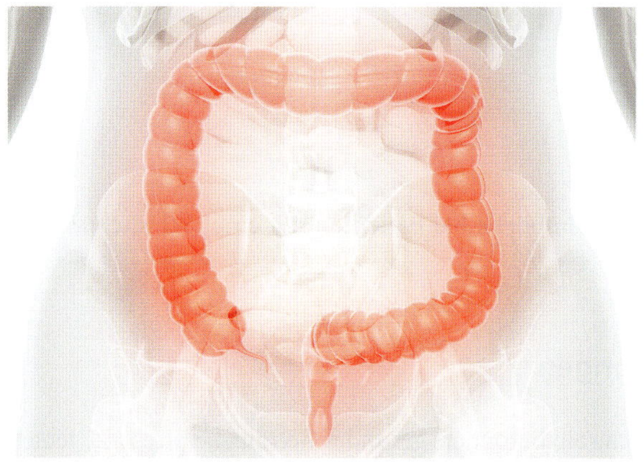

Bildquelle: [J787-131]

Ergebnisse aus Laborexperimenten

Kurzkettige Fettsäuren hemmen in Laborversuchen das Wachstum von Tumorzellen.

Ergebnisse aus Studien am Menschen

Zur Wirkung von kurzkettigen Fettsäuren bei Patientinnen und Patienten mit einer Krebserkrankung gibt es kaum Studien. Positive Wirkungen wurden bisher nicht bewiesen.

Wechselwirkungen mit der Tumortherapie

Wechselwirkungen mit Medikamenten sind nicht bekannt.

Nebenwirkungen

In höheren Dosierungen wurden Nebenwirkungen mit Erschöpfung, Schläfrigkeit, Verwirrtheit, Übelkeit, Erbrechen sowie Störungen im Salzhaushalte beschrieben.

Dosierung

Eine Dosisempfehlung kann bei fehlendem Nutzennachweis nicht gegeben werden.

Warnhinweise

Aufgrund möglicher Nebenwirkungen am Gehirn sowie Störungen des Salzhaushaltes ist die höher dosierte Zufuhr insbesondere bei Patienten nicht zu empfehlen.

Bewertung und Empfehlungen

Kurzkettige Fettsäuren haben Einflüsse auf die Signalkaskade in Tumorzellen, sie verursachen einen Zellzyklusstillstand und lösen eine Apoptose aus. Ein Beweis der Wirksamkeit von kurzkettigen Fettsäuren bei Patientinnen und Patienten mit einer Krebserkrankung wurde bisher nicht erbracht. Dagegen bestehen erhebliche Risiken auch schwerwiegender und lebensbedrohlicher Nebenwirkungen. Aufgrund dieser negativen Bilanz ist vom Einsatz von kurzkettigen Fettsäuren abzuraten.

LITERATUR

1. Baker MJ, Brem S, Daniels S, Sherman B, Phuphanich S. Complete response of a recurrent, multicentric malignant glioma in a patient treated with phenylbutyrate. Journal of neuro-oncology. 2002; 59: 239–242.
2. Carducci MA, Nelson JB, Chan-Tack KM, Ayyagari SR, Sweatt WH, Campbell PA et al. Phenylbutyrate induces apoptosis in human prostate cancer and is more potent than phenylacetate. Clinical cancer research: an official journal of the American Association for Cancer Research. 1996; 2(2): 379–387.
3. Gilbert J, Baker SD, Bowling MK, Grochow L, Figg WD, Zabelina Y et al. A phase I dose escalation and bioavailability study of oral sodium phenylbutyrate in patients with refractory solid tumor malignancies. Clinical Cancer Research. 2001; 7(8): 2292–2300.
4. Gore SD, Weng L-J, Zhai S, Figg WD, Donehower RC, Dover GJ et al. Impact of the putative differentiating agent sodium phenylbutyrate on myelodysplastic syndromes and acute myeloid leukemia. Clinical Cancer Research. 2001; 7(8): 2330–2339.
5. Phuphanich S, Baker SD, Grossman SA, Carson KA, Gilbert MR, Fisher JD et al. Oral sodium phenylbutyrate in patients with recurrent malignant gliomas: a dose escalation and pharmacologic study. Neuro-oncology. 2005; 7(2): 177–182.
6. Talley NA, Chen F, King D, Jones M, Talley NJ. Short-chain fatty acids in the treatment of radiation proctitis: a randomized, double-blind, placebo-controlled, cross-over pilot trial. Diseases of the colon & rectum. 1997; 40(9): 1046–1050.
7. Thibault A, Samid D, Cooper MR, Figg WD, Tompkins AC, Patronas N et al. Phase I study of phenylacetate administered twice daily to patients with cancer. Cancer. 1995; 75(12): 2932–2938.

2.37 Lapacho

Was ist Lapacho?

Lapacho ist ein bis zu 35 m hoher Baum aus Mittel- und Südamerika. Von den Indianern wird Lapacho als „Baum des Lebens“ bezeichnet. Die Innenrinde des Baumes eignet sich zur Zubereitung eines Tees. Lapacho enthält Mineralien wie Eisen, Kalium, Kalzium und Spurenelemente wie Jod, aber auch sekundäre Pflanzenstoffe wie Lapachol. Sie regen die Verdauung an und sollen zur Stärkung des Immunsystems beitragen.

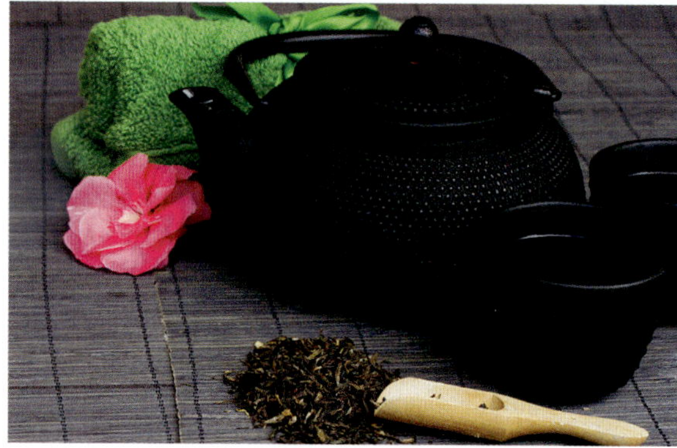

Bildquelle: [J787-164]

Ergebnisse aus Laborexperimenten

Lapacho ist noch nicht gut untersucht. In einigen Laborexperimenten wurde das Wachstum von Tumorzellen gehemmt.

Ergebnisse aus Studien am Menschen

Zu Lapacho wurde bisher nur eine ältere kleine Studie mit 21 Patientinnen und Patienten veröffentlicht. Sie erhielten Lapachol in einer Dosierung von bis zu 3.000 mg über 21 Tage. Die Behandlung hatte keinen Einfluss auf die Krebserkrankung.

Wechselwirkungen mit der Tumortherapie

Über Wechselwirkungen mit Medikamenten ist nichts bekannt.

Nebenwirkungen

Der sekundäre Pflanzenstoff Beta-Lapachone kann starke Magen-Darm-Beschwerden, Schwindel und eine Blutarmut auslösen.

Dosierung

Zur Teezubereitung wird ein Esslöffel getrockneter Rinde auf 1 l Wasser für 5 min gekocht und dann über 20 min stehen gelassen. Angaben zur Dosierung der Inhaltsstoffe sind nicht möglich.

Warnhinweise

Zum Tee gibt es keine Warnhinweise.

Bewertung und Empfehlungen

Lapacho stellt eine in der Naturheilkunde häufig verwendete Pflanze dar. Eine Wirksamkeit bei Krebs wurde bisher nicht gezeigt. Lapacho kann als Tee und Genussmittel getrunken werden, wenn man ihn mag. Eine besondere Wirkung bei einer Krebserkrankung ist nicht zu erwarten. Hochdosierte Extrakte können Nebenwirkungen haben.

LITERATUR

https://www.stiftung-perspektiven.de/Wissensportal/ (letzter Zugriff: 12.10.23)

1. Block J, Serpick A, Miller W, Wiernik P. Early clinical studies with lapachol (NSC-11905). Cancer Chemotherapy Reports. Part 2. 1974; 4(4): 27–28.

2.38 Lignane

Was sind Lignane?

Lignane kommen überwiegend in Getreidekörnern und in Leinsamen vor. In der Darmpassage werden pflanzliche Lignane durch die Darmbakterien verändert und können danach aufgenommen und in der Leber verstoffwechselt werden. Lignane werden zu den Phytoöstrogenen gezählt. Zu den Lignanen gehören u. a. Enterolacton und Sesamin.

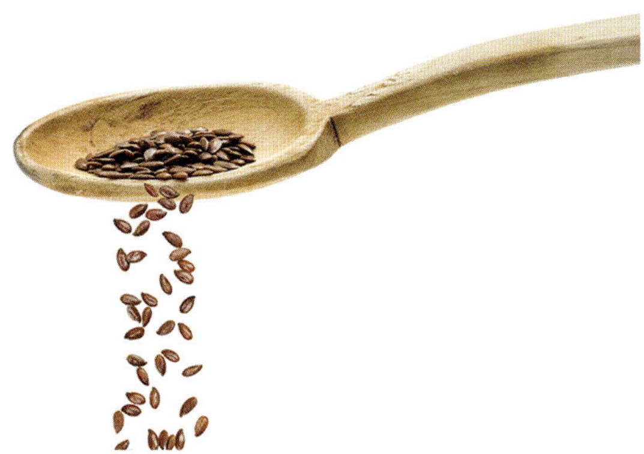

Bildquelle: [J787-165]

Ergebnisse aus Laborexperimenten

Einige Lignane hemmen das Wachstum von Krebszellen in Laborexperimenten. Die wissenschaftlichen Erkenntnisse zum Einfluss der Enterolignane auf hormonabhängige Brustkrebszellen sind widersprüchlich. Einige Untersuchungen zeigen eine Wachstumshemmung, andere aber auch eine Wachstumsförderung. Die Fütterung von Enterolacton im Tierversuch hemmt die Entwicklung und das Wachstum von Brustkrebs.

Ergebnisse aus Studien am Menschen

Studien an größeren Bevölkerungsgruppen mit der Frage, ob Lignane einen Einfluss auf das Risiko haben, an Brustkrebs zu erkranken, kommen zu keinen einheitlichen Ergebnissen. Möglicherweise kommt es darauf an, welches Alter die Frauen haben (vor oder nach den Wechseljahren) und ob man Brustkrebs im Allgemeinen oder hormonabhängigen Brustkrebs betrachtet. Höhere Enterolacton-Spiegel scheinen bei früh diagnostiziertem Brustkrebs die Prognose zu verbessern. Bei Prostatakrebs haben Lignane vermutlich keinen Einfluss. Dies gilt auch für andere Krebsarten.

Wechselwirkungen mit der Tumortherapie

Lignane wie Enterolacton und Enterodiol inhibieren die Aromatase in hormonabhängigen Brustkrebszellen. Ob dies die Wirkung von Aromatasehemmern bei Brustkrebs verbessert, wissen wir nicht. Wissenschaftliche Erkenntnisse zu Wechselwirkungen mit anderen Medikamenten liegen nicht vor.

Nebenwirkungen

Nebenwirkungen der Lignane sind nicht bekannt.

Dosierung

Es gibt keine Dosierungsempfehlung.

Warnhinweise

Bis zur weiteren Klärung sollten Patientinnen mit hormonabhängigen Krebserkrankungen keine hochdosierten Extrakte mit Lignanen einnehmen Leinsamen in der Ernährung sind nicht schädlich, sondern ein gesundes Nahrungsmittel.

Bewertung und Empfehlungen

Lignane sind wichtige, gesundheitsförderliche sekundäre Pflanzenstoffe im Rahmen einer gesunden Ernährung. Patientinnen mit Mammakarzinomen und gynäkologischen Tumoren können Vollkornprodukte und Leinsamen in normalen Mengen genießen. Lignanreiche Zubereitungen sind nach derzeitigem Kenntnisstand bei einer Krebserkrankung mit hormonrezeptorpositiven Tumorzellen nicht empfehlenswert.

LITERATUR

https://www.stiftung-perspektiven.de/Wissensportal/ (letzter Zugriff: 12.10.23)

1. Bobe G, Murphy G, Albert PS, Sansbury LB, Lanza E, Schatzkin A et al. Dietary lignan and proanthocyanidin consumption and colorectal adenoma recurrence in the Polyp Prevention Trial. International journal of cancer. 2012; 130(7): 1649–1659.
2. Eriksen A, Kyrø C, Nørskov N, Bolvig AK, Christensen J, Tjønneland A et al. Prediagnostic enterolactone concentrations and mortality among Danish men diagnosed with prostate cancer. European Journal of Clinical Nutrition. 2017; 71(10): 1235–1240.
3. Hedelin M, Löf M, Olsson M, Adlercreutz H, Sandin S, Weiderpass E. Dietary phytoestrogens are not associated with risk of overall breast cancer but diets rich in coumestrol are inversely associated with risk of estrogen receptor and progesterone receptor negative breast tumors in Swedish women. The Journal of nutrition. 2008; 138(5): 938–945.
4. Horn-Ross PL, John EM, Canchola AJ, Stewart SL, Lee MM. Phytoestrogen intake and endometrial cancer risk. Journal of the National Cancer Institute. 2003; 95(15): 1158–1164.
5. Ingram D, Sanders K, Kolybaba M, Lopez D. Case-control study of phyto-oestrogens and breast cancer. The Lancet. 1997; 350(9083): 990–994.

6. Johnsen NF, Olsen A, Thomsen BLR, Christensen J, Egeberg R, Bach Knudsen KE et al. Plasma enterolactone and risk of colon and rectal cancer in a case-cohort study of Danish men and women. Cancer Causes & Control. 2010; 21: 153–162.
7. Olsen A, Christensen J, Knudsen KEB, Johnsen NF, Overvad K, Tjønneland A. Prediagnostic plasma enterolactone levels and mortality among women with breast cancer. Breast cancer research and treatment. 2011; 128: 883–889.
8. Olsen A, Knudsen KEB, Thomsen BL, Loft S, Stripp C, Overvad K et al. Plasma enterolactone and breast cancer incidence by estrogen receptor status. Cancer Epidemiology Biomarkers & Prevention. 2004; 13(12): 2084–2089.
9. Piller R, Verla-Tebit E, Wang-Gohrke S, Linseisen J, Chang-Claude J. CYP17 genotype modifies the association between lignan supply and premenopausal breast cancer risk in humans. The Journal of nutrition. 2006; 136(6): 1596–1603.
10. Pruthi S, Qin R, Terstreip SA, Liu H, Loprinzi CL, Shah TR et al. A phase III, randomized, placebo-controlled, double-blind trial of flaxseed for the treatment of hot flashes: NCCTG N08C7. Menopause (New York, NY). 2012; 19(1): 48.
11. Seibold P, Vrieling A, Johnson TS, Buck K, Behrens S, Kaaks R et al. Enterolactone concentrations and prognosis after postmenopausal breast cancer: Assessment of effect modification and meta-analysis. International journal of cancer. 2014; 135(4): 923–933.
12. Suzuki R, Rylander-Rudqvist T, Saji S, Bergkvist L, Adlercreutz H, Wolk A. Dietary lignans and postmenopausal breast cancer risk by oestrogen receptor status: a prospective cohort study of Swedish women. British journal of cancer. 2008; 98(3): 636–640.
13. Travis R, Spencer E, Allen N, Appleby P, Roddam A, Overvad K et al. Plasma phyto-oestrogens and prostate cancer in the European Prospective Investigation into Cancer and Nutrition. British journal of cancer. 2009; 100(11): 1817–1823.
14. Wallström P, Drake I, Sonestedt E, Gullberg B, Bjartell A, Olsson H et al. Plasma enterolactone and risk of prostate cancer in middle-aged Swedish men. European journal of nutrition. 2018; 57: 2595–2606.
15. Ward HA, Kuhnle GG, Mulligan AA, Lentjes MA, Luben RN, Khaw K-T. Breast, colorectal, and prostate cancer risk in the European Prospective Investigation into Cancer and Nutrition – Norfolk in relation to phytoestrogen intake derived from an improved database. The American journal of clinical nutrition. 2010; 91(2): 440–448.
16. Zamora-Ros R, Guinó E, Henar Alonso M, Vidal C, Barenys M, Soriano A et al. Dietary flavonoids, lignans and colorectal cancer prognosis. Scientific reports. 2015; 5(1): 1–5.

2.39 Lutein

Was ist Lutein?

Lutein gehört zu den Carotinoiden. Dies sind gelb bzw. rot gefärbte sekundäre Pflanzenstoffe. Von Säugetieren werden sie über die pflanzliche Nahrung aufgenommen. Carotinoide haben eine antioxidative Wirkung. Zu den Carotinoiden gehören u. a. Betacarotin (Vitamin A ➤ Kap. 2.62), Lycopin (➤ Kap. 2.40) und Lutein (Zeaxanthin).

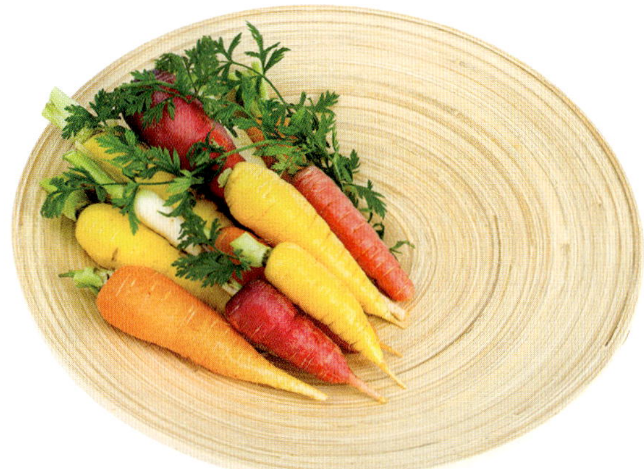

Bildquelle: [J787]

Ergebnisse aus Laborexperimenten

Lutein hemmt in Laborexperimenten das Wachstum von Tumorzellen.

Ergebnisse aus Studien am Menschen

Ob Lutein aus der Nahrung eine schützende Wirkung vor einer Krebserkrankung hat, wurde in einer Reihe von Studien an großen Bevölkerungsgruppen untersucht. Die Ergebnisse geben kein einheitliches Bild. Dies könnte unter anderem daran liegen, dass Menschen, die viel Obst und Gemüse mit Lutein essen, damit auch andere gesunde Inhaltsstoffe verzehren und vermutlich auch insgesamt einen gesünderen Lebensstil haben, sodass man nicht sicher sagen kann, welche Bedeutung allein das Lutein hat.

Die Einnahme von Nahrungsergänzungsmitteln mit Betacarotin und Lutein hat keinen positiven Effekt bei unterschiedlichen Krebsarten. Allerdings gibt es eine große Studie aus den USA, die sogar ein erhöhtes Risiko für Lungenkrebs zeigt. Ziemlich sicher ist, dass Lutein Raucher nicht vor Krebs schützt – vielleicht sogar das Risiko erhöht.

Studien zur Einnahme von Lutein durch bereits an Krebs erkrankten Patientinnen und Patienten liegen nicht vor. Bei einer seltenen Vorstufe von Krebs in der Mundhöhle (sog. Leukoplakie) kann Lutein zu einer Rückbildung der Vorstufe führen, allerdings ist die Wahrscheinlichkeit für ein Wiederauftreten sehr hoch.

Wechselwirkungen mit der Tumortherapie

Wissenschaftliche Erkenntnisse zur Wechselwirkung liegen nicht vor. Da Lutein ein Antioxidans ist, kann die Einnahme größerer Mengen während einer Chemo- oder Strahlentherapie möglicherweise die Wirkung abschwächen. Studien hierzu gibt es nicht.

Nebenwirkungen

Nebenwirkungen sind nicht bekannt.

Dosierung

Eine Aussage über Dosierungen ist nicht sinnvoll, da es keinen Grund für eine medikamentöse Einnahme gibt.

Warnhinweise

Warnhinweise zu Lutein sind nicht bekannt.

Bewertung und Empfehlungen

Ob Lutein eine schützende Wirkung vor Krebs hat, wissen wir nicht. Lutein ist ein gesunder sekundärer Pflanzenstoff, eine gezielte Einnahme während einer Krebsbehandlung bringt aber keine Vorteile und kann möglicherweise als Antioxidans die Wirkung einer Chemo- oder Strahlentherapie abschwächen.

LITERATUR

https://www.stiftung-perspektiven.de/Wissensportal/ (letzter Zugriff: 12.10.23)

1. Bakker MF, Peeters PH, Klaasen VM, Bueno-de-Mesquita HB, Jansen EH, Ros MM et al. Plasma carotenoids, vitamin C, tocopherols, and retinol and the risk of breast cancer in the European Prospective Investigation into Cancer and Nutrition cohort, 2. The American journal of clinical nutrition. 2016; 103(2): 454–464.
2. Chaiter Y, Gruber S, Ben-Amotz A, Almog R, Rennert H, Fischler R et al. Smoking attenuates the negative association between carotenoids consumption and colorectal cancer risk. Cancer Causes & Control. 2009; 20: 1327–1338.
3. Fujii T, Takatsuka N, Nagata C, Matsumoto K, Oki A, Furuta R et al. Association between carotenoids and outcome of cervical intraepithelial neoplasia: A prospective cohort study. International journal of clinical oncology. 2013; 18: 1091–1101.
4. Garcia R, Gonzalez CA, Agudo A, Riboli E. High intake of specific carotenoids and flavonoids does not reduce the risk of bladder cancer. Nutrition and cancer. 1999; 35(2): 212–214.
5. Ho WJ, Simon MS, Yildiz VO, Shikany JM, Kato I, Beebe-Dimmer JL et al. Antioxidant micronutrients and the risk of renal cell carcinoma in the Women's Health Initiative cohort. Cancer. 2015; 121(4): 580–588.
6. Hung RJ, Zhang Z-F, Rao JY, Pantuck A, Reuter VE, Heber D et al. Protective effects of plasma carotenoids on the risk of bladder cancer. The Journal of urology. 2006; 176(3): 1192–1197.

7. Ito Y, Wakai K, Suzuki K, Ozasa K, Watanabe Y, Seki N et al. Lung cancer mortality and serum levels of carotenoids, retinol, tocopherols, and folic acid in men and women: a case-control study nested in the JACC Study. Journal of epidemiology. 2005; 15(Supplement_II): S140-S149.
8. Jian L, Du CJ, Lee AH, Binns CW. Do dietary lycopene and other carotenoids protect against prostate cancer? International journal of cancer. 2005; 113(6): 1010–1014.
9. Kabat GC, Kim M, Adams-Campbell LL, Caan BJ, Chlebowski RT, Neuhouser ML et al. Longitudinal study of serum carotenoid, retinol, and tocopherol concentrations in relation to breast cancer risk among postmenopausal women. The American journal of clinical nutrition. 2009; 90(1): 162–169.
10. Lee JE, Männistö S, Spiegelman D, Hunter DJ, Bernstein L, Van Den Brandt PA et al. Intakes of fruit, vegetables, and carotenoids and renal cell cancer risk: a pooled analysis of 13 prospective studies. Cancer Epidemiology Biomarkers & Prevention. 2009; 18(6): 1730–1739.
11. Leenders M, Leufkens AM, Siersema PD, Van Duijnhoven FJ, Vrieling A, Hulshof PJ et al. Plasma and dietary carotenoids and vitamins A, C and E and risk of colon and rectal cancer in the European Prospective Investigation into Cancer and Nutrition. International journal of cancer. 2014; 135(12): 2930–2939.
12. Leung EY, Crozier JE, Talwar D, O'Reilly DSJ, McKee RF, Horgan PG et al. Vitamin antioxidants, lipid peroxidation, tumour stage, the systemic inflammatory response and survival in patients with colorectal cancer. International journal of cancer. 2008; 123(10): 2460–2464.
13. Lodi G, Franchini R, Warnakulasuriya S, Varoni EM, Sardella A, Kerr AR et al. Interventions for treating oral leukoplakia to prevent oral cancer. Cochrane database of systematic reviews. 2016; (7).
14. Lu Q-Y, Hung J-C, Heber D, Go VLW, Reuter VE, Cordon-Cardo C et al. Inverse associations between plasma lycopene and other carotenoids and prostate cancer. Cancer Epidemiology Biomarkers & Prevention. 2001; 10(7): 749–756.
15. Männistö S, Yaun S-S, Hunter DJ, Spiegelman D, Adami H-O, Albanes D et al. Dietary carotenoids and risk of colorectal cancer in a pooled analysis of 11 cohort studies. American journal of epidemiology. 2007; 165(3): 246–255.
16. Michaud DS, Feskanich D, Rimm EB, Colditz GA, Speizer FE, Willett WC et al. Intake of specific carotenoids and risk of lung cancer in 2 prospective US cohorts. The American journal of clinical nutrition. 2000; 72(4): 990–997.
17. Ros MM, Bueno-de-Mesquita HB, Kampman E, Aben KK, Büchner FL, Jansen EH et al. Plasma carotenoids and vitamin C concentrations and risk of urothelial cell carcinoma in the European Prospective Investigation into Cancer and Nutrition. The American journal of clinical nutrition. 2012; 96(4): 902–910.
18. Satia JA, Littman A, Slatore CG, Galanko JA, White E. Long-term use of β-carotene, retinol, lycopene, and lutein supplements and lung cancer risk: results from the VITamins And Lifestyle (VITAL) study. American journal of epidemiology. 2009; 169(7): 815–828.
19. Zeegers M, Goldbohm R, Van den Brandt P. Are retinol, vitamin C, vitamin E, folate and carotenoids intake associated with bladder cancer risk? Results from the Netherlands Cohort Study. British journal of cancer. 2001; 85(7): 977–983.
20. Zhou Y, Wang T, Meng Q, Zhai S. Association of carotenoids with risk of gastric cancer: A meta-analysis. Clinical nutrition. 2016; 35(1): 109–116.

2.40 Lycopin

Was ist Lycopin?

Lycopin ist ein sekundärer Pflanzenstoff und gehört zu den gelb bzw. rot gefärbten Carotinoiden. Von Säugetieren werden sie über die pflanzliche Nahrung aufgenommen.

Lycopin findet sich als roter Farbstoff in der Tomate, in roter Grapefruit, in Wassermelonen und Guaven. Tomatenprodukte haben einen deutlich höheren Lycopingehalt als die Tomatenfrüchte selbst. Lycopin ist ein Antioxidans.

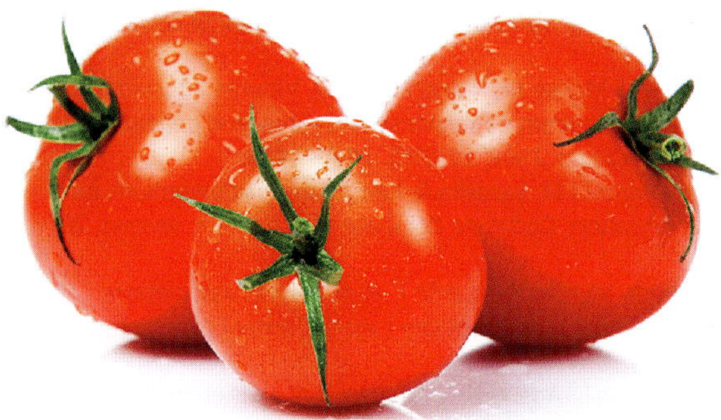

Bildquelle: [J787-166]

Ergebnisse aus Laborexperimenten

Lycopin hemmt in Laborexperimenten das Wachstum von Tumorzellen, insbesondere von Prostatakrebszellen.

Ergebnisse aus Studien am Menschen

Ob Lycopin aus der Nahrung eine schützende Wirkung vor einer Krebserkrankung hat, wurde in einer Reihe von Studien an großen Bevölkerungsgruppen untersucht. Die Ergebnisse geben kein einheitliches Bild. Dies könnte unter anderem daran liegen, dass Menschen, die viel Obst und Gemüse mit Lycopin essen, damit auch andere gesunde Inhaltsstoffe verzehren und vermutlich auch insgesamt einen gesünderen Lebensstil haben, sodass man nicht sicher sagen kann, welche Bedeutung allein das Lycopin hat.

Bei Prostatakrebs sind die Ergebnisse widersprüchlich – möglicherweise gibt es hier eine schützende Wirkung, die aber vielleicht auch eher mit Tomaten und Tomatenprodukten als mit Lycopin alleine zu erreichen ist. Hohe Lycopin-Spiegel im Blut haben keinen positiven Einfluss auf den PSA-Wert.

Die Einnahme von Nahrungsergänzungsmitteln mit Lycopin hat keinen positiven Effekt bei unterschiedlichen Krebsarten. Allerdings gibt es eine große Studie aus den USA, die sogar ein erhöhtes Risiko für Lungenkrebs zeigt. Ziemlich sicher ist, dass Lycopin Raucher nicht vor Krebs schützt – vielleicht sogar das Risiko erhöht.

Studien zur Einnahme von Lycopin durch bereits an Krebs erkrankte Patientinnen und Patienten liegen nicht vor. Bei einer seltenen Vorstufe von Krebs in der Mundhöhle (sog.

Leukoplakie) kann Lycopin zu einer Rückbildung der Vorstufe führen, allerdings ist die Wahrscheinlichkeit für ein Wiederauftreten sehr hoch.

Wechselwirkungen mit der Tumortherapie

Wissenschaftliche Erkenntnisse zur Wechselwirkung liegen nicht vor. Da Lycopin ein Antioxidans ist, kann die Einnahme größerer Mengen während einer Chemo- oder Strahlentherapie möglicherweise die Wirkung abschwächen. Studien hierzu gibt es nicht.

Nebenwirkungen

Lycopin in Form von Tomatensaft oder Tomatensaftkonzentraten ist in der Regel gut verträglich. Aus den klinischen Studien wurden Übelkeit, Geschmacksveränderungen, Durchfall, Blähungen und eine Gewichtsabnahme berichtet.

Dosierung

In den Studien wurden Dosierungen von täglich 20–45 mg pro Tag über einen Zeitraum von wenigen Wochen bis zu sechs Monaten verwendet.

Warnhinweise

Warnhinweise zu Lycopin sind nicht bekannt.

Bewertung und Empfehlungen

Der schützende Effekt von Tomatenprodukten auf die Entwicklung eines Prostatakarzinoms und auch anderer Karzinome deutet auf die positive Wirkung eines hohen Lycopingehalts dieser Produkte hin, ist aber kein Beweis. Auch bei bereits existierendem Krebs scheint Lycopin entgegen häufig geäußerter Vermutungen keinen positiven Effekt zu entfalten.

Lycopin ist ein gesunder sekundärer Pflanzenstoff, eine gezielte Einnahme während einer Krebsbehandlung bringt aber keine Vorteile und kann möglicherweise als Antioxidans die Wirkung einer Chemo- oder Strahlentherapie abschwächen.

LITERATUR

https://www.stiftung-perspektiven.de/Wissensportal/ (letzter Zugriff: 12.10.23)

Patientenleitlinie Komplementärmedizin in der Behandlung von onkologischen Patienten, https://www.leitlinienprogramm-onkologie.de/patientenleitlinien/komplementaermedizin (letzter Zugriff 19.02.24)

1. Bakker MF, Peeters PH, Klaasen VM, Bueno-de-Mesquita HB, Jansen EH, Ros MM et al. Plasma carotenoids, vitamin C, tocopherols, and retinol and the risk of breast cancer in the European Prospective Investigation into Cancer and Nutrition cohort, 2. The American journal of clinical nutrition. 2016; 103(2): 454–464.

2. Brock KE, Ke L, Gridley G, Chiu BC-H, Ershow AG, Lynch CF et al. Fruit, vegetables, fibre and micronutrients and risk of US renal cell carcinoma. British journal of nutrition. 2012; 108(6): 1077–1085.
3. Chaiter Y, Gruber S, Ben-Amotz A, Almog R, Rennert H, Fischler R et al. Smoking attenuates the negative association between carotenoids consumption and colorectal cancer risk. Cancer Causes & Control. 2009; 20: 1327–1338.
4. Chen P, Zhang W, Wang X, Zhao K, Negi DS, Zhuo L et al. Lycopene and risk of prostate cancer: a systematic review and meta-analysis. Medicine. 2015; 94(33).
5. de Munter L, Maasland DH, van den Brandt PA, Kremer B, Schouten LJ. Vitamin and carotenoid intake and risk of head-neck cancer subtypes in the Netherlands Cohort Study. The American journal of clinical nutrition. 2015; 102(2): 420–432.
6. Eliassen AH, Hendrickson SJ, Brinton LA, Buring JE, Campos H, Dai Q et al. Circulating carotenoids and risk of breast cancer: pooled analysis of eight prospective studies. Journal of the National Cancer Institute. 2012; 104(24): 1905–1916.
7. Eliassen AH, Liao X, Rosner B, Tamimi RM, Tworoger SS, Hankinson SE. Plasma carotenoids and risk of breast cancer over 20 y of follow-up. The American journal of clinical nutrition. 2015; 101(6): 1197–1205.
8. Gann PH, Deaton RJ, Rueter EE, Van Breemen RB, Nonn L, Macias V et al. A phase II randomized trial of lycopene-rich tomato extract among men with high-grade prostatic intraepithelial neoplasia. Nutrition and cancer. 2015; 67(7): 1104–1112.
9. Ho WJ, Simon MS, Yildiz VO, Shikany JM, Kato I, Beebe-Dimmer JL et al. Antioxidant micronutrients and the risk of renal cell carcinoma in the Women's Health Initiative cohort. Cancer. 2015; 121(4): 580–588.
10. Kabat GC, Kim M, Adams-Campbell LL, Caan BJ, Chlebowski RT, Neuhouser ML et al. Longitudinal study of serum carotenoid, retinol, and tocopherol concentrations in relation to breast cancer risk among postmenopausal women. The American journal of clinical nutrition. 2009; 90(1): 162–169.
11. Key TJ, Appleby PN, Travis RC, Albanes D, Alberg AJ, Barricarte A et al. Carotenoids, retinol, tocopherols, and prostate cancer risk: pooled analysis of 15 studies. The American journal of clinical nutrition. 2015; 102(5): 1142–1157.
12. Leenders M, Leufkens AM, Siersema PD, Van Duijnhoven FJ, Vrieling A, Hulshof PJ et al. Plasma and dietary carotenoids and vitamins A, C and E and risk of colon and rectal cancer in the European Prospective Investigation into Cancer and Nutrition. International journal of cancer. 2014; 135(12): 2930–2939.
13. Leoncini E, Edefonti V, Hashibe M, Parpinel M, Cadoni G, Ferraroni M et al. Carotenoid intake and head and neck cancer: a pooled analysis in the International Head and Neck Cancer Epidemiology Consortium. European journal of epidemiology. 2016; 31: 369–383.
14. Leoncini E, Nedovic D, Panic N, Pastorino R, Edefonti V, Boccia S. Carotenoid Intake from Natural Sources and Head and Neck Cancer: A Systematic Review and Meta-analysis of Epidemiological StudiesCarotenoids from Natural Sources and HNC Risk. Cancer Epidemiology, Biomarkers & Prevention. 2015; 24(7): 1003–1011.
15. Li X, Xu J. Meta-analysis of the association between dietary lycopene intake and ovarian cancer risk in postmenopausal women. Scientific reports. 2014; 4(1): 4885.
16. Lodi G, Sardella A, Bez C, Demarosi F, Carrassi A. Interventions for treating oral leukoplakia. Cochrane database of systematic reviews. 2006; (4).
17. Männistö S, Yaun S-S, Hunter DJ, Spiegelman D, Adami H-O, Albanes D et al. Dietary carotenoids and risk of colorectal cancer in a pooled analysis of 11 cohort studies. American journal of epidemiology. 2007; 165(3): 246–255.
18. Mariani S, Lionetto L, Cavallari M, Tubaro A, Rasio D, De Nunzio C et al. Low prostate concentration of lycopene is associated with development of prostate cancer in patients with high-grade prostatic intraepithelial neoplasia. International journal of molecular sciences. 2014; 15(1): 1433–1440.
19. Mazidi M, Ferns GA, Banach M. A high consumption of tomato and lycopene is associated with a lower risk of cancer mortality: results from a multi-ethnic cohort. Public health nutrition. 2020; 23(9): 1569–1575.
20. Park S-Y, Nomura AM, Murphy SP, Wilkens LR, Henderson BE, Kolonel LN. Carotenoid intake and colorectal cancer risk: the multiethnic cohort study. Journal of epidemiology. 2009; 19(2): 63–71.

21. Paur I, Lilleby W, Bøhn SK, Hulander E, Klein W, Vlatkovic L et al. Tomato-based randomized controlled trial in prostate cancer patients: Effect on PSA. Clinical nutrition. 2017; 36(3): 672–679.
22. Sadeghian M, Asadi M, Rahmani S, Sadeghi N, Hosseini SA, Zare Javid A. Lycopene does not affect prostate-specific antigen in men with non-metastatic prostate cancer: a systematic review and meta-analysis of randomized controlled trials. Nutrition and cancer. 2021; 73(11–12): 2796–2807.
23. Shareck M, Rousseau M-C, Koushik A, Siemiatycki J, Parent M-E. Inverse association between dietary intake of selected carotenoids and vitamin C and risk of lung cancer. Frontiers in oncology. 2017; 7: 23.
24. Zhang X, Spiegelman D, Baglietto L, Bernstein L, Boggs DA, Van Den Brandt PA et al. Carotenoid intakes and risk of breast cancer defined by estrogen receptor and progesterone receptor status: a pooled analysis of 18 prospective cohort studies. The American journal of clinical nutrition. 2012; 95(3): 713–725.
25. Zhou Y, Wang T, Meng Q, Zhai S. Association of carotenoids with risk of gastric cancer: A meta-analysis. Clinical nutrition. 2016; 35(1): 109–116.

2.41 Melatonin

Was ist Melatonin?

Melatonin ist ein Hormon, welches im menschlichen Körper hauptsächlich in der sogenannten Hirnanhangsdrüse produziert wird. Bei Dunkelheit setzt die Hirnanhangsdrüse mehr Melatonin frei als bei Licht. Melatonin spielt eine wichtige Rolle bei der Regulation von Körperrhythmen wie Temperatur und Schlaf. Der Spiegel im Blut steigt 1–2 Stunden vor der Schlafzeit um das 10- bis 50-Fache an. Er erreicht einen Höhepunkt um Mitternacht. Melatonin hat aber auch zahlreiche andere Wirkungen im Körper, die noch nicht alle erforscht sind. Die Wirkung von Melatonin erfolgt über den sogenannten Melatonin-Rezeptor. Melatonin kann auch an den Östrogen-Rezeptor binden.

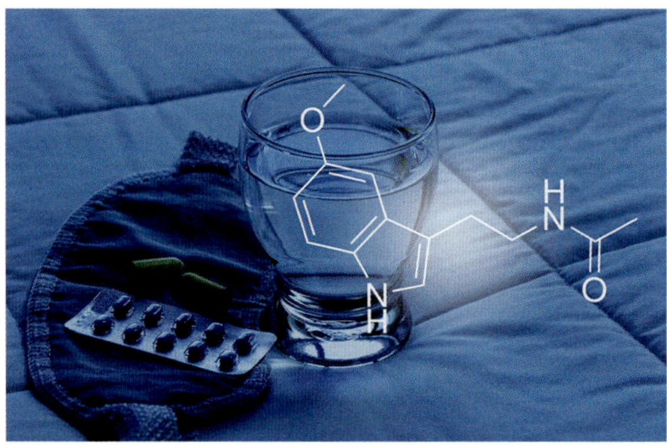

Bildquelle: [J787-167]

Ergebnisse aus Laborexperimenten

Melatonin hat einen Einfluss auf Zellwachstum und Zellteilung. In Zellexperimenten kann es das Wachstum von Tumorzellen hemmen.

Ergebnisse aus Studien am Menschen

In der Forschung wird diskutiert, ob Melatonin einen Einfluss auf die Entstehung von Krebserkrankungen hat. Eine direkte Beziehung konnte jedoch bisher nicht nachgewiesen werden. Einige Studien zeigen, dass Menschen, die Nachtschicht arbeiten, häufiger an Krebs erkranken. Andere Studien konnten das nicht bestätigen. Es ist aus den Studien auch nicht klar, ob diese Beobachtungen mit dem Melatonin zusammenhängen oder ob zum Beispiel der erhöhte Stress bei Schichtarbeit zu einem ungesünderen Lebensstil und damit zu einem erhöhten Krebsrisiko führt.

Melatonin wird als natürliches Mittel zur Verbesserung des Schlafes eingesetzt. Eine Studie mit Patientinnen und Patienten mit einer Krebserkrankung verglich Melatonin mit dem Schlafmittel Zolpidem. Beide Substanzen hatten vergleichbare Wirkungen.

Es wurde auch untersucht, ob Melatonin gegen Erschöpfung und Gewichtsabnahme hilft. Erste Studien ergaben positive Ergebnisse, wobei der Wirkmechanismus noch nicht gut verstanden ist. Eine Erklärung für den Einfluss auf die Erschöpfung könnte sein, dass ein besserer Schlaf auch zu einer Verbesserung der Erschöpfung führt.

Wechselwirkungen mit der Tumortherapie

Über Wechselwirkungen von Melatonin mit anderen Tumormedikamenten ist wenig bekannt. Dagegen sind Wechselwirkungen mit beruhigenden Medikamenten und Schlafmitteln möglich. Die Wirkung von Medikamenten, die den Blutdruck oder den Blutzucker senken, kann verstärkt werden.

Nebenwirkungen

Nebenwirkungen von Melatonin sind Müdigkeit, Desorientiertheit, schneller Herzschlag, Hautrötung, Juckreiz, Bauchkrämpfe, Kopfschmerzen, Schwindel, Erschöpfung, erhöhte Erregbarkeit. Melatonin kann die Reaktionsfähigkeit beeinträchtigen, sodass das Führen von Fahrzeugen für 4–5 Stunden unterlassen werden sollte. Starke Überdosierungen können zu einer Depression führen.

Dosierung

In der Therapie von Schlafstörungen werden Dosierungen von 1–3 mg eingesetzt.

Warnhinweise

Melatonin sollte nicht von Patienten mit Autoimmunerkrankungen, Schwäche der Leber, Hirn- und Nervenerkrankungen verwendet werden. Patienten, die andere Medikamente einnehmen, sollten mit ihrer Ärztin, ihrem Arzt oder Apotheker abklären, ob die Medikamente sich vertragen.

Bewertung und Empfehlungen

Melatonin wird immer wieder als Mittel gegen Krebs beworben. Es gibt keine wissenschaftlichen Beweise für diese Behauptung. Bei Schlafstörungen kann ein Versuch mit Melatonin unternommen werden, wenn die oben beschriebenen Wechselwirkungen und Warnhinweise beachtet werden.

LITERATUR

https://www.stiftung-perspektiven.de/Wissensportal/ (letzter Zugriff: 12.10.23)

1. Brown SB, Hankinson SE, Eliassen AH, Reeves KW, Qian J, Arcaro KF et al. Urinary melatonin concentration and the risk of breast cancer in Nurses' Health Study II. American journal of epidemiology. 2015; 181(3): 155–162.
2. Devore EE, Warner ET, Eliassen AH, Brown SB, Beck AH, Hankinson SE et al. Urinary Melatonin in Relation to Postmenopausal Breast Cancer Risk According to Melatonin 1 Receptor StatusUrinary Melatonin and Postmenopausal Breast Cancer Risk. Cancer Epidemiology, Biomarkers & Prevention. 2017; 26(3): 413–419.
3. Hansen J. Risk of breast cancer after night-and shift work: current evidence and ongoing studies in Denmark. Cancer Causes & Control. 2006; 17: 531–537.
4. Jafari-Koulaee A, Bagheri-Nesami M. The effect of melatonin on sleep quality and insomnia in patients with cancer: a systematic review study. Sleep Medicine. 2021; 82: 96–103.
5. Lund Rasmussen C, Klee Olsen M, Thit Johnsen A, Aagaard Petersen M, Lindholm H, Andersen L et al. Effects of melatonin on physical fatigue and other symptoms in patients with advanced cancer receiving palliative care: A double-blind placebo-controlled crossover trial. Cancer. 2015; 121(20): 3727–3736.
6. Persson C, Glimelius B, Rönnelid J, Nygren P. Impact of fish oil and melatonin on cachexia in patients with advanced gastrointestinal cancer: a randomized pilot study. Nutrition. 2005; 21(2): 170–178.
7. Pinheiro SP, Schernhammer ES, Tworoger SS, Michels KB. A prospective study on habitual duration of sleep and incidence of breast cancer in a large cohort of women. Cancer research. 2006; 66(10): 5521–5525.
8. Pukkala E, Ojamo M, Rudanko S-L, Stevens RG, Verkasalo PK. Does incidence of breast cancer and prostate cancer decrease with increasing degree of visual impairment. Cancer Causes & Control. 2006; 17: 573–576.
9. Schernhammer E, Schulmeister K. Invited Review: Light at Night and Cancer Risk¶. Photochemistry and photobiology. 2004; 79(4): 316–318.
10. Schernhammer ES, Berrino F, Krogh V, Secreto G, Micheli A, Venturelli E et al. Urinary 6-sulfatoxymelatonin levels and risk of breast cancer in postmenopausal women. Journal of the National Cancer Institute. 2008; 100(12): 898–905.
11. Schernhammer ES, Kroenke CH, Laden F, Hankinson SE. Night work and risk of breast cancer. Epidemiology. 2006: 108–111.
12. Sedighi Pashaki A, Mohammadian K, Afshar S, Gholami MH, Moradi A, Javadinia SA et al. A randomized, controlled, parallel-group, trial on the effects of melatonin on fatigue associated with breast cancer and its adjuvant treatments. Integrative Cancer Therapies. 2021; 20: 1534735420988343.
13. Seely D, Legacy M, Auer RC, Fazekas A, Delic E, Anstee C et al. Adjuvant melatonin for the prevention of recurrence and mortality following lung cancer resection (AMPLCaRe): a randomized placebo controlled clinical trial. EClinicalMedicine. 2021; 33: 100763.
14. Shahrokhi M, Ghaeli P, Arya P, Shakiba A, Noormandi A, Soleimani M et al. Comparing the effects of melatonin and zolpidem on sleep quality, depression, and anxiety in PatientsWithColorectalCancerUndergoingChemotherapy. Basic and Clinical Neuroscience. 2021; 12(1): 105.
15. Stevens RG. Artificial lighting in the industrialized world: circadian disruption and breast cancer. Cancer Causes & Control. 2006; 17(4): 501–507.
16. Wong AT, Fensom GK, Key TJ, Onland-Moret NC, Tong TY, Travis RC. Urinary Melatonin in Relation to Breast Cancer Risk: Nested Case-Control Analysis in the DOM Study and Meta-analysis of Prospective StudiesUrinary Melatonin in Relation to Breast Cancer Risk. Cancer Epidemiology, Biomarkers & Prevention. 2021; 30(1): 97–103.
17. Zharinov GM, Bogomolov OA, Chepurnaya IV, Neklasova NY, Anisimov VN. Melatonin increases overall survival of prostate cancer patients with poor prognosis after combined hormone radiation treatment. Oncotarget. 2020; 11(41): 3723.

2.42 Methadon

Was ist Methadon?

Methadon ist ein künstlich hergestelltes Opioid. Es wird hauptsächlich zur Substitutionstherapie bei Heroin-Abhängigen eingesetzt. Zugelassen ist Methadon auch zur Behandlung von starken Schmerzen. Es wird in ausgewählten Fällen in der Palliativmedizin eingesetzt.

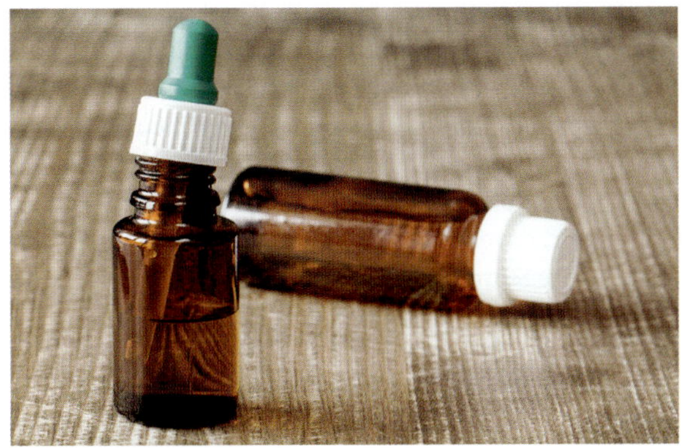

Bildquelle: [J787-168]

Ergebnisse aus Laborexperimenten

In wenigen Experimenten an Zellen und Tieren wurde untersucht, ob Methadon gegen Krebs wirkt bzw. die Wirkung von Krebstherapien wie Chemotherapien verbessert. Die Ergebnisse dieser Studien sind widersprüchlich. Hinzu kommt, dass die eingesetzten Mengen sehr viel höher sind, als die, die wir beim Menschen ohne erhebliche Nebenwirkungen einsetzen können.

Ergebnisse aus Studien am Menschen

Ergebnisse aus Studien höherer Qualität liegen zum Zeitpunkt der Drucklegung für dieses Buch nicht vor. Eine kleine Studie untersuchte bei Patientinnen und Patienten mit Hirntumoren unter Chemotherapie, ob die Gabe von Methadon in unterschiedlicher Dosis und Dauer während dieser Therapie möglich ist. Bei einem Teil dieser Patienten wurde das Überleben ohne Fortschreiten des Tumorwachstums innerhalb von 6 Monaten nach der Diagnose berichtet. Diese Ergebnisse unterschieden sich nicht von Patienten, die zuvor ohne Methadon behandelt worden waren.

Wechselwirkungen mit der Tumortherapie

Methadon kann zu Wechselwirkungen mit vielen Medikamenten führen. Diese Wechselwirkungen können stark schwanken. Besonders vorsichtig sollte man sein, wenn Patienten andere Opiate als Schmerzmittel einnehmen, da die Nebenwirkungen sich erheblich verstärken können. Darüber hinaus können insbesondere Wechselwirkungen mit Medikamenten, die einen Einfluss auf den Herzrhythmus haben, lebensgefährlich werden.

Nebenwirkungen

Studien zur Schmerztherapie mit Methadon berichten über erhebliche Nebenwirkungen und Wechselwirkungen. Häufige Nebenwirkungen von Methadon sind Verstopfung und Übelkeit, eine Erhöhung des Risikos von Herzrhythmusstörungen, Wassereinlagerungen, Muskelzuckungen und eine Abschwächung des Atemantriebs. Einige Studien zeigen, dass die Sterblichkeit unter Methadon im Vergleich zu anderen Opiaten erhöht ist.

In der oben dargestellten Studie berichteten 13 von 27 Patientinnen und Patienten Nebenwirkungen wie Übelkeit, Fatigue, Angst, Verstopfung und Juckreiz in unterschiedlicher Stärke. Eine weitere Studie berichtet bei 16 von 24 Patienten mit Hirntumoren Nebenwirkungen aufgrund der Methadontherapie, davon 5 schwerwiegende (z. B. Bewusstseinsverlust, Darmverschluss, kurze psychotische Störung).

Dosierung

Für die Schmerztherapie werden in der Palliativmedizin individuelle Dosierungen gewählt.

Warnhinweise

Aufgrund der Berichterstattung in den Medien setzen einige Patientinnen und Patienten hohe Hoffnungen auf Methadon zur Verbesserung der Wirkung einer Tumortherapie. In der wissenschaftlichen Literatur findet sich eine Reihe von Fallberichten mit schweren Folgen und Todesfällen bei Patienten, die Methadon mit diesem Ziel einnahmen. Besondere Vorsicht ist geboten bei Patienten mit einer Krebserkrankung, die unter eine Opiattherapie stehen.

Bewertung und Empfehlungen

Mehrere Fachgesellschaften haben Stellungnahmen veröffentlicht, in denen aufgrund der mangelnden Datenlage und der Risiken von Methadon zur Unterstützung der Tumortherapie oder als alleinige Therapie abgeraten wird (Neuroonkologische Arbeitsgemeinschaft in der Deutschen Krebsgesellschaft [NOA] und Deutsche Gesellschaft für Neurologie [DGN], Deutsche Gesellschaft für Hämatologie und medizinische Onkologie, Deutsche Gesellschaft für Palliativmedizin).

LITERATUR

https://www.stiftung-perspektiven.de/Wissensportal/ (letzter Zugriff: 12.10.23)

Patientenleitlinie Komplementärmedizin in der Behandlung von onkologischen Patienten, https://www.leitlinienprogramm-onkologie.de/patientenleitlinien/komplementaermedizin (letzter Zugriff 19.02.24)

1. Amos LB, D'Andrea LA. Severe central sleep apnea in a child with leukemia on chronic methadone therapy. Pediatric Pulmonology. 2013; 48(1): 85–87.
2. Brett J, Wylie CE, Raubenheimer J, Isbister GK, Buckley NA. The relative lethal toxicity of pharmaceutical and illicit substances: A 16-year study of the Greater Newcastle Hunter Area, Australia. British journal of clinical pharmacology. 2019; 85(9): 2098–2107.
3. Cherny N. Is oral methadone better than placebo or other oral/transdermal opioids in the management of pain? Palliative Medicine. 2011; 25(5): 488–493.
4. Fountain JS, Tomlin AM, Reith DM, Tilyard MW. Fatal toxicity indices for medicine-related deaths in New Zealand, 2008–2013. Drug Safety. 2020; 43: 223–232.
5. Hagen NA, Fisher K, Stiles C. Sublingual methadone for the management of cancer-related breakthrough pain: a pilot study. Journal of palliative medicine. 2007; 10(2): 331–337.
6. Inturrisi CE, Portenoy RK, Max MB, Colburn WA, Foley KM. Pharmacokinetic-pharmacodynamic relationships of methadone infusions in patients with cancer pain. Clinical Pharmacology & Therapeutics. 1990; 47(5): 565–577.
7. Ito S, Liao S. Myoclonus associated with high-dose parenteral methadone. Journal of palliative medicine. 2008; 11(6): 838–841.
8. Mercadante S, Casuccio A, Agnello A, Serretta R, Calderone L, Barresi L. Morphine versus methadone in the pain treatment of advanced-cancer patients followed up at home. Journal of clinical oncology. 1998; 16(11): 3656–3661.
9. Mercadante S, Prestia G, Adile C, Casuccio A. Changes of QTc interval after opioid switching to oral methadone. Supportive Care in Cancer. 2013; 21: 3421–3424.
10. Nicholson AB, Watson GR, Derry S, Wiffen PJ. Methadone for cancer pain. Cochrane database of systematic reviews. 2017; (2).
11. Ojanperä I, Kriikku P, Vuori E. Fatal toxicity index of medicinal drugs based on a comprehensive toxicology database. International journal of legal medicine. 2016; 130: 1209–1216.
12. Oneschuk D, Bruera E. Respiratory depression during methadone rotation in a patient with advanced cancer. Journal of palliative care. 2000; 16(2): 50–54.
13. Onken J, Friesen C, Vajkoczy P, Misch M. Safety and tolerance of d, l-methadone in combination with chemotherapy in patients with glioma. Anticancer Research. 2017; 37(3): 1227–1235.
14. Ray WA, Chung CP, Murray KT, Cooper WO, Hall K, Stein CM. Out-of-hospital mortality among patients receiving methadone for noncancer pain. JAMA internal medicine. 2015; 175(3): 420–427.
15. Reddy A, Schuler US, De La Cruz M, Yennurajalingam S, Wu J, Liu D et al. Overall survival among cancer patients undergoing opioid rotation to methadone compared to other opioids. Journal of palliative medicine. 2017; 20(6): 656–661.
16. Reddy S, Hui D, Osta BE, De La Cruz M, Walker P, Palmer JL et al. The effect of oral methadone on the QTc interval in advanced cancer patients: a prospective pilot study. Journal of palliative medicine. 2010; 13(1): 33–38.
17. Stringer J, Welsh C, Tommasello A. Methadone-associated QT interval prolongation and torsades de pointes. American Journal of Health-System Pharmacy. 2009; 66(9): 825–833.
18. Tisdale JE, Chung MK, Campbell KB, Hammadah M, Joglar JA, Leclerc J et al. Drug-induced arrhythmias: a scientific statement from the American Heart Association. Circulation. 2020; 142(15): e214-e233.
19. von der Brelie C, Schatlo B, Bettag C, Rohde V. Safety aspects of opioid-naïve patients with high-grade glioma treated with D, L-methadone: an observational case series. Neurosurgical Review. 2021; 44: 579–586.
20. Weschules DJ, Bain KT, Richeimer S. Actual and potential drug interactions associated with methadone. Pain Medicine. 2008; 9(3): 315–344.

2.43 Methylsulfonylmethan (MSM)

Was ist MSM?

Methylsulfonylmethan (MSM) wird als Nahrungsergänzungsmittel bei einer Reihe von Erkrankungen insbesondere bei degenerativen Veränderungen der Gelenke angeboten. MSM soll entzündungshemmend wirken.

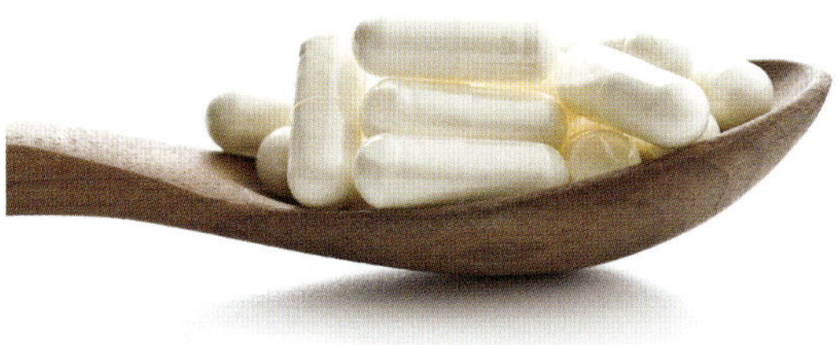

Bildquelle: [J787-169]

Ergebnisse aus Laborexperimenten

In Laborexperimenten kann MSM das Wachstum von Krebszellen hemmen.

Ergebnisse aus Studien am Menschen

Studien bei Menschen mit dem Ziel, den Krebs mit MSM zu bekämpfen, wurden bisher nicht durchgeführt. In einer sehr kleinen Studie bekamen Patientinnen und Patienten mit Störungen des Tastempfindens nach Chemotherapie (Polyneuropathie) ein Kombinationspräparat, das u. a. MSM enthielt. Das Tastempfinden verbesserte sich. Eine solche Verbesserung tritt aber nach Beendigung der Chemotherapie meistens auf. Deshalb ist die Studie kein Beweis, dass MSM eine positive Wirkung hatte.

Wechselwirkungen mit der Tumortherapie

Es sind keine Wechselwirkungen bekannt.

Nebenwirkungen

Mögliche Nebenwirkungen sind Magen-Darm-Beschwerden und Hautreaktionen.

Dosierung

Als Nahrungsergänzungsmittel bei Gelenkbeschwerden wegen Verschleiß werden bis zu 6 g pro Tag gegeben.

Warnhinweise

Es gibt Menschen mit einem seltenen Mangel an Molybdän oder des Enzyms, welches die chemische Verbindung Sulfit abbaut. Diese Menschen sollten MSM nicht einnehmen.

Bewertung und Empfehlungen

Es gibt keinen Beweis für eine Wirkung von MSM beim Menschen.

LITERATUR

https://www.stiftung-perspektiven.de/Wissensportal/ (letzter Zugriff: 12.10.23)

1. Desideri I, Francolini G, Becherini C, Terziani F, Delli Paoli C, Olmetto E et al. Use of an alpha lipoic, methylsulfonylmethane and bromelain dietary supplement (Opera®) for chemotherapy-induced peripheral neuropathy management, a prospective study. Medical Oncology. 2017; 34: 1–5.
2. Vlachojannis J, Chrubasik-Hausmann S. Evidenz der Wirksamkeit von Methylsulfonylmethan. Zeitschrift für Komplementärmedizin. 2019; 11(03): 42–45.

2.44 Miracle Mineral Supplement (MMS)

Was ist MMS?

MMS (auch Master Mineral Solution oder Miracle Mineral Solution) wird als Mittel gegen verschiedene Krankheitsbilder angeboten. Da das Bundesinstitut für Arzneimittel und Medizinprodukte (BfArM) MMS als bedenkliches Arzneimittel eingestuft hat, darf es nicht mehr zum Zwecke der Heilung, Linderung oder Verhütung von Krankheiten vertrieben werden. Deshalb wird es offiziell zur Trinkwasseraufbereitung in Verkehr gebracht. Aber in der Werbung finden sich immer wieder offene oder meist versteckte Hinweise, dass es eingenommen werden sollte. Auf Internetseiten des Erfinders Jim Humbles werden Erfahrungsberichten dargestellt, in denen von Heilungen weit fortgeschrittener Erkrankungen berichtet wird. Keiner dieser Fälle ist wissenschaftlich überprüft und anerkannt.

Das Präparat MMS enthält Natriumchloridlösung 28 %, MMS2 Calciumhypochlorit 70 % in Kapseln. Beide werden zusammen mit einer „Aktivator"-Zitronensäurelösung 10 % verkauft. Chlordioxid (Abkürzung CDL oder CDS für englisch *chlorine dioxide solution*) ist hoch giftig und ätzend. Chlordioxid ist in Desinfektionsmittel enthalten und als Bleichmittel für Textilien bekannt.

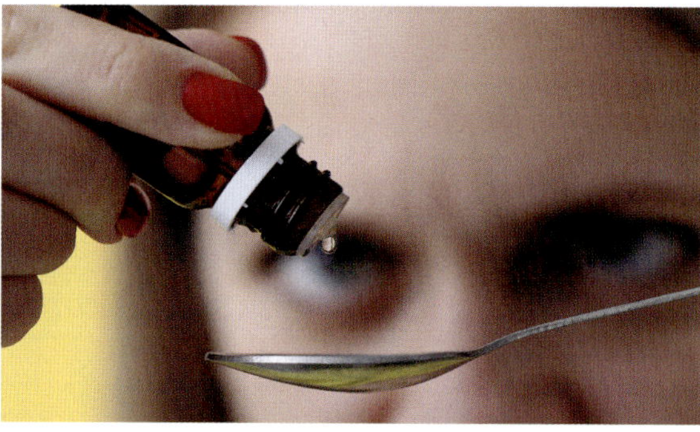

Bildquelle: [J787]

Ergebnisse aus Laborexperimenten

Es gibt keine Laborstudien zu MMS mit Krebszellen.

Ergebnisse aus Studien am Menschen

Es gibt keine Studien mit Krebspatientinnen und Krebspatienten zu MMS. Es gibt auch keine wissenschaftlichen Nachweise für die angeblichen Behandlungserfolge und Fallbeispiele.

Wechselwirkungen mit der Tumortherapie

Hierzu liegen keine wissenschaftlichen Erkenntnisse vor.

Nebenwirkungen

Auf Haut und Schleimhäuten kann es zu erheblichen Reizungen und Verätzungen insbesondere der Speiseröhre kommen. Bauchschmerzen, Übelkeit, Erbrechen und Durchfall und in der Folge eine Austrocknung und ein Blutdruckabfall sowie ein Nierenversagen und/oder eine Zerstörung von Blutzellen sind möglich.

Dosierung

Von der Einnahme von MMS wird dringend abgeraten, deshalb gibt es keine Dosisempfehlung.

Warnhinweise

Das Bundesinstitut für Risikobewertung (BfR) warnt vor der Anwendung des Produkts. Durch MMS kann es zu lebensgefährlichen Verätzungen kommen.

Bewertung und Empfehlungen

MMS kann zu lebensgefährlichen Krankheitserscheinungen und bleibenden Schäden führen. Bei einer Krebserkrankung hilft es nicht.

LITERATUR

https://www.stiftung-perspektiven.de/Wissensportal/ (letzter Zugriff: 12.10.23)
https://www.bfarm.de/SharedDocs/Pressemitteilungen/DE/2015/pm3-2015.html (letzter Zugriff: 12.10.23)
https://www.bfr.bund.de/cm/343/bfr-raet-von-der-einnahme-des-produkts-miracle-mineral-supplement-mms-ab.pdf (letzter Zugriff: 12.10.23)

2.45 Mistel

Was ist die Mistel?

Die Mistel (*Viscum*) ist in ganz Europa, Asien und Nordafrika verbreitet. Sie ist ein kleiner, kugeliger Strauch, der als Halbschmarotzer besonders häufig auf Apfelbäumen, Tannen und Kiefern, seltener auf Eichen wächst. Die Wurzeln sind zu Saugorganen umgebildet, die Wasser und Nährstoffe aus der Wirtspflanze entnehmen.

Die Mistel enthält verschiedene sekundäre Pflanzenstoffe. Sogenannte Mistel-Lektine sollen die wichtigsten Inhaltsstoffe für die vermutete Wirkung sein. Sie bestehen aus einem Eiweiß- und einem Zuckeranteil. In Laborexperimenten können sie das Immunsystem beeinflussen.

Es gibt unterschiedliche Mistelpräparate von verschiedenen Herstellern. Diese können unterschieden werden in pflanzenheilkundliche Präparate, bei denen in jeder Ampulle immer der gleiche Gehalt an Lektinen ist. Bei den anthroposophischen Extrakten werden Präparate von unterschiedlichen Wirtsbäumen angeboten. Der in den unterschiedlichen Präparaten enthaltene Mistel-Lektingehalt variiert teilweise um mehr als den Faktor 1.000. Auch die Herstellungswege, wie die Extrakte aus der Pflanze gewonnen werden, ist von Hersteller zu Hersteller unterschiedlich.
Drei verschiedene Wirkweisen werden diskutiert:

- Aktivierung des Immunsystems durch Lektine
- Direkte Wirkung gegen Krebszellen
- Ausschüttung von Endorphinen – sog. „Glückshormonen“

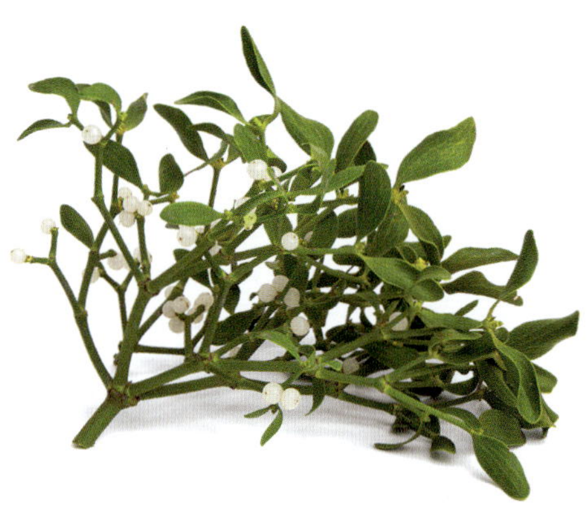

Bildquelle: [J787]

Ergebnisse aus Laborexperimenten

Lektine können im menschlichen Körper Botenstoffe des Immunsystems aktivieren und dadurch auch bestimmte Immunzellen aktivieren. In Laborexperimenten konnte außerdem gezeigt werden, dass Extrakte aus der Mistel in hohen Konzentrationen Krebszellen am Wachstum hindern können.

Ergebnisse aus Studien am Menschen

Wird die Mistel unter die Haut (subkutan) gespritzt, so kommt es im Bereich der Einstichstelle zu einer lokalen Reaktion des Immunsystems, an der Haut entwickelt sich häufig nach einigen Stunden eine kleine Rötung. Auch bei Blutuntersuchungen kann man sehen, dass bestimmte Immunzellen aktiviert werden. Bisher ist allerdings nicht bewiesen, dass die so aktivierten Immunzellen Krebszellen angreifen und beseitigen können.

Obwohl es sehr viele Studien gibt, in denen untersucht wurde, ob die Misteltherapie das Überleben bei Krebserkrankungen verbessert, gibt es bisher keinen Beweis. Ebenso gibt es zahlreiche Studien, in denen die Wirkung der Misteltherapie auf die Lebensqualität bei Patientinnen und Patienten mit einer Krebserkrankung untersucht wurde. Auch hierzu gibt es aber kein eindeutiges Ergebnis.

Diese Unsicherheit zur Wirksamkeit der Misteltherapie liegt daran, dass – obwohl es so viele Studien gibt – der Beweis fehlt, dass die Wirksamkeit der Mistel tatsächlich über den Placebo-Effekt hinausgeht. Dies liegt an der unzureichenden Qualität der Studien. Da die Misteltherapie einen positiven Ruf hat, kann allein durch die Überzeugung der Patienten, die Mistel – also etwas Gutes – zu bekommen, die Lebensqualität verbessert werden.

Wechselwirkungen mit der Tumortherapie

Zu Wechselwirkungen mit Krebsmedikamenten oder anderen Medikamenten ist wenig bekannt. Da die Mistel das Immunsystem aktiviert, sind Wechselwirkungen mit modernen Immuntherapien möglich. Dies wurde noch nicht systematisch untersucht.

Auf viele Krebsmedikamente kann das Immunsystem mit einer Überempfindlichkeit oder Allergie reagieren. Es ist möglich, dass eine Misteltherapie dieses Risiko erhöht und damit die Verträglichkeit einer Krebstherapie schlechter wird. Einzelne Patienten haben starke, teils lebensbedrohliche allergische Reaktionen auf Krebsmedikamente nach Mistelinjektion erlitten.

Nebenwirkungen

Die häufigsten Nebenwirkungen einer Misteltherapie sind lokale Hautreaktionen um die Injektionsstelle (Rötung, ggf. Juckreiz und Hautauschlag). Es kann zu einem leichten Temperaturanstieg kommen.

Als Nebenwirkungen können auch Kopfschmerzen, Abgeschlagenheit, Übelkeit, Erbrechen, Durchfall, Schlafstörungen, Luftnot, Leberentzündungen, zu langsamer Herzschlag, zu hoher oder zu niedriger Blutdruck und Krampfanfälle auftreten.

Bei Patienten mit Leukämien und Lymphomen – also Krebsarten, bei denen weiße Blutkörperchen zu Krebszellen geworden sind – kann möglicherweise das Wachstum dieser bösartigen Zellen durch die Misteltherapie gefördert werden.

Dosierung

Mistel wird subkutan (unter die Haut) gespritzt. Das kann der Patient selber durchführen. Es gibt keine einheitliche Dosierung und Häufigkeit der Spritzen. Es gibt auch keine wissenschaftlichen Studien, in denen die unterschiedlichen Präparate, Wirtsbäume und Dosierungen gegeneinander verglichen wurden, um herauszufinden, für welche Patienten welche Art der Therapie (besser) wirkt. Auch zur Dauer der Anwendung gibt es keine systematischen Studien.

Bei den pflanzenheilkundlichen Präparaten wird meist 3-mal pro Woche eine Ampulle mit der gleichen Wirkstoffmenge gespritzt. Bei den anthroposophischen Präparaten gibt es Empfehlungen, bei welcher Tumorart Mistel von welchem Wirtsbaum genommen werden soll. Diese Empfehlungen beruhen aber nicht auf systematischen vergleichenden Studien. Auch hier wird oft 3-mal pro Woche gespritzt, wobei die Wirkstoffmenge in der Ampulle langsam gesteigert wird. Nach einiger Zeit wird häufig eine Pause gemacht und dann wieder mit einer niedrigeren Menge begonnen. Ob dieses Vorgehen besser ist als das bei den pflanzenheilkundlichen Präparaten, wurde bisher nicht untersucht.

Alle Mistelpräparate sind für die Injektion unter die Haut (subkutan) zugelassen. Teilweise bekommen Patienten aber auch Mistelspritzen direkt in den Tumor oder an andere Körperstellen oder in eine Vene gespritzt oder infundiert. Bei dieser Anwendung ohne Zulassung haftet der Arzt, falls es zu (schweren) Nebenwirkungen und Folgen kommt.

Warnhinweise

Es ist denkbar, dass durch eine Misteltherapie Leukämie- und Lymphomzellen aktiviert werden. Deshalb sollte die Misteltherapie bei diesen Krankheiten nicht durchgeführt werden. Diese Warnung gilt auch beim schwarzen Hautkrebs (Melanom), da in einer Studie die Patienten in der Mistelgruppe eher ein schlechteres Behandlungsergebnis hatte.

Bewertung und Empfehlungen

Es gibt bisher keinen Beweis, dass die Misteltherapie das Überleben von Patientinnen und Patienten mit einer Krebserkrankung verbessern kann. Ob eine Misteltherapie die Lebensqualität verbessern kann, ist umstritten. Ein Placebo-Effekt ist angesichts der Studienlage wahrscheinlich.

Über die Risiken der Misteltherapie gibt es kaum zuverlässige Angaben aus Studien. Auch über ihre Häufigkeit kann nichts gesagt werden. Es ist denkbar, dass eine Misteltherapie den Verlauf bei einer Leukämie- oder Lymphomerkrankung oder beim schwarzen Hautkrebs (Melanom) verschlechtert. Deshalb sollte bei diesen Erkrankungen keine Misteltherapie erfolgen.

Da die Aktivierung des Immunsystems allergische Reaktionen und auch sog. Autoimmunerkrankungen wie Rheuma und andere verstärken kann, sollte Patienten mit diesen Erkrankungen, bekannten Allergien oder nach einer Organtransplantation keine Mistel-Extrakte gespritzt werden.

Eine Misteltherapie sollte auch nicht durchgeführt werden, wenn Patienten Krebsmedikamente bekommen, bei denen eine Überempfindlichkeitsreaktion möglich ist. Eine Misteltherapie während moderner Immuntherapien ist ebenfalls nicht empfehlenswert.

Wichtig ist es, dass Patienten ihren Onkologen sagen, wenn sie eine Misteltherapie machen wollen und es gut absprechen.

LITERATUR

https://www.stiftung-perspektiven.de/Wissensportal/ (letzter Zugriff: 12.10.23)

Patientenleitlinie Komplementärmedizin in der Behandlung von onkologischen Patienten, https://www.leitlinienprogramm-onkologie.de/patientenleitlinien/komplementaermedizin (letzter Zugriff 19.02.24)

1. Abreu P, Sánchez R, Mut T, Balaguer D, Latorre I, Rodríguez H. Homeopathic mistletoe adverse reaction mimics nodal involvement in 18F-FDG PET/CT performed for evaluation of response to chemotherapy in lymphoma. Revista Española de Medicina Nuclear e Imagen Molecular (English Edition). 2017; 36(2): 110–112.
2. Augustin M, Bock PR, Hanisch J, Karasmann M, Schneider B. Safety and efficacy of the long-term adjuvant treatment of primary intermediate-to high-risk malignant melanoma (UICC/AJCC stage II and III) with a standardized fermented European mistletoe (Viscum album L.) extract. Arzneimittelforschung. 2005; 55(01): 38–49.
3. Bauer C, Oppel T, Ruëff F, Przybilla B. Anaphylaxis to viscotoxins of mistletoe (Viscum album) extracts. Annals of Allergy, Asthma & Immunology. 2005; 94(1): 86–89.
4. Freuding M, Keinki C, Kutschan S, Micke O, Buentzel J, Huebner J. Mistletoe in oncological treatment: a systematic review : Part 2: quality of life and toxicity of cancer treatment. J Cancer Res Clin Oncol. 2019a; 145(4): 927–939.
5. Freuding M, Keinki C, Micke O, Buentzel J, Huebner J. Mistletoe in oncological treatment: a systematic review: part 1: survival and safety. Journal of cancer research and clinical oncology. 2019b; 145: 695–707.
6. Hagenah W, Dörges I, Gafumbegete E, Wagner T. Subcutaneous manifestations of a centrocytic non-Hodgkin lymphoma at the injection site of a mistletoe preparation. Deutsche medizinische Wochenschrift (1946). 1998; 123(34–35): 1001–1004.
7. Horneber M, van Ackeren G, Linde K, Rostock M. Mistletoe therapy in oncology. Cochrane database of systematic reviews. 2008; (2).
8. Hutt N, Kopferschmitt-Kubler M, Cabalion J, Purohit A, Alt M, Pauli G. Anaphylactic reactions after therapeutic injection of mistletoe (Viscum album L.). Allergologia et immunopathologia. 2001; 29(5): 201–203.
9. Kleeberg U, Suciu S, Bröcker E, Ruiter D, Chartier C, Liénard D et al. Final results of the EORTC 18871/DKG 80-1 randomised phase III trial: rIFN-α2b versus rIFN-γ versus ISCADOR M® versus observation after surgery in melanoma patients with either high-risk primary (thickness> 3 mm) or regional lymph node metastasis. European Journal of Cancer. 2004; 40(3): 390–402.
10. Lee Y-G, Jung I, Koo D-H, Kang D-Y, Oh TY, Oh S et al. Efficacy and safety of Viscum album extract (Helixor-M) to treat malignant pleural effusion in patients with lung cancer. Supportive Care in Cancer. 2019; 27: 1945–1949.
11. Loef M, Walach H. Quality of life in cancer patients treated with mistletoe: a systematic review and meta-analysis. BMC Complementary Medicine and Therapies. 2020; 20: 1–14.
12. Ostermann T, Büssing A, Raak C, Appelbaum S, Poier D, Boehm K. Meta-Analysis on the Survival of Cancer Patients Treated with a Fermented Viscum Album L. European Journal of Integrative Medicine. 2021; 48: 101939.
13. Pelzer F, Martin D, Baumgartner S, Loef M. Treatment of cancer-related fatigue with mistletoe extracts: A systematic review and meta-analysis. European Journal of Integrative Medicine. 2021; 48: 101931.
14. Shaw HS, Hobbs KB, Seewaldt VL, Kroll DJ. Delayed-type hypersensitivity reaction with iscador M given in combination with cytotoxic chemotherapy. Journal of clinical oncology. 2004; 22(21): 4432–4434.
15. Stumpf C, Büssing A. Stimulation of antitumour immunity by intrapleural instillation of a Viscum album L. extract. Anti-Cancer Drugs. 1997; 8: S23-S26.
16. Thronicke A, Steele ML, Grah C, Matthes B, Schad F. Clinical safety of combined therapy of immune checkpoint inhibitors and Viscum album L. therapy in patients with advanced or metastatic cancer. BMC Complementary and Alternative Medicine. 2017; 17: 1–10.

2

2.46 Modifizierte Citruspektine

Was sind modifizierte Citruspektine?

Citruspektine sind komplexe Zuckerverbindungen aus der Schale und dem Fruchtfleisch von Zitrusfrüchten. Modifizierte Citruspektine sind chemisch so verändert, dass sie leichter in den Körper aufgenommen werden können.

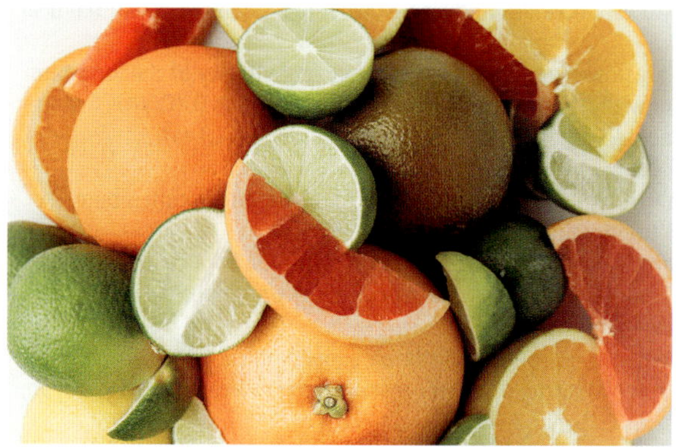

Bildquelle: [J787]

Ergebnisse aus Laborexperimenten

In Laborexperimenten können modifizierte Citruspektine das Wachstum von Krebszellen hemmen.

Ergebnisse aus Studien am Menschen

Bisher wurde nur eine sehr kleine Studie mit 13 Patienten mit Prostatakrebs veröffentlicht. In dieser Studie wurden Patienten nach erster Behandlung des Krebses mit modifizierten Citruspektinen behandelt, wenn der PSA-Wert wieder anstieg. Bei 7 von 10 ausgewerteten Patienten verlangsamte sich der Anstieg des PSA-Wertes, aber bei keinem Patienten ist der Wert zurückgegangen.

Wechselwirkungen mit der Tumortherapie

Pektine beschleunigen den Transport des Darminhaltes und können dadurch die Aufnahme von Medikamenten im Darm verringern, weil sie schneller wieder ausgeschieden werden.

Nebenwirkungen

Bisher wurden nur wenige Nebenwirkungen von modifizierten Citruspektinen beschrieben. Möglich ist eine Allergie mit Oberbauchbeschwerden.

Dosierung

Da gute Studien fehlen, gibt es keine Dosierungsempfehlung.

Warnhinweise

Patienten mit bekannter Pektinallergie sollten modifizierte Citruspektine nicht einnehmen.

Bewertung und Empfehlungen

Es gibt keine positiven Studienergebnisse bei Patientinnen und Patienten mit einer Krebserkrankung zu modifizierten Citruspektinen. Patienten, die modifizierte Citruspektine einnehmen wollen, sollten dies nur tun, wenn sie keine wichtigen Medikamente einnehmen.

LITERATUR

https://www.stiftung-perspektiven.de/Wissensportal/ (letzter Zugriff: 12.10.23)

1. Guess B, Scholz M, Strum S, Lam R, Johnson H, Jennrich R. Modified citrus pectin (MCP) increases the prostate-specific antigen doubling time in men with prostate cancer: a phase II pilot study. Prostate cancer and prostatic diseases. 2003; 6(4): 301–304.

2

2.47 Noni

Was ist Noni?

Die Noni-Frucht ist die Frucht des Noni-Baums (*Morinda citrifolia*). Noni stammt aus dem südasiatischen Raum, wird heute aber auch in Mittelamerika angebaut. In Polynesien wird Noni als Heilpflanze bei vielen verschiedenen Krankheiten eingesetzt.

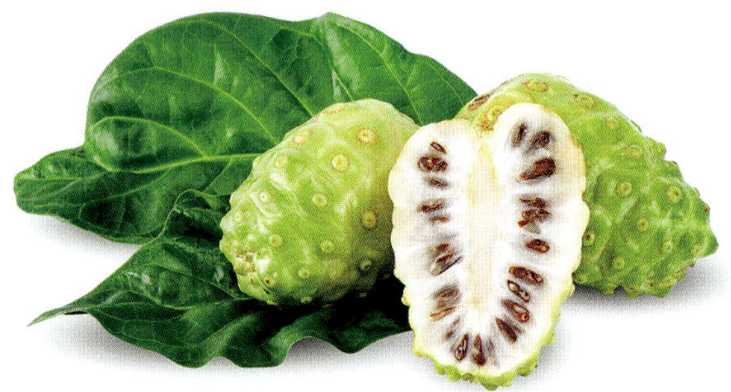

Bildquelle: [J787-170]

Ergebnisse aus Laborexperimenten

Noni-Extrakt wurde bisher im Labor nur wenig untersucht.

Klinische Studiendaten

Bisher gibt es nur eine sehr kleine Studie mit einem Noni-haltigen Nahrungsergänzungsmittel. In ihr bekamen 6 Männer mit Prostatakarzinom, bei denen noch keine Therapie notwendig war (Active Surveillance), das Extrakt. Es gab keinen positiven Einfluss auf den PSA-Wert, also keinen Hinweis auf einen günstigen Einfluss auf die Erkrankung. Ein Teilnehmer bekam Durchfall.

Wechselwirkungen mit der Tumortherapie

Noni-Extrakt hat möglicherweise Wechselwirkungen mit Medikamenten. Es ist auch nicht ausgeschlossen, dass es die Wirkung von Strahlen- oder Chemotherapien negativ beeinflusst.

Nebenwirkungen

Nebenwirkungen von Noni sind Durchfall oder Verstopfung. Noni-Saft enthält große Mengen Kalium und kann bei Patientinnen und Patienten mit eingeschränkter Nierenfunktion und bei Patienten, die kaliumsparende Medikamente einnehmen, zu einem zu hohen

Kaliumspiegel führen. Ein zu hoher Kaliumspiegel kann Herzrhythmusstörungen auslösen. Noni-Extrakte können sog. Anthraquinone enthalten. Das sind sekundäre Pflanzenstoffe, die die Leber schädigen können.

Dosierung

Es gibt keine Dosierungsempfehlung.

Warnhinweise

Patienten mit einer Nierenschwäche oder Leberschädigung sollten Noni nicht einnehmen.

Bewertung und Empfehlungen

Es gibt keine Beweise, dass Noni bei Krebserkrankungen hilft. Auf der anderen Seite sind Nebenwirkungen und Schäden möglich. Patientinnen und Patienten mit Nieren- oder Leberschäden sollten Noni nicht verwenden.

LITERATUR

https://www.stiftung-perspektiven.de/Wissensportal/ (letzter Zugriff: 12.10.23)

1. Engdal S, Nilsen OG. In vitro inhibition of CYP3A4 by herbal remedies frequently used by cancer patients. Phytotherapy Research: An International Journal Devoted to Pharmacological and Toxicological Evaluation of Natural Product Derivatives. 2009; 23(7): 906–912.
2. Hirasawa Y, Pagano I, Huang J, Sasaki Y, Murakami K, Rosser CJ et al. Case study of noni extract in men with very low-risk or low-risk prostate cancer. Hawai'i Journal of Health & Social Welfare. 2021; 80(10): 242.
3. Hirazumi A, Furusawa E, Chou S, Hokama Y. (1994). Anticancer activity of Morinda citrifolia (noni) on intraperitoneally implanted Lewis lung carcinoma in syngeneic mice. Paper presented at the Proceedings of the Western pharmacology society.
4. Millonig G, Stadlmann S, Vogel W. Herbal hepatotoxicity: acute hepatitis caused by a Noni preparation (Morinda citrifolia). European journal of gastroenterology & hepatology. 2005; 17(4): 445–447.
5. Shalan NAAM, Mustapha NM, Mohamed S. Chronic toxicity evaluation of Morinda citrifolia fruit and leaf in mice. Regulatory toxicology and pharmacology. 2017; 83: 46–53.
6. Stadlbauer V, Fickert P, Lackner C, Schmerlaib J, Krisper P, Trauner M et al. Hepatotoxicity of NONI juice: report of two cases. World journal of gastroenterology: WJG. 2005; 11(30): 4758.

2.48 Omega-3-Fettsäuren

Was sind Omega-3-Fettsäuren?

Omega-3-Fettsäuren gehören zu den mehrfach ungesättigten Fettsäuren. Sie sind sehr gesund und werden u. a. zum Schutz vor Herz-Kreislauf-Erkrankungen als wichtiger Bestandteil der Nahrung empfohlen.

In der Natur kommen mehrfach ungesättigte Fettsäuren vor allem in Nüssen, Samen und deren Ölen aber auch in Fisch, insbesondere in fetten Fischen wie Hering, Lachs und Makrele vor. Bei den mehrfach ungesättigten Fettsäuren unterscheidet man Omega-3- und Omega-6-Fettsäuren, die sich im chemischen Aufbau und in der Wirkung im Körper unterscheiden.

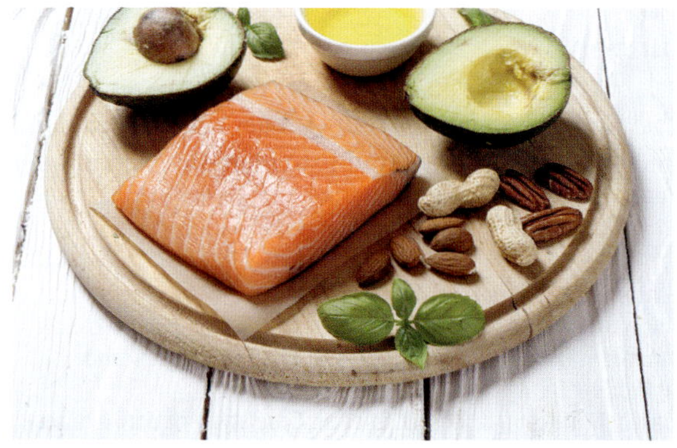

Bildquelle: [J787]

Ergebnisse aus Laborexperimenten

Omega-3-Fettsäuren hemmen in Laborexperimenten die Entwicklung von Krebszellen und deren Wachstum.

Ergebnisse aus Studien am Menschen

Ob mehrfach ungesättigte Fettsäuren einen schützenden Effekt vor Krebserkrankungen haben, wird in der Wissenschaft immer noch diskutiert. Es gibt viele Untersuchungen, aber die Ergebnisse sind noch nicht eindeutig.

Eine Rolle können die Omega-3-Fettsäuren wahrscheinlich für Patientinnen und Patienten spielen, die ungewollt an Gewicht verlieren. Vielen Patienten mit Mangelernährung fiel es in diesen Studien aber schwer, die relativ großen Kapseln zu schlucken. Wenn sie es geschafft haben und der Spiegel der Omega-3-Fettsäuren im Blut angestiegen ist, dann konnte das Gewicht zumindest stabilisiert werden.

Wechselwirkungen mit der Tumortherapie

Wissenschaftliche Erkenntnisse zu Wechselwirkungen mit Medikamenten sind nicht bekannt.

Nebenwirkungen

Bei Einnahme von Fischölkapseln berichten relativ viele Patienten über einen Fischgeschmack im Mund bzw. entsprechend unangenehmes Aufstoßen.

Dosierung

Dosisempfehlungen liegen bei 1,5 g der ungesättigten Fettsäuren pro Tag.

Warnhinweise

Es gibt keine Warnhinweise für Omega-3-Fettsäuren.

Bewertung und Empfehlungen

Omega-3-Fettsäuren sind wichtige und gesunde Bestandteile in der Nahrung. Patientinnen und Patienten, die Gewicht verlieren, können sie evtl. helfen, das Gewicht zu halten. Sie ersetzen aber nicht die Kalorienzufuhr. Deshalb ist bei Gewichtsverlust eine gute Ernährungsberatung wichtig.

Am einfachsten können Omega-3-Fettsäuren über pflanzliche Öle, Nüsse und Mandeln zugeführt werden. Diese Nahrungsmittel haben auch andere gesunde Nahrungsinhaltsstoffe. Fischölkapseln und andere Kapseln mit Omega-3-Fettsäuren sind auch möglich. Meist sind sie sehr groß und deshalb fällt es manchen Patienten schwer, sie einzunehmen. Wenn das unangenehme Aufstoßen auftritt, können magensaftresistente Kapseln gewählt werden.

LITERATUR

https://www.stiftung-perspektiven.de/Wissensportal/ (letzter Zugriff: 12.10.23)

1. Colomer R, Moreno-Nogueira JM, García-Luna PP, García-Peris P, García-de-Lorenzo A, Zarazaga A et al. N-3 fatty acids, cancer and cachexia: a systematic review of the literature. British journal of nutrition. 2007; 97(5): 823–831.
2. Crowe FL, Appleby PN, Travis RC, Barnett M, Brasky TM, Bueno-de-Mesquita HB et al. Circulating fatty acids and prostate cancer risk: individual participant meta-analysis of prospective studies. Journal of the National Cancer Institute. 2014; 106(9): dju240.
3. Dewey A, Baughan C, Dean TP, Higgins B, Johnson I. Eicosapentaenoic acid (EPA, an omega-3 fatty acid from fish oils) for the treatment of cancer cachexia. Cochrane database of systematic reviews. 2007; (1).
4. Hanson S, Thorpe G, Winstanley L, Abdelhamid AS, Hooper L. Omega-3, omega-6 and total dietary polyunsaturated fat on cancer incidence: systematic review and meta-analysis of randomised trials. British journal of cancer. 2020; 122(8): 1260–1270.

5. Lam CN, Watt AE, Isenring EA, de van der Schueren MA, van der Meij BS. The effect of oral omega-3 polyunsaturated fatty acid supplementation on muscle maintenance and quality of life in patients with cancer: a systematic review and meta-analysis. Clinical nutrition. 2021; 40(6): 3815–3826.
6. Wang J, Zhang Y, Zhao L. Omega-3 PUFA intake and the risk of digestive system cancers: A meta-analysis of observational studies. Medicine. 2020; 99(19).
7. Zhang X, Chen H, Lu Y, Xu C, Yao W, Xu L et al. Prevention of oxaliplatin-related neurotoxicity by ω-3 PUFAs: A double-blind randomized study of patients receiving oxaliplatin combined with capecitabine for colon cancer. Medicine. 2020; 99(50).

2.49 Perillylalkohol

Was ist Perillylalkohol?

Perillylalkohol kommt als sekundärer Pflanzenstoff in zahlreichen Pflanzen vor, in hohen Konzentrationen u. a. in der Haut von Orangen, in Pfefferminze, Kirschen und im Lavendel.

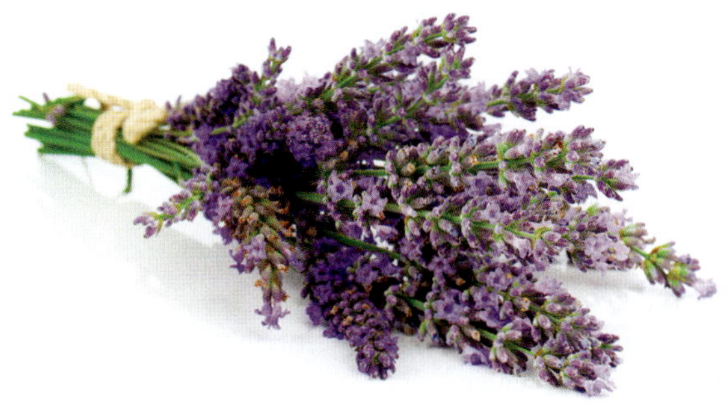

Bildquelle: [J787-171]

Ergebnisse aus Laborexperimenten

Perillylalkohol hemmt in Laborexperimenten das Wachstum von Krebszellen.

Ergebnisse aus Studien am Menschen

Bisher wurden mehrere Studien mit Patientinnen und Patienten mit verschiedenen fortgeschrittenen Krebserkrankungen durchgeführt. In keiner Studie wurde ein positiver Effekt gefunden, aber die Patienten hatten z. T. erhebliche Nebenwirkungen.

Wechselwirkungen mit der Tumortherapie

Über Wechselwirkungen mit Medikamenten ist kaum etwas bekannt.

Nebenwirkungen

Nebenwirkungen von Perillylalkohol sind sehr häufig Übelkeit und Erbrechen, Mundschleimhautentzündungen, Durchfall oder Verstopfung, ein Kaliummangel mit gefährlichen Herzrhythmusstörungen und Erschöpfung. Auch Organschäden und Verschlechterungen des Blutbildes (Absinken der weißen Blutkörperchen) wurden beschrieben.

Dosierung

Perillylalkohol wurde in unterschiedlichen Dosierungen eingesetzt. Die Tagesdosen schwanken zwischen 1.200 und 8.400 mg/m^2 mit Einnahme in 3–4 Einzeldosen.

Warnhinweise

Perillylalkohol hat zahlreiche Nebenwirkungen und keine positiven Wirkungen bei einer Krebserkrankung. Insbesondere Patienten, die andere Medikamente einnehmen, die das Kalium im Körper beeinflussen können, sollten Perillylalkohol nicht einnehmen.

Bewertung und Empfehlungen

Studien haben keine positiven Wirkungen von Perillylalkohol bei Krebserkrankungen finden können. Es kam aber zu vielen und zum Teil gefährlichen Nebenwirkungen. Aus diesen Gründen ist die Einnahme nicht zu empfehlen.

LITERATUR

1. Amos LB, D'Andrea LA. Severe central sleep apnea in a child with leukemia on chronic methadone therapy. Pediatric Pulmonology. 2013; 48(1): 85–87.
2. Bailey HH, Attia S, Love RR, Fass T, Chappell R, Tutsch K et al. Phase II trial of daily oral perillyl alcohol (NSC 641066) in treatment-refractory metastatic breast cancer. Cancer chemotherapy and pharmacology. 2008; 62: 149–157.
3. Bailey HH, Levy D, Harris LS, Schink JC, Foss F, Beatty P et al. A phase II trial of daily perillyl alcohol in patients with advanced ovarian cancer: Eastern Cooperative Oncology Group Study E2E96. Gynecologic oncology. 2002; 85(3): 464–468.
4. Bailey HH, Wilding G, Tutsch KD, Arzoomanian RZ, Alberti D, Feierabend C et al. A phase I trial of perillyl alcohol administered four times daily for 14 days out of 28 days. Cancer chemotherapy and pharmacology. 2004; 54: 368–376.
5. Liu G, Oettel K, Bailey H, Ummersen LV, Tutsch K, Staab MJ et al. Phase II trial of perillyl alcohol (NSC 641066) administered daily in patients with metastatic androgen independent prostate cancer. Investigational new drugs. 2003; 21: 367–372.
6. Matos JM, Schmidt CM, Thomas HJ, Cummings OW, Wiebke EA, Madura JA et al. A pilot study of perillyl alcohol in pancreatic cancer. Journal of Surgical Research. 2008; 147(2): 194–199.
7. Meadows SM, Mulkerin D, Berlin J, Bailey H, Kolesar J, Warren D et al. Phase II trial of perillyl alcohol in patients with metastatic colorectal cancer. International journal of gastrointestinal cancer. 2002; 32: 125–128.
8. Murren JR, Pizzorno G, DiStasio SA, McKeon A, Peccerillo K, Gollerkari A et al. Phase I study of perillyl alcohol in patients with refractory malignancies. Cancer Biology & Therapy. 2002; 1(2): 130–135.
9. Ripple GH, Gould MN, Stewart JA, Tutsch KD, Arzoomanian RZ, Alberti D et al. Phase I clinical trial of perillyl alcohol administered daily. Clinical cancer research: an official journal of the American Association for Cancer Research. 1998; 4(5): 1159–1164.

2.50 Probiotoka

Was sind Probiotika

Probiotika sind lebende Mikroorganismen, die als Nahrungsergänzungsmittel und Nahrungsmittelzusätze hergestellt werden. Zu den Probiotika gehören Laktobazillen, Bifidobakterien und andere Keime in der gesunden Darmflora. Probiotika werden eingesetzt, um die natürliche Darmflora zu stärken. Das natürliche Gleichgewicht zwischen verschiedenen Bakterienstämmen im Darm trägt zur normalen Darmfunktion bei und hat Einflüsse auf das Immunsystem.

Seit einigen Jahren untersuchen Forscher die Bedeutung der Darmflora (Mikrobiom) bei verschiedenen Erkrankungen, u. a. auch bei Krebs. Noch sind die Ergebnisse aber nicht so weit, dass wir daraus schon zuverlässige Schlüsse und Behandlungsempfehlungen ableiten können.

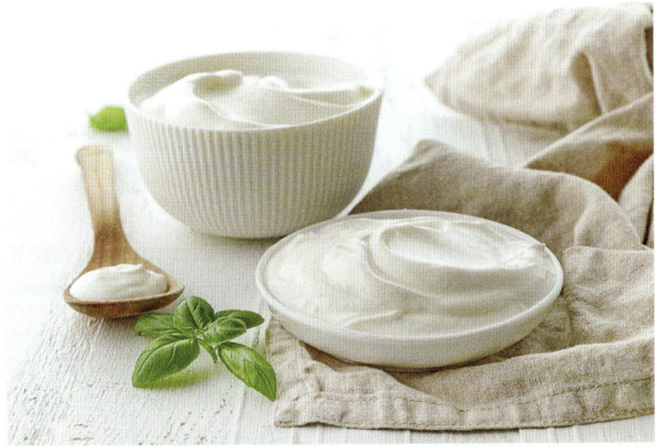

Bildquelle: [J787]

Ergebnisse aus Laborexperimenten

Probiotika hemmen in Laborexperimenten das Wachstum von Krebszellen.

Ergebnisse aus Studien am Menschen

Mehrere Studien haben untersucht, ob Probiotika Patientinnen und Patienten mit einer Krebserkrankung vor Durchfall durch Krebsmedikamente schützen können. Die meisten Studien sind positiv. Patienten mit Darmkrebs haben, wenn sie nach der Operation Probiotika bekommen, weniger Infektionen.

Wechselwirkungen mit der Tumortherapie

Wechselwirkungen mit Medikamenten sind nicht bekannt.

Nebenwirkungen

Einige Patienten klagen nach Einnahme von Probiotika über Magen-Darm-Beschwerden. Werden Probiotika zu hoch dosiert, kann es zu Durchfall kommen. Patienten mit einer sehr intensiven Chemotherapie leiden unter einer sehr starken Schwächung des Immunsystems. In dieser Situation können Probiotika, die lebende Bakterien enthalten, evtl. zu Infektionen führen.

Dosierung

Die Dosis hängt von der Zusammensetzung des Präparates ab.

Warnhinweise

Sehr stark immungeschwächte Patienten insbesondere Patienten nach Stammzell- oder Knochenmarkstransplantation sollten Probiotika mit lebenden Bakterien nicht einnehmen.

Bewertung und Empfehlungen

Ob Probiotika einen Einfluss auf eine Krebserkrankung haben, wissen wir nicht. Günstig wirken Probiotika wahrscheinlich bei Durchfall, der durch eine Krebstherapie ausgelöst wird. Patientinnen und Patienten mit sehr starker Schwächung des Immunsystems durch eine Krebstherapie sollten keine Probiotika einnehmen.

Für die Darmflora ist eine gesunde Ernährung mit Nahrungsmitteln, die die Darmflora unterstützen, wichtig. Hierzu gehören vergorene Milchprodukte und ballaststoffreiche Gemüse- und Getreideprodukte.

LITERATUR

https://www.stiftung-perspektiven.de/Wissensportal/ (letzter Zugriff: 12.10.23)

1. Aso Y, Akaza H, Kotake T, Tsukamoto T, Imai K, Naito S et al. Preventive effect of a Lactobacillus casei preparation on the recurrence of superficial bladder cancer in a double-blind trial. European urology. 1995; 27: 104–109.
2. Aso Y, Akazan H. Prophylactic effect of a Lactobacillus casei preparation on the recurrence of superficial bladder cancer. Urologia internationalis. 1992; 49(3): 125–129.
3. Demers M, Dagnault A, Desjardins J. A randomized double-blind controlled trial: impact of probiotics on diarrhea in patients treated with pelvic radiation. Clinical nutrition. 2014; 33(5): 761–767.
4. Hassan H, Rompola M, Glaser A, Kinsey SE, Phillips R. Systematic review and meta-analysis investigating the efficacy and safety of probiotics in people with cancer. Supportive Care in Cancer. 2018; 26: 2503–2509.
5. Lawrie TA, Green JT, Beresford M, Wedlake L, Burden S, Davidson SE et al. Interventions to reduce acute and late adverse gastrointestinal effects of pelvic radiotherapy for primary pelvic cancers. Cochrane database of systematic reviews. 2018; (1).
6. Naito S, Koga H, Yamaguchi A, Fujimoto N, Hasui Y, Kuramoto H et al. Prevention of recurrence with epirubicin and lactobacillus casei after transurethral resection of bladder cancer. The Journal of urology. 2008; 179(2): 485–490.

7. Ouyang X, Li Q, Shi M, Niu D, Song W, Nian Q et al. Probiotics for preventing postoperative infection in colorectal cancer patients: a systematic review and meta-analysis. International Journal of Colorectal Disease. 2019; 34: 459–469.
8. Pitsillides L, Pellino G, Tekkis P, Kontovounisios C. The effect of perioperative administration of probiotics on colorectal cancer surgery outcomes. Nutrients. 2021; 13(5): 1451.
9. Rodriguez-Arrastia M, Martinez-Ortigosa A, Rueda-Ruzafa L, Folch Ayora A, Ropero-Padilla C. Probiotic Supplements on Oncology Patients' Treatment-Related Side Effects: A Systematic Review of Randomized Controlled Trials. International journal of environmental research and public health. 2021; 18(8): 4265.

2.51 Proteolytische Enzyme

Was sind proteolytische Enzyme?

Zu den proteolytischen Enzymen gehören Bromelain aus der Ananaspflanze, Papain aus der Papaya und tierische Enzyme aus der Bauchspeicheldrüse wie Chymotrypsin und Trypsin.

Im Folgenden geht es nicht um den Einsatz von Verdauungsenzymen bei Patientinnen und Patienten mit einer zu geringen oder fehlenden Bildung von Verdauungsenzymen, sondern um die Einnahme proteolytischer Enzyme mit dem Ziel, Nebenwirkungen der Krebstherapie zu vermindern. In der Sportmedizin werden diese Präparate nach Verletzung zur Entzündungshemmung eingesetzt.

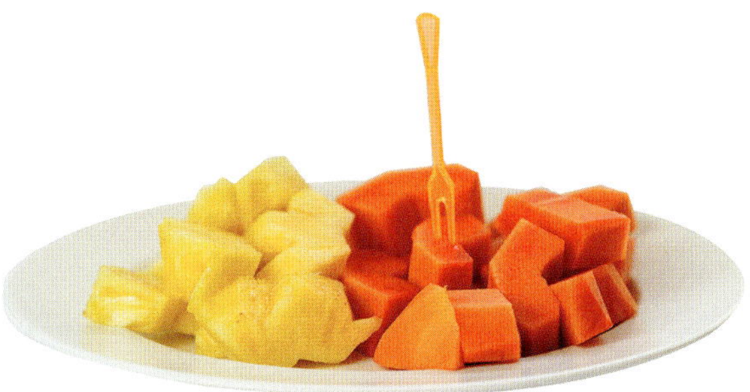

Bildquelle: [J787]

Ergebnisse aus Laborexperimenten

Es gibt nur wenige Laborexperimente zum Thema Krebs mit proteolytischen Enzymen. Vor vielen Jahren wurde untersucht, ob diese Enzyme die Ausbreitung von Krebszellen hemmen können – die Untersuchungen wurden aber nicht weiter verfolgt.

Ergebnisse aus Studien am Menschen

Insgesamt gibt es drei Studien mit Patientinnen und Patienten mit verschiedenen Krebserkrankungen, in denen Enzympräparate mit dem Ziel, die Krebserkrankung zu beeinflussen, eingesetzt wurden. Zwei Studien zeigten keinen Vorteil. Die dritte untersuchte die Wirkung bei Patienten mit einer seltenen Krebserkrankung, mit einem sog. Multiplen Myelom. Auch hier profitierten die meisten Patienten nicht von den Enzymen in Bezug auf das Fortschreiten der Erkrankung. Ausnahme war eine Untergruppe der Patienten, bei denen die Erkrankung bereits weiter fortgeschritten war (Stadium III). Diese Patienten hatten einen langsameren Verlauf der Erkrankung. Ob dieses Studienergebnis heute noch gültig ist, wissen wir nicht, da heute ganz andere Medikamente gegen die Myelomzellen eingesetzt werden als damals. Die Ergebnisse wurden aber nicht weiter verfolgt oder durch eine weitere Studie bestätigt.

Mehrere meist kleine Studien haben untersucht, ob proteolytische Enzyme Nebenwirkungen einer Chemo- oder Strahlentherapie vermindern können. Weder bei Mundschleimhautentzündungen noch bei Darmschleimhautentzündungen mit Durchfall hatten die Enzyme einen günstigen Einfluss.

Andere Studien haben untersucht, ob proteolytische Enzyme gegen eine Hautentzündung durch eine Strahlentherapie helfen. Die Ergebnisse geben erste Hinweise, dass die Enzyme die Entzündungen hemmen können.

Darüber hinaus wurde die entzündungshemmende Wirkung der Enzympräparate bei Muskel- und Gelenkbeschwerden unter einer Krebstherapie untersucht. Auch hier ist die Studienlage nicht ausreichend, um eine klare Aussage zu treffen.

Wechselwirkungen mit der Tumortherapie

Proteolytische Enzyme können die Aufnahme anderer Medikamente im Körper verbessern. Dies kann aber auch die Nebenwirkungen dieser Medikamente verstärken. So kann die Blutungsneigung bei Patienten, die blutgerinnungshemmende Medikamente einnehmen, erhöht werden.

Nebenwirkungen

Proteolytische Enzyme können wahrscheinlich eine Blutungsneigung verstärken. Allergische Reaktionen und Magen-Darm-Beschwerden wie Durchfall sind möglich.

Dosierung

Die Dosisangaben sind unterschiedlich. Die Enzymmenge wird als proteolytische Aktivität/Tablette bzw. Kapsel (FIP-Einheiten) gemessen. Sie schwankt zwischen den verschiedenen als Medikament oder als Nahrungsergänzungsmittel angebotenen Präparaten erheblich. Eine Dosisempfehlung ist 1–2 × 500 FIP/Tag.

Warnhinweise

Patienten mit einer erhöhte Blutungsneigung durch genetische Veränderung, Medikamente oder Blutbildveränderungen (Verminderung der Blutplättchen) durch die Krebstherapie sollten keine proteolytischen Enzyme einnehmen. Vor Operationen sollte die Einnahme pausiert werden.

Bewertung und Empfehlungen

Die Ergebnisse aus Studien zu den Enzympräparaten sind unzureichend und widersprüchlich. Deshalb wurde in der S3-Leitlinie keine Empfehlung ausgesprochen. Ein Einfluss auf den Verlauf der Krebserkrankung wurde bisher nicht nachgewiesen.

Die entzündungshemmende Wirkung ist aus der Sportmedizin bekannt. Deshalb könnte es sein, dass Enzympräparate Muskel- und Gelenkbeschwerden unter einer Krebstherapie verbessern. Betroffene Frauen unter einer antihormonellen Therapie berichten häufiger über positive Effekte, wobei wir im Einzelfall nicht wissen, ob es sich um einen Placebo-Effekt oder auch eine Gewöhnung des Körpers handelt.

Gute Enzympräparate sind relativ teuer, nur auf Rezept erhältlich sind und werden nicht von den Krankenkassen erstattet. Es ist also die Entscheidung des einzelnen Patienten und der einzelnen Patientin, ob ein Versuch gemacht werden möchte. Bei erhöhter Blutungsneigung sollten proteolytische Enzympräparate nicht eingenommen werden.

LITERATUR

https://www.stiftung-perspektiven.de/Wissensportal/ (letzter Zugriff: 12.10.23)

1. Beuth J, Ost B, Pakdaman A, Rethfeldt E, Bock PR, Hanisch J et al. Impact of complementary oral enzyme application on the postoperative treatment results of breast cancer patients – results of an epidemiological multicentre retrolective cohort study. Cancer chemotherapy and pharmacology. 2001; 47: S45-S54.
2. Birkenmeier G. Wirkungsmechanismus von oral applizierten proteolytischen Enzymen – Mechanistische und therapeutische Aspekte. DMW-Deutsche Medizinische Wochenschrift. 2008; 133(S 09): S301-S302.
3. Chan RJ, Webster J, Chung B, Marquart L, Ahmed M, Garantziotis S. Prevention and treatment of acute radiation-induced skin reactions: a systematic review and meta-analysis of randomized controlled trials. BMC cancer. 2014; 14: 1–19.
4. Dale PS, Tamhankar CP, George D, Daftary GV. Co-medication with hydrolytic enzymes in radiation therapy of uterine cervix: evidence of the reduction of acute side effects. Cancer chemotherapy and pharmacology. 2001; 47: S29-S34.
5. Dörr W, Herrmann T. Efficacy of Wobe-Mugos® E for reduction of oral mucositis after radiotherapy. Strahlentherapie und Onkologie. 2007; 183(3): 121.
6. Gujral MS, Patnaik PM, Kaul R, Parikh HK, Conradt C, Tamhankar CP et al. Efficacy of hydrolytic enzymes in preventing radiation therapy-induced side effects in patients with head and neck cancers. Cancer chemotherapy and pharmacology. 2001; 47: S23-S28.
7. Kasseroller R, Wenning H. Efficacy and tolerability of proteolytic enzymes as an anti-inflammatory agent in lymphoedema after axillary dissection due to mammary cancer. Eur J Lymphol. 2003; 10: 8–26.
8. Lorkowski G. Gastrointestinal absorption and biological activities of serine and cysteine proteases of animal and plant origin: review on absorption of serine and cysteine proteases. International journal of physiology, pathophysiology and pharmacology. 2012; 4(1): 10.
9. Martin T, Uhder K, Kurek R, Roeddiger S, Schneider L, Vogt H-G et al. Does prophylactic treatment with proteolytic enzymes reduce acute toxicity of adjuvant pelvic irradiation? Results of a double-blind randomized trial. Radiotherapy and oncology. 2002; 65(1): 17–22.
10. Popiela T, Kulig J, Hanisch J, Bock PR. Influence of a complementary treatment with oral enzymes on patients with colorectal cancers – an epidemiological retrolective cohort study. Cancer chemotherapy and pharmacology. 2001; 47: S55-S63.
11. Roots I. Bioverfügbarkeit von Trypsin, Bromelain und Rutin-Metaboliten nach oraler Gabe von Phlogenzym® bei gesunden Probanden. Randomisierte doppelblinde Crossover-Studie gemäß GCP. Study No MU-695. 1996; 427.
12. Sakalová A, Bock PR, Dedík L, Hanisch J, Schiess W, Gažová S et al. Retrolective cohort study of an additive therapy with an oral enzyme preparation in patients with multiple myeloma. Cancer chemotherapy and pharmacology. 2001; 47: S38-S44.
13. Vinzenz K, Stauder U. (1992). Die therapie der radiogenen mukositis mit enzymen. Paper presented at the Chirurgische therapie von kopf-hals-karzinomen.

2.52 Quercetin

Was ist Quercetin?

Quercetin ist ein sekundärer Pflanzenstoff mit gelber Färbung aus der Gruppe der Flavonoide, der in vielen Pflanzen vorkommt. In relativ hohen Konzentrationen findet sich Quercetin in Äpfeln, aber auch in Weintrauben und hier vor allem in den Traubenschalen, sodass sein Gehalt besonders in Rotwein hoch ist. Auch Brokkoli, grüne Bohnen und Zwiebeln enthalten Quercetin.

Durch das Schälen von Obst und Gemüse nimmt der Gehalt deutlich ab. Quercetin wurde auch in Heilpflanzen wie Ginkgo und Johanniskraut und verschiedenen Teesorten nachgewiesen. Die geschätzte tägliche Aufnahme mit der Nahrung in westlichen Staaten liegt bei 25 mg.

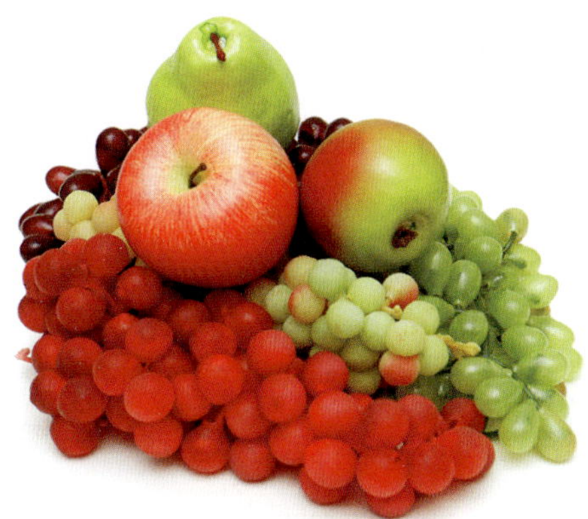

Bildquelle: [J787]

Ergebnisse aus Laborexperimenten

Quercetin hat entzündungshemmende und antioxidative Eigenschaften. In Laborexperimenten hemmt Quercetin das Wachstum von Krebszellen, kann aber auch die Entstehung von Krebszellen fördern.

Ergebnisse aus Studien am Menschen

Quercetin-haltige Nahrungsmittel scheinen vor einigen Krebsarten zu schützen. Ob dies am Quercetin liegt oder an den insgesamt gesunden Lebensmitteln wie Gemüse, Salate und Obst, wissen wir nicht. Studien, bei denen Patientinnen und Patienten mit einer Krebserkrankung Quercetin bekommen, wurden bisher nicht durchgeführt.

Wechselwirkungen mit der Tumortherapie

Es ist nicht klar, ob Quercetin Wechselwirkungen mit Krebsmedikamenten hat. In Laborexperimenten wurden sowohl Ergebnisse gefunden, nach denen Quercetin die Wirkung von Krebsmedikamenten unterstützt, als auch Ergebnisse, nach denen die Wirkung abgeschwächt wird. Dies könnte mit der antioxidativen Wirkung von Quercetin zusammenhängen. Auch Wechselwirkungen mit Antibiotika sind möglich.

Nebenwirkungen

In hohen Dosierungen kann Quercetin die Nieren schädigen.

Dosierung

Für Quercetin ist keine Dosisempfehlung möglich.

Warnhinweise

Hochdosierte Einnahmen oder gar Infusionen von Quercetin schaden vermutlich eher als dass sie nutzen.

Bewertung und Empfehlungen

Quercetin in gesunden Nahrungsmitteln ist ein gesunder sekundärer Pflanzenstoff. Hochdosierte Extrakte oder andere Formen von Nahrungsergänzungsmitteln mit Quercetin sollten bei einer Krebserkrankung, insbesondere während einer Krebstherapie, nicht eingenommen werden.

Da Quercetin in Laborexperimenten auch Zellveränderungen hervorrufen kann, die zur Krebsentwicklung führen können, sind hochdosierte Quercetin-Präparate auch für Gesunde nicht zu empfehlen.

LITERATUR

https://www.stiftung-perspektiven.de/Wissensportal/ (letzter Zugriff: 12.10.23)

1. Cui Y, Morgenstern H, Greenland S, Tashkin DP, Mao JT, Cai L et al. Dietary flavonoid intake and lung cancer – A population – based case – control study. Cancer. 2008; 112(10): 2241–2248.
2. Ekström A, Serafini M, Nyren O, Wolk A, Bosetti C, Bellocco R. Dietary quercetin intake and risk of gastric cancer: results from a population-based study in Sweden. Annals of Oncology. 2011; 22(2): 438–443.
3. Ferry DR, Smith A, Malkhandi J, Fyfe DW, deTakats PG, Anderson D et al. Phase I clinical trial of the flavonoid quercetin: pharmacokinetics and evidence for in vivo tyrosine kinase inhibition. Clinical cancer research: an official journal of the American Association for Cancer Research. 1996; 2(4): 659–668.
4. Han D-H, Denison MS, Tachibana H, Yamada K. Relationship between estrogen receptor-binding and estrogenic activities of environmental estrogens and suppression by flavonoids. Bioscience, biotechnology, and biochemistry. 2002; 66(7): 1479–1487.

5. Lam TK, Rotunno M, Lubin JH, Wacholder S, Consonni D, Pesatori AC et al. Dietary quercetin, quercetin-gene interaction, metabolic gene expression in lung tissue and lung cancer risk. Carcinogenesis. 2010; 31(4): 634–642.
6. Lin J, Zhang SM, Wu K, Willett WC, Fuchs CS, Giovannucci E. Flavonoid intake and colorectal cancer risk in men and women. American journal of epidemiology. 2006; 164(7): 644–651.
7. Nöthlings U, Murphy SP, Wilkens LR, Henderson BE, Kolonel LN. Flavonols and pancreatic cancer risk: the multiethnic cohort study. American journal of epidemiology. 2007; 166(8): 924–931.
8. Sanderson JT, Hordijk J, Denison MS, Springsteel MF, Nantz MH, Van Den Berg M. Induction and inhibition of aromatase (CYP19) activity by natural and synthetic flavonoid compounds in H295R human adrenocortical carcinoma cells. Toxicological sciences. 2004; 82(1): 70–79.

2

2.53 Rooibos

Was ist Rooibos?

Roiboos (*Aspalathus linearis,* „Rotbusch“) ist eine in Südafrika vorkommende Hülsenfrucht, ein niedriger Strauch bis zu einer Höhe von 1 Meter. Rooibos-Tee ist ein koffeinfreier Tee mit verschiedenen sekundären Pflanzenstoffen. Rooibos enthält starke Antioxidantien und ist u. a. reich an Vitamin C. Ob dies auch im Tee enthalten ist, ist unklar. Der Gehalt an Eisen, Fluor, Kalium, Kalzium, Kupfer, Magnesium, Mangan und Zink im Tee ist sehr gering.

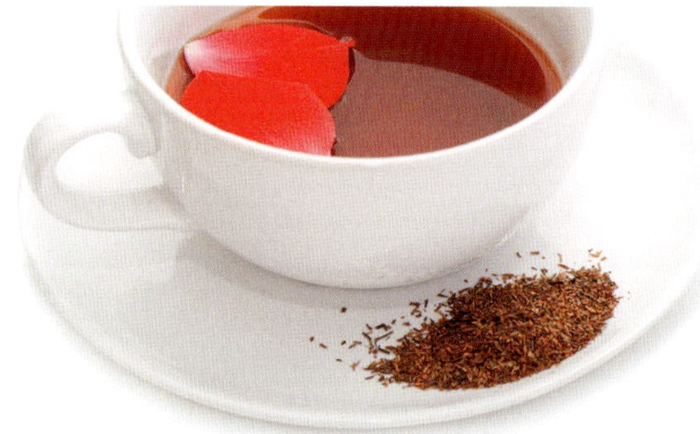

Bildquelle: [J787-172]

Ergebnisse aus Laborexperimenten

Fermentierter sowie unfermentierter Rooibos-Tee hat antioxidative Wirkungen.

Ergebnisse aus Studien am Menschen

Es gibt keine wissenschaftlichen Studien, die die Wirkung von Rooibos bei einer Krebserkrankung beim Menschen untersucht haben.

Wechselwirkungen mit der Tumortherapie

Ob Rooibos Wechselwirkungen mit Medikamenten hat, wurde bisher nicht untersucht.

Nebenwirkungen

Nebenwirkungen von Rooibos-Tee scheinen nicht vorzuliegen.

Dosierung

Es gibt keine Dosisempfehlung. Der Tee sollte nach dem eigenen Geschmacksempfinden genossen werden.

Warnhinweise

Es gibt keine Warnhinweise zu Rooibos-Tee.

Bewertung und Empfehlungen

Rooibos-Tee stellt ein beliebtes Getränk dar. Ob er bei einer Krebserkrankung eine besondere gesundheitliche Bedeutung hat, wissen wir nicht. Wechselwirkungen mit Krebsmedikamenten sind bei einem Genuss als Tee nicht zu erwarten.

LITERATUR

https://www.stiftung-perspektiven.de/Wissensportal/ (letzter Zugriff: 12.10.23)

2.54 Scutellaria (Helmkraut)

Was ist Scutellaria?

Scutellaria baicalensis (Helmkraut) ist eine Heilpflanze aus Asien und ist Bestandteil von Kräutermischungen der Traditionellen Chinesischen Medizin. Die Pflanze ist reich an sekundären Pflanzenstoffen, unter anderem Apigenin, Luteolin, Berberin (➤ Kap. 2.11) sowie den Neurohormonen Melatonin (➤ Kap. 2.41) und Serotonin.

Scutellaria mit den verschiedenen darin enthaltenen Wirksubstanzen Baicalin, Baicalein, Wogonin u. a. wird in der Traditionellen Chinesischen Medizin als Medikament gegen Krebs eingesetzt.

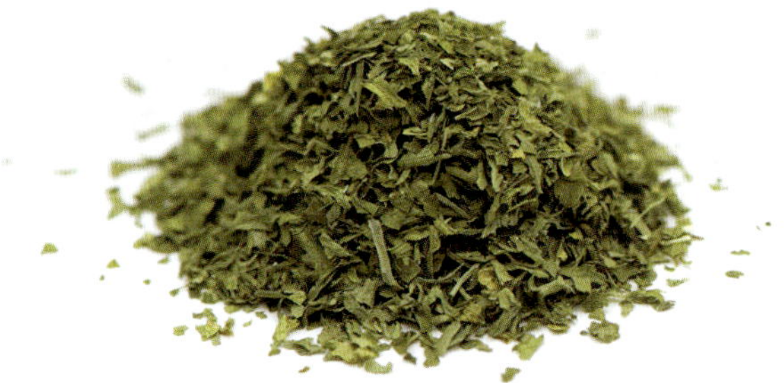

Bildquelle: [J787]

Ergebnisse aus Laborexperimenten

In Laborexperimenten hemmen Extrakte aus Scutellaria das Wachstum von Krebszellen.

Ergebnisse aus Studien am Menschen

Die Wirksamkeit von Scutellaria-Extrakten wurde noch nicht in wissenschaftlichen, aussagekräftigen Studien untersucht. Ob Scutellaria Einfluss auf Nebenwirkungen von Krebstherapien hat, ist unbekannt.

Wechselwirkungen mit der Tumortherapie

Über Wechselwirkungen ist kaum etwas bekannt.

Nebenwirkungen

In Tierexperimenten hat ein sekundärer Pflanzenstoff aus Scutellaria den Herzmuskel geschädigt. In einer ersten Studie erhielten Patientinnen mit fortgeschrittenem Brustkrebs Scutellaria-Extrakt. Einige Patientinnen klagten über Übelkeit, Erbrechen, Durchfall,

Verstopfung, Blähungen, Kopfschmerzen und Erschöpfung. Auch Leberschäden wurden beobachtet.

In manchen Produkten, die Scutellaria enthalten, wurden hohe Konzentrationen von Pestiziden nachgewiesen, ein Problem, das in Produkten aus China nicht selten auftritt.

Dosierung

Es gibt keine Dosierungsempfehlung.

Warnhinweise

Es gibt keine Warnhinweise zu Scutellaria.

Bewertung und Empfehlungen

Bisher gibt es keine zuverlässigen wissenschaftlichen Ergebnisse, ob Scutellaria gegen Krebs beim Menschen wirkt. Auch über Risiken wie Neben- und Wechselwirkungen wissen wir zu wenig. Ein Einsatz von Scutellaria-Präparaten ist nicht empfehlenswert.

LITERATUR

1. Cole IB, Cao J, Alan AR, Saxena PK, Murch SJ. Comparisons of Scutellaria baicalensis, Scutellaria lateriflora and Scutellaria racemosa: genome size, antioxidant potential and phytochemistry. Planta medica. 2008; 74(04): 474–481.
2. Hoimes C, Lamb L, Ruta S, Elligers K, Mezes M, Grant N et al. A phase I/II study of PHY906 plus capecitabine (CAP) in patients (pts) with advanced pancreatic cancer (APC). Journal of Clinical Oncology. 2008; 26(15_suppl): 15538–15538.
3. Jeong ML, Zahn M, Trinh T, Brooke FA, Ma W. Pesticide residue analysis of a dietary ingredient by gas chromatography/selected-ion monitoring mass spectrometry using neutral alumina solid-phase extraction cleanup. Journal of AOAC International. 2008; 91(3): 630–636.
4. Mori K, Kondo T, Kamiyama Y, Kano Y, Tominaga K. Preventive effect of Kampo medicine (Hangeshashin-to) against irinotecan-induced diarrhea in advanced non-small-cell lung cancer. Cancer chemotherapy and pharmacology. 2003; 51: 403–406.
5. Perez AT, Arun B, Tripathy D, Tagliaferri MA, Shaw HS, Kimmick GG et al. A phase 1B dose escalation trial of Scutellaria barbata (BZL101) for patients with metastatic breast cancer. Breast cancer research and treatment. 2010; 120: 111–118.
6. Rugo H, Shtivelman E, Perez A, Vogel C, Franco S, Tan Chiu E et al. Phase I trial and antitumor effects of BZL101 for patients with advanced breast cancer. Breast cancer research and treatment. 2007; 105: 17–28.

2.55 Selen

Was ist Selen?

Selen, ein Spurenelement, kommt in der Natur in verschiedenen organischen (Selenomethionin, Selenocystein oder Methylselenocystein) und anorganischen (Selenit, Selenat) Verbindungen vor.

Die Deutsche Gesellschaft für Ernährung gibt die tägliche Selenzufuhr bei Erwachsenen mit ca. 60 µg bei Frauen bzw. 70 µg bei Männern an. Bei der Einnahme von organischen Selenverbindungen kann überschüssiges Selen im Körper gespeichert werden, während ein Überschuss an Selen aus anorganischen Verbindungen schneller ausgeschieden werden kann.

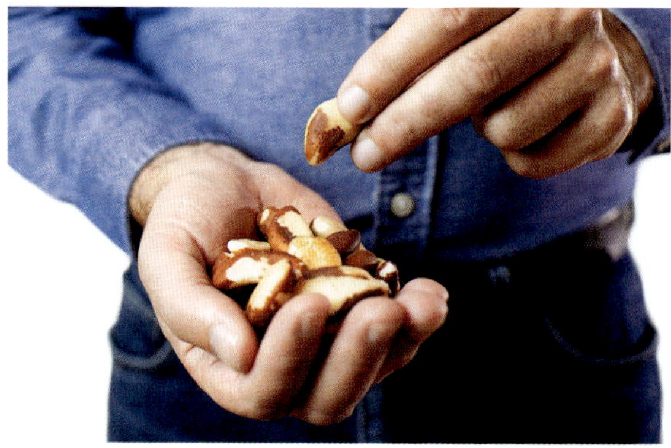

Bildquelle: [J787]

Ergebnisse aus Laborexperimenten

Selen beeinflusst die Aktivität verschiedener Enzyme im Körper, die eine wichtige Funktion u. a. beim Abbau von Stoffwechselprodukten haben. Selen hat auch einen günstigen Einfluss auf Zellen des Immunsystems. In Laborexperimenten hemmt Selen das Wachstum von Krebszellen.

Ergebnisse aus Studien am Menschen

Studien an größeren Bevölkerungsgruppen haben gezeigt, dass bei Patientinnen und Patienten mit einer Krebserkrankung häufiger ein Selenmangel vorliegt. Teilweise sind die Studienergebnisse auch widersprüchlich, was u. a. an unterschiedlichen Normwerten liegen könnte.

Bei einem Selenmangel verringert eine Seleneinnahme die Wahrscheinlichkeit, an Krebs zu erkranken. Werden Selenmengen eingenommen, die zu einem Spiegel über dem Normwert führt, so erhöht sich das Risiko, an Krebs zu erkranken.

Eine sehr bekannte Studie, in der gesunde Männer Selen mit dem Ziel bekamen, das Risiko für Prostatakrebs zu vermindern, die sog. SELECT-Studie, wurde abgebrochen, als die Forscher sicher waren, dass es kein positives Ergebnis für Selen geben würde, und sogar die Befürchtung bestand, dass Selen eher schaden würde. Diese Studie hat einen wesentlichen Mangel: Alle Teilnehmer in der Selen-Gruppe erhielten Selen ohne Überprüfung des Selenspiegels. Nachträglich wurden Selenspiegel bestimmt und es zeigte sich, dass die Teilnehmer gar keinen Selenmangel hatten und vermutlich die Spiegel zu hoch angestiegen waren.

Zwei weitere Studien untersuchten Patientinnen und Patienten, die an Lungen- oder Harnblasenkrebs erkrankt waren – die Studien waren ansonsten ähnlich aufgebaut wie die SELECT-Studie. Es gibt keine Spiegelbestimmungen. Aus diesen Gründen gibt es keine Antwort auf die Frage, ob eine Selengabe bei einem Mangel einen positiven Effekt auf den Verlauf einer Krebserkrankung hat.

Bis heute wurden nur wenige gut geplante Studien, in die nur Patienten mit einem Selenmangel eingeschlossen wurden, durchgeführt. In einer dieser Studien erhielten Patientinnen mit einem Unterleibskrebs bei einem Selenmangel Selen während der Strahlentherapie. Dadurch konnte der Durchfall, der durch eine Strahlenbehandlung im Becken ausgelöst werden kann, verbessert werden. Ähnlich schützte eine Selengabe bei Selenmangel Patienten, die eine Bestrahlung im Kopf-Hals-Bereich wegen einer Krebserkrankung bekamen, vor einer Mundschleimhautentzündung.

Möglicherweise können auch Nebenwirkungen einer Chemotherapie am Herzen oder den Nieren durch eine Normalisierung des Spiegels günstig beeinflusst werden. Ein Ausgleich eines Selenmangels kann möglicherweise auch bei einem Lymphödem hilfreich sein und das Risiko für Entzündungen und damit ein Fortschreiten des Lymphödems vermindern.

Wechselwirkungen mit der Tumortherapie

Früher glaubte man, dass Selen ein Antioxidans sei und die Wirkung von Krebstherapien abschwächen könnte. Heute wissen wir: Selen unterstützt die Wirkung von Chemo- und Strahlentherapie an Krebszellen. Umgekehrt scheint Selen gesunde Zellen zu schützen. Es liegen keine wissenschaftlichen Erkenntnisse zu Wechselwirkungen mit anderen Medikamenten vor.

Nebenwirkungen

Bei Überdosierung von Selen treten Übelkeit, Erbrechen, Durchfall oder Verstopfung, Gewichtsverlust, Erschöpfung, Muskelkrämpfe, spröde Haare und Nägel, Haarausfall, Leber- bzw. Nierenfunktionsstörungen, Schlafstörungen, Schwindel sowie eine vermehrte Erregbarkeit auf. Die Einnahme von mehreren Gramm Selen kann schwere Magen-Darm-Erkrankungen, Nervenschäden, Herzinfarkte und Nierenversagen auslösen.

Langfristig zu hohe Selenspiegel können möglicherweise das Risiko, an Diabetes und Herz-Kreislauf-Erkrankungen zu erkranken, erhöhen. Längerfristig zu hohe Selenwerte erhöhen auch das Risiko, an Krebs zu erkranken.

Dosierung

Bei einem nachgewiesenen Selenmangel kann mit einer Gabe von Natriumselenit in Dosierungen von 300–500 µg/Tag relativ rasch der Spiegel normalisiert werden. Bei der langfristigen Gabe sind Selenspiegelkontrollen erforderlich, an die die Dosierung angepasst werden muss.

Warnhinweise

Die Einnahme von Selen als Nahrungsergänzungsmittel sollte nur bei zu niedrigem Spiegel unter Kontrolle der Spiegelwerte erfolgen. Der Einsatz organischer Selenverbindungen wie Selenomethionin sollte vermieden werden.

Bewertung und Empfehlungen

Patientinnen und Patienten mit normalen Selenspiegeln haben wahrscheinlich langfristig eine bessere Prognose als Patienten mit einem Selenmangel. Patienten mit einem Selenmangel sollten darauf achten, dass sie genug Selen zu sich nehmen. Eine Ernährungsberatung zu selenreichen Nahrungsmitteln ist eine gute Hilfe. Als selenreich gelten Paranüsse, Kokosnuss, Fleisch und einige Gemüsesorten. Paranüsse haben einen sehr unterschiedlichen Selengehalt, im Durchschnitt reichen 1–2 Nüsse pro Tag aus.

Selen ist in vielen Nahrungsergänzungsmitteln enthalten, aktuell auch in Präparaten mit proteolytischen Enzymen (➤ Kap. 2.51), sodass hierdurch zu hohe Spiegel zustande kommen können. Nahrungsergänzungsmittel mit einer anorganischen Selenverbindung können dann hilfreich sein, wenn zu Beginn einer Krebstherapie ein Selenmangel festgestellt wird.

Sowohl ein Selenmangel als auch eine zu hohe Selenkonzentration im Blut sind für Patientinnen und Patienten mit Krebs ungünstig und verschlechtern die Prognose. Insbesondere Schädigungen der Mund- oder Darmschleimhaut während einer Strahlentherapie können wahrscheinlich damit verringert werden. Möglicherweise schützt Selen auch innere Organe wie Nieren und Herz vor den Nebenwirkungen einer Krebstherapie.

Selen ist kein klassisches Antioxidans und kann während Tumortherapien bei nachgewiesenem Mangel ohne Hinweise auf eine Minderung der Wirksamkeit der Krebstherapie eingesetzt werden. Die S3-Leitlinie Komplementäre Onkologie empfiehlt entsprechend eine Spiegelbestimmung. Leider werden die Kosten von den Kassen nicht übernommen. Bei einer längerfristigen Einnahme von Selenpräparaten sollte der Selenspiegel wiederholt kontrolliert werden.

LITERATUR

https://www.stiftung-perspektiven.de/Wissensportal/ (letzter Zugriff: 12.10.23)

Patientenleitlinie Komplementärmedizin in der Behandlung von onkologischen Patienten, https://www.leitlinienprogramm-onkologie.de/patientenleitlinien/komplementaermedizin (letzter Zugriff 19.02.24)

1. Algotar AM, Stratton MS, Stratton SP, Hsu C-H, Ahmann FR. No effect of selenium supplementation on serum glucose levels in men with prostate cancer. The American journal of medicine. 2010; 123(8): 765–768.

2. Asfour IA, El-Kholy NM, Ayoub MS, Ahmed MB, Bakarman AA. Selenium and glutathione peroxidase status in adult Egyptian patients with acute myeloid leukemia. Biological trace element research. 2009; 132: 85–92.
3. Bruns F, Büntzel J, Mücke R, Schönekaes K, Kisters K, Micke O. Selenium in the treatment of head and neck lymphedema. Medical Principles and Practice. 2004; 13(4): 185–190.
4. Buentzel J. Experiences with sodium selenite in treatment of acute and late adverse effects of radiochemotherapy of head-neck carcinomas. Cytoprotection Working Group in AK Supportive Measures in Oncology within the scope of MASCC and DKG. Medizinische Klinik (Munich, Germany: 1983). 1999; 94: 49–53.
5. Büntzel J, Riesenbeck D, Glatzel M, Berndt-Skorka R, Riedel T, Mücke R et al. Limited effects of selenium substitution in the prevention of radiation-associated toxicities. results of a randomized study in head and neck cancer patients. Anticancer research. 2010; 30(5): 1829–1832.
6. Cabral M, Kuxhaus O, Eichelmann F, Kopp JF, Alker W, Hackler J et al. Trace element profile and incidence of type 2 diabetes, cardiovascular disease and colorectal cancer: Results from the EPIC-Potsdam cohort study. European journal of nutrition. 2021; 60: 3267–3278.
7. Demircan K, Bengtsson Y, Sun Q, Brange A, Vallon-Christersson J, Rijntjes E et al. Serum selenium, selenoprotein P and glutathione peroxidase 3 as predictors of mortality and recurrence following breast cancer diagnosis: A multicentre cohort study. Redox Biology. 2021; 47: 102145.
8. Duffield-Lillico AJ, Slate EH, Reid ME, Turnbull BW, Wilkins PA, Combs Jr GF et al. Selenium supplementation and secondary prevention of nonmelanoma skin cancer in a randomized trial. Journal of the National Cancer Institute. 2003; 95(19): 1477–1481.
9. Ghorbani A, Omidvar B, Parsi A. Protective effect of selenium on cisplatin induced nephrotoxicity: A double-blind controlled randomized clinical trial. Journal of nephropathology. 2013; 2(2): 129.
10. Goossens ME, Zeegers MP, Van Poppel H, Joniau S, Ackaert K, Ameye F et al. Phase III randomised chemoprevention study with selenium on the recurrence of non-invasive urothelial carcinoma. The SELEnium and BLAdder cancer Trial. European Journal of Cancer. 2016; 69: 9–18.
11. Han HW, Yang EJ, Lee S-M. Sodium selenite alleviates breast cancer-related lymphedema independent of antioxidant defense system. Nutrients. 2019; 11(5): 1021.
12. Hatfield D, Gladyshev VN. The Outcome of Selenium and Vitamin E Cancer Prevention Trial (SELECT) reveals the need for better understanding of selenium biology. 2009.
13. Jahangard-Rafsanjani Z, Gholami K, Hadjibabaie M, Shamshiri A, Alimoghadam K, Sarayani A et al. The efficacy of selenium in prevention of oral mucositis in patients undergoing hematopoietic SCT: a randomized clinical trial. Bone Marrow Transplantation. 2013; 48(6): 832–836.
14. Karp DD, Lee SJ, Keller SM, Wright GS, Aisner S, Belinsky SA et al. Randomized, double-blind, placebo-controlled, phase III chemoprevention trial of selenium supplementation in patients with resected stage I non-small-cell lung cancer: ECOG 5597. Journal of Clinical Oncology. 2013; 31(33): 4179.
15. Kasseroller R. Sodium selenite as prophylaxis against erysipelas in secondary lymphedema. Anticancer research. 1998; 18(3C): 2227–2230.
16. Kasseroller RG, Schrauzer GN. Treatment of secondary lymphedema of the arm with physical decongestive therapy and sodium selenite: a review. American journal of therapeutics. 2000; 7(4): 273–279.
17. Kristal AR, Darke AK, Morris JS, Tangen CM, Goodman PJ, Thompson IM et al. Baseline selenium status and effects of selenium and vitamin e supplementation on prostate cancer risk. Journal of the National Cancer Institute. 2014; 106(3): djt456.
18. Last KW, Cornelius V, Delves T, Sieniawska C, Fitzgibbon J, Norton A et al. Presentation serum selenium predicts for overall survival, dose delivery, and first treatment response in aggressive non-Hodgkin's lymphoma. Journal of Clinical Oncology. 2003; 21(12): 2335–2341.
19. Lippman SM, Klein EA, Goodman PJ, Lucia MS, Thompson IM, Ford LG et al. Effect of selenium and vitamin E on risk of prostate cancer and other cancers: the Selenium and Vitamin E Cancer Prevention Trial (SELECT). Jama. 2009; 301(1): 39–51.
20. Lubiński J, Marciniak W, Muszynska M, Jaworowska E, Sulikowski M, Jakubowska A et al. Serum selenium levels and the risk of progression of laryngeal cancer. PLoS One. 2018; 13(1): e0184873.
21. Micke O, Bruns F, Mücke R, Schäfer U, Glatzel M, DeVries AF et al. Selenium in the treatment of radiation-associated secondary lymphedema. International Journal of Radiation Oncology* Biology* Physics. 2003; 56(1): 40–49.

2

22. Micke O, Bruns F, Schäfer U, Kisters K, Hesselmann S, Willich N. Selenium in the treatment of acute and chronic lymphedema. Trace elements and electrolytes. 2000; 17(4): 206–209.
23. Mix M, Singh AK, Tills M, Dibaj S, Groman A, Jaggernauth W et al. Randomized phase II trial of selenomethionine as a modulator of efficacy and toxicity of chemoradiation in squamous cell carcinoma of the head and neck. World journal of clinical oncology. 2015; 6(5): 166.
24. Muecke R, Klotz T, Giedl J, Buentzel J, Kundt G, Kisters K et al. Whole blood selenium levels (WBSL) in patients with prostate cancer (PC), benign prostatic hyperplasia (BPH) and healthy male inhabitants (HMI) and prostatic tissue selenium levels (PTSL) in patients with PC and BPH. Acta Oncologica. 2009; 48(3): 452–456.
25. Muecke R, Micke O, Schomburg L, Glatzel M, Reichl B, Kisters K et al. Multicenter, phase III trial comparing selenium supplementation with observation in gynecologic radiation oncology: follow-up analysis of the survival data 6 years after cessation of randomization. Integrative Cancer Therapies. 2014; 13(6): 463–467.
26. Pietrzak S, Wójcik J, Scott RJ, Kashyap A, Grodzki T, Baszuk P et al. Influence of the selenium level on overall survival in lung cancer. Journal of Trace Elements in Medicine and Biology. 2019; 56: 46–51.
27. Rogoża-Janiszewska E, Malińska K, Baszuk P, Marciniak W, Derkacz R, Lener M et al. Serum selenium level and 10-year survival after melanoma. Biomedicines. 2021; 9(8): 991.
28. Stratton MS, Algotar AM, Ranger-Moore J, Stratton SP, Slate EH, Hsu C-H et al. Oral Selenium Supplementation Has No Effect on Prostate-Specific Antigen Velocity in Men Undergoing Active Surveillance for Localized Prostate CancerPhase 2 Selenium Trial on Prostate Cancer Progression. Cancer Prevention Research. 2010; 3(8): 1035–1043.
29. Venkitaraman R, Thomas K, Grace P, Dearnaley DP, Horwich A, Huddart RA et al. Serum micronutrient and antioxidant levels at baseline and the natural history of men with localised prostate cancer on active surveillance. Tumor biology. 2010; 31: 97–102.
30. Vinceti M, Filippini T, Del Giovane C, Dennert G, Zwahlen M, Brinkman M et al. Selenium for preventing cancer. Cochrane database of systematic reviews. 2018; (1).
31. Weijl N, Elsendoorn T, Lentjes E, Hopman G, Wipkink-Bakker A, Zwinderman A et al. Supplementation with antioxidant micronutrients and chemotherapy-induced toxicity in cancer patients treated with cisplatin-based chemotherapy: a randomised, double-blind, placebo-controlled study. European Journal of Cancer. 2004; 40(11): 1713–1723.
32. Yang H, Fang J, Jia X, Han C, Chen X, Yang CS et al. Chemopreventive effects of early-stage and late-stage supplementation of vitamin E and selenium on esophageal carcinogenesis in rats maintained on a low vitamin E/selenium diet. Carcinogenesis. 2011; 32(3): 381–388.
33. Zimmermann T, Leonhardt H, Kersting S, Albrecht S, Range U, Eckelt U. Reduction of postoperative lymphedema after oral tumor surgery with sodium selenite. Biological trace element research. 2005; 106: 193–203.

2.56 Silymarin (Mariendistel)

Was ist Silymarin?

Die Mariendistel, *Silybum marianum,* enthält sekundäre Pflanzenstoffe, u. a. Silymarin. Die Mariendistel wird in der traditionellen europäischen Pflanzenheilkunde zur Behandlung von Lebererkrankungen eingesetzt. Eine Schutzwirkung auf die Leber wurde in Laborexperimenten und Studien bei Lebererkrankungen nachgewiesen.

Mariendistel ist in Deutschland als Nahrungsergänzungsmittel und als Arzneimittel erhältlich, letztere mit standardisierten Produkten aus qualitätskontrollierter Herstellung.

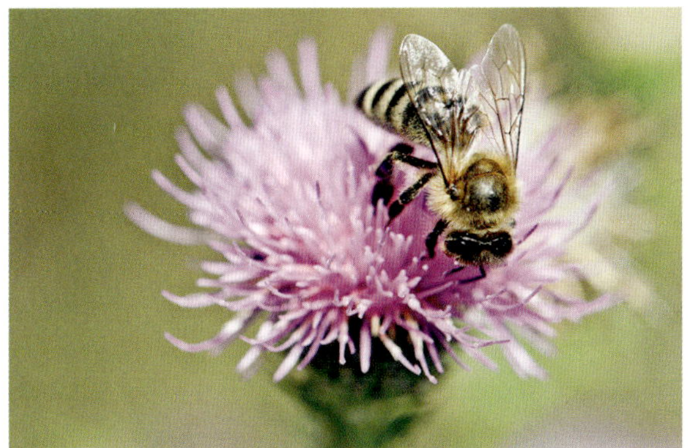

Bildquelle: [J787]

Ergebnisse aus Laborexperimenten

Silymarin ist ein starkes Antioxidans, das Entzündungen hemmen kann. Es wirkt auch auf das Immunsystem. Silymarin kann in Laborexperimenten das Wachstum von Krebszellen hemmen.

Ergebnisse aus Studien am Menschen

In Studien wurde untersucht, ob Silymarin unterschiedliche Nebenwirkungen der Krebstherapie vermindert. Leider sind die meisten Studien nicht von hoher Qualität und deshalb sind die Ergebnisse nicht sehr aussagekräftig. Ob Silymarin die Leber oder Niere während einer Chemotherapie schützt, ist weiterhin nicht klar. Untersuchungen zum Schutz der Leber während einer antihormonellen Therapie wurden bisher nicht durchgeführt.

In mehreren kleinen Studien wurde eine Salbe mit Silymarin verwendet, um die Haut während einer Strahlentherapie zu schützen. Diese Studien hatten positive Ergebnisse. Auch bei Patientinnen und Patienten mit einem sog. Hand-Fuß-Syndrom, einer Schädigung der Haut durch das Chemotherapie-Mittel Capecitabine, hat eine solche Salbe geholfen.

Wechselwirkungen mit der Tumortherapie

Wechselwirkungen von Silymarin mit Krebsmedikamenten sind denkbar, da Silymarin als Antioxidans die Wirksamkeit einer Chemotherapie abschwächen könnte. In den bisher durchgeführten Studien konnten aber keine Hinweise auf eine Wirkungsabschwächung der Wirksamkeit einer Chemotherapie nachgewiesen werden.

Nebenwirkungen

Die Mariendistel gilt als sichere und gut verträgliche Heilpflanze. Allerdings kann ein Extrakt aus Mariendistel leicht abführende Eigenschaften haben und zu Durchfall führen. Bei Frauen kann es zu einer Aktivierung der Muskulatur der Gebärmutter und Verstärkung der Menstruation kommen. Schwangere Frauen sollten keine Mariendistelpräparate einnehmen.

Dosierung

Übliche Dosierungen in Studien liegen bei 420 mg pro Tag. Die Europäische Arzneimittelbehörde befürwortet dreimal täglich ca. 110 mg Silymarin an.

Warnhinweise

Manche Menschen haben eine Überempfindlichkeit auf Silymarin und sollten keine Präparate einnehmen. Die Einnahme in der Schwangerschaft wird nicht empfohlen.

Bewertung und Empfehlungen

Die Bewertung von Silymarin für Patientinnen und Patienten mit einer Krebserkrankung ist schwierig. Einerseits wissen wir sehr viel über die Art der Wirkung bei Patienten mit anderen Erkrankungen, insbesondere bei Vergiftungen oder chronisch-entzündlichen Erkrankungen der Leber (Pilzvergiftungen, Hepatitis C, Leberzirrhose). Leider fehlen aber gute Studien bei Patienten mit einer Krebserkrankung.

Wenn die Leberwerte unter Tumormedikamenten leicht erhöht sind, so kann ein Versuch mit Silymarin unternommen werden. Da Silymarin ein starkes Antioxidans ist, sollte die Einnahme während Chemo- oder Strahlentherapien mit der Ärztin und dem Arzt abgesprochen werden. Bei der Anwendung als Salbe ist keine Wechselwirkung zu befürchten.

LITERATUR

https://www.stiftung-perspektiven.de/Wissensportal/ (letzter Zugriff: 12.10.23)

Patientenleitlinie Komplementärmedizin in der Behandlung von onkologischen Patienten, https://www.leitlinienprogramm-onkologie.de/patientenleitlinien/komplementaermedizin (letzter Zugriff 19.02.24)

1. Becker-Schiebe M, Mengs U, Schaefer° M, Bulitta M, Hoffmann W. Topical Use of a Silymarin-Based Preparation to Prevent. Strahlenther Onkol. 2011; 187: 485–491.
2. Campos R, Garrido A, Guerra R, Valenzuela A. Acetaminophen hepatotoxicity in rats is attenuated by silybin dihemisuccinate. Progress in clinical and biological research. 1988; 280: 375–378.
3. Elyasi S, Shojaee FSR, Allahyari A, Karimi G. Topical silymarin administration for prevention of capecitabine – induced hand-foot syndrome: A randomized, double-blinded, placebo-controlled clinical trial. Phytotherapy Research. 2017; 31(9): 1323–1329.
4. Farghali H, Kamenikova L, Hynie S, Kmonickova E. Silymarin effects on intracellular calcuim and cytotoxicity: a study in perfused rat hepatocytes after oxidative stress injury. Pharmacological research. 2000; 41(2): 231–237.
5. Hagag AA, El Shehaby WA, El-Abasy AI, Mabrouk MM. Protective role of silymarin in early doxorubicin-induced cardiac dysfunction in children with acute lymphoblastic leukemia. Infectious Disorders-Drug Targets (Formerly Current Drug Targets-Infectious Disorders). 2019; 19(2): 133–140.
6. Hagag AA, Elgamsy MA, El-Asy HM, Mabrouk MM. Protective role of silymarin on hepatic and renal toxicity induced by MTX based chemotherapy in children with acute lymphoblastic leukemia. Mediterranean journal of hematology and infectious diseases. 2016; 8(1).
7. Ivernizzi R, Bernuzzi S, Ciani D, Ascari E. Silymarine during maintenance therapy of acute promyelocytic leukemia. Haematologica. 1993; 78(5): 340–341.
8. Karbasforooshan H, Hosseini S, Elyasi S, Fani Pakdel A, Karimi G. Topical silymarin administration for prevention of acute radiodermatitis in breast cancer patients: A randomized, double-blind, placebo-controlled clinical trial. Phytotherapy Research. 2019; 33(2): 379–386.
9. Kawaguchi-Suzuki M, Frye RF, Zhu H-J, Brinda BJ, Chavin KD, Bernstein HJ et al. The effects of milk thistle (Silybum marianum) on human cytochrome P450 activity. Drug Metabolism and Disposition. 2014; 42(10): 1611–1616.
10. Ladas EJ, Kelly KM. Milk thistle: is there a role for its use as an adjunct therapy in patients with cancer? The Journal of Alternative & Complementary Medicine. 2003; 9(3): 411–416.
11. Moezian GSA, Javadinia SA, Sales SS, Fanipakdel A, Elyasi S, Karimi G. Oral silymarin formulation efficacy in management of AC-T protocol induced hepatotoxicity in breast cancer patients: a randomized, triple blind, placebo-controlled clinical trial. Journal of Oncology Pharmacy Practice. 2022; 28(4): 827–835.
12. Momeni A, Hajigholami A, Geshnizjani S, Kheiri S. Effect of silymarin in the prevention of cisplatin nephrotoxicity, a clinical trial study. Journal of clinical and diagnostic research: JCDR. 2015; 9(4): OC11.
13. Saller R, Meier R, Brignoli R. The use of silymarin in the treatment of liver diseases. Drugs. 2001; 61: 2035–2063.
14. Shahbazi F, Sadighi S, Dashti-Khavidaki S, Shahi F, Mirzania M, Abdollahi A et al. Effect of silymarin administration on cisplatin nephrotoxicity: report from a pilot, randomized, double-blinded, placebo-controlled clinical trial. Phytotherapy Research. 2015; 29(7): 1046–1053.
15. Sonnenbichler J. Biochemical effects of the flavonolignane silibinin on mRNA, protein, and RNA synthesis in rat livers. Plant flavonoids in biology and medicine: biochemical, pharmacological and structure-activity relationship. 1986: 319–331.
16. Zuber R, Modrianský M, Dvořák Z, Rohovský P, Ulrichová J, Šimánek V et al. Effect of silybin and its congeners on human liver microsomal cytochrome P450 activities. Phytotherapy Research: An International Journal Devoted to Pharmacological and Toxicological Evaluation of Natural Product Derivatives. 2002; 16(7): 632–638.

2.57 Spirulina

Was ist Spirulina?

Spirulina ist eine sog. Blaualge (Cyanobakterium). Sie enthält Proteine, Chlorophyll, B-Vitamine, Beta-Carotin, Vitamin E, Mineralien und Spurenelemente. Spirulina wird als Nahrungsergänzungsmittel verkauft.

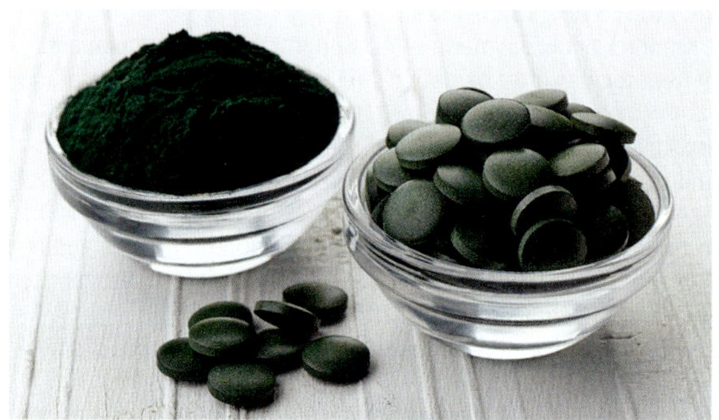

Bildquelle: [J787]

Ergebnisse aus Laborexperimenten

Spirulina hat antioxidative, antibakterielle, antivirale und entzündungshemmende Eigenschaften. Es gibt wenige In-vitro-Experimente, die eine Wachstumshemmung von Krebszellen zeigen.

Ergebnisse aus Studien am Menschen

Studien bei Patientinnen und Patienten mit Krebserkrankungen wurden bisher nicht publiziert.

Wechselwirkungen mit der Tumortherapie

Wissenschaftliche Erkenntnisse zu Wechselwirkungen liegen nicht vor.

Nebenwirkungen

Als Nebenwirkungen wurden Übelkeit, Erbrechen, Angstzustände und Schlaflosigkeit beschrieben. In Algenpräparaten wurden mehrfach Giftstoffe (Anatoxin, Saxitoxin, Microcystin) gefunden, die zu Leber-, Nieren- oder Nervenschäden, Krampfanfällen und

Atemlähmung führen können. Auch eine akute Bauchspeicheldrüsenentzündung und Muskel- und Herzmuskelschäden sind aufgetreten.

Dosierung

Es gibt keine Dosierungsempfehlung.

Warnhinweise

In Einzelfällen sind schwerwiegende Nebenwirkungen möglich.

Bewertung und Empfehlungen

Für Spirulina- oder andere Algen-Präparate sind bisher keine positiven Wirkungen bei Patientinnen und Patienten mit einer Krebserkrankung nachgewiesen worden. Die Einnahme von Spirulina-Präparaten kann aber schwerwiegende Folgen haben, sodass das Nutzen-Risiko-Verhältnis ungünstig ist.

LITERATUR

https://www.stiftung-perspektiven.de/Wissensportal/ (letzter Zugriff: 12.10.23)

1. Doshi H, Seth C, Ray A, Kothari I. Bioaccumulation of heavy metals by green algae. Current Microbiology. 2008; 56(3): 246–255.
2. Hirahashi T, Matsumoto M, Hazeki K, Saeki Y, Ui M, Seya T. Activation of the human innate immune system by Spirulina: augmentation of interferon production and NK cytotoxicity by oral administration of hot water extract of Spirulina platensis. International immunopharmacology. 2002; 2(4): 423–434.
3. Iwasa M, Yamamoto M, Tanaka Y, Kaito M, Adachi Y. Spirulina-associated hepatotoxicity. Official journal of the American College of Gastroenterology| ACG. 2002; 97(12): 3212–3213.
4. Kraigher O, Wohl Y, Gat A, Brenner S. A mixed immunoblistering disorder exhibiting features of bullous pemphigoid and pemphigus foliaceus associated with Spirulina algae intake. International Journal of Dermatology. 2008; 47(1): 61–63.
5. Mazokopakis EE, Karefilakis CM, Tsartsalis AN, Milkas AN, Ganotakis ES. Acute rhabdomyolysis caused by Spirulina (Arthrospira platensis). Phytomedicine. 2008; 15(6–7): 525–527.
6. Nielsen CH, Balachandran P, Christensen O, Pugh ND, Tamta H, Sufka KJ et al. Enhancement of natural killer cell activity in healthy subjects by Immulina®, a Spirulina extract enriched for Braun-type lipoproteins. Planta medica. 2010; 76(16): 1802–1808.
7. Patočka J. The toxins of cyanobacteria. Acta Medica (Hradec Kralove). 2001; 44(2): 69–75.

2.58 Thymus-Extrakte

Was sind Thymus-Extrakte?

Der Thymus ist ein Organ des Lymphsystems, er ist für die Entwicklung des Immunsystems wichtig. Thymus-Extrakte werden von verschiedenen Tieren gewonnen. Sie sollen das Immunsystem aktivieren. Diese Thymus-Präparate enthalten Eiweißstoffe (sog. Thymuspeptide), z. T. auch in homöopathischer Dosierung (➤ Kap. 3.1.1). Die meisten früher häufig genutzten Präparate sind aktuell in Deutschland nicht mehr zugelassen.

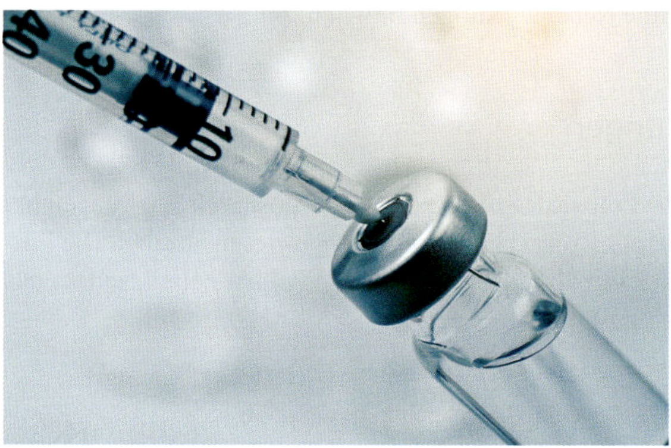

Bildquelle: [J787-173]

Ergebnisse aus Laborexperimenten

Thymuspeptide aktivieren in Laborexperimenten bestimmte Immunzellen. Ob diese dann Krebszellen angreifen, wurde in den Experimenten nicht untersucht.

Ergebnisse aus Studien am Menschen

Es gibt nur sehr kleine Untersuchungen bei Patientinnen und Patienten mit einer Krebserkrankung. Die Aussagekraft dieser Studien ist sehr gering. In diesen Untersuchungen wurden teilweise Anstiege der Zahl bestimmter Immunzellen gezeigt. Die Wirkung moderner Wachstumsfaktoren auf diese Immunzellen ist aber deutlich besser.

In den Studien mit einer besseren Qualität konnten keine positiven Effekte auf eine Krebserkrankung nachgewiesen werden.

Wechselwirkungen mit der Tumortherapie

Aus Studien sind keine wissenschaftlichen Erkenntnisse zu Wechselwirkungen mit Krebs- oder anderen Medikamenten bekannt. Wegen der Wirkung auf das Immunsystem sind Wechselwirkungen mit modernen Immuntherapien denkbar.

Nebenwirkungen

An der Injektionsstelle kann es zu einer leichten Entzündung kommen. Auch ein leichter Hautauschlag und Juckreiz wurden beschrieben, ebenso geringe Temperaturerhöhungen und Schmerzen an der Injektionsstelle.

Aufgrund der Immunstimulation sind negative Auswirkungen auf allergische Erkrankungen und Autoimmunerkrankungen denkbar. Auch bei einer Leukämie oder einem Lymphom, bei dem die Krebszellen sich aus Immunzellen entwickelt haben, ist nicht auszuschließen, dass Thymus-Extrakte die Krankheit verschlechtern.

Dosierung

Die verschiedenen Thymus-Präparate wurden in unterschiedlichen Dosierungen empfohlen.

Warnhinweise

Thymus-Präparate sind Fremdeiweiße. Deshalb sind allergische Reaktionen möglich und bei bekannten Allergien sollten Thymus-Präparate auf keinen Fall verwendet werden.

Aufgrund des immunstimulierenden Effektes sollten Thymus-Präparate nicht bei Patienten mit Leukämien und Lymphomen, Allergien und Autoimmunerkrankungen oder in Kombination mit onkologischen Medikamenten, die das Immunsystem beeinflussen, eingesetzt werden.

Bewertung und Empfehlungen

Thymus-Präparate können einen leichten Einfluss auf das Immunsystem haben. Bisher konnte aber bei Patientinnen und Patienten kein positiver Effekt auf die Krebserkrankung oder Nebenwirkungen einer Krebstherapie gezeigt werden.

Allergische Reaktionen und eine Verschlechterung von Allergien auf andere Stoffe und Krebsmedikamente sowie eine Verschlimmerung von Autoimmunerkrankungen sind möglich. Krebserkrankungen wie Leukämien und Lymphome können evtl. sogar verschlechtert werden.

LITERATUR

https://www.stiftung-perspektiven.de/Wissensportal/ (letzter Zugriff: 12.10.23)

1. Braga M, Costantini E, Di Francesco A, Gianotti L, Baccari P, Di Carlo V. Impact of thymopentin on the incidence and severity of postoperative infection: a randomized controlled trial. Journal of British Surgery. 1994; 81(2): 205–208.
2. Dollinger MM, Behrens CM, Lesske J, Behl S, Behrmann C, Fleig WE. Thymostimulin in advanced hepatocellular carcinoma: a phase II trial. BMC cancer. 2008; 8(1): 1–8.
3. Elia P, Lombardo G, Delpiano C, Granello M. Prevention of immunodeficiency and postoperative infective complications in patients undergoing surgical resection for carcinoma of the colon-rectum. Clinical study on 50 cases, using thymus hormones and thymopentin in particular. Minerva Chirurgica. 1994; 49(6): 575–580.

4. Gebbia V, Valenza R, Testa A, Cannata G, Borsellino N, Gebbia N. A prospective randomized trial of thymopentin versus granulocyte-colony stimulating factor with or without thymopentin in the prevention of febrile episodes in cancer patients undergoing highly cytotoxic chemotherapy. Anticancer research. 1994; 14(2B): 731–734.
5. Mallmann P, Krebs D. The effect of adjuvant combined chemo/immunotherapy on immunological parameters and clinical course in patients with breast carcinoma. Zentralblatt fur Gynakologie. 1991; 113(12): 697–706.
6. Mallmann P, Krebs D. The effect of immunotherapy with thymopentin on the parameters of cellular immunity and the clinical course of gynecologic tumor patients. Onkologie. 1989; 12: 15–21.
7. Mallmann P, Krebs D. Investigations on cell-mediated immunity in patients with breast and ovarian carcinomas receiving a combination of chemotherapy and immunotherapy with thymopentin. Methods and findings in experimental and clinical pharmacology. 1990; 12(5): 333–340.
8. Wolf GT, Peterson KA, Lovett III EJ. In vitro immune modulation by thymosin alpha1 in patients with head and neck squamous cell carcinoma. Head & Neck Surgery. 1985; 7(5): 350–356.

2.59 Traubenkern-Extrakt (OPC)

Was ist Traubenkern-Extrakt?

Traubenkernöl wird aus den Kernen der Weintraube durch Kaltpressung oder Raffination gewonnen. Es hat einen hohen Anteil an ungesättigten Fettsäuren, Traubenkern-Extrakt enthält sekundäre Pflanzenstoffe wie Anthocyanidine (➤ Kap. 2.4), Resveratrol und oligomere Proanthocyanidine (OPC). Im Durchschnitt beträgt die tägliche Zufuhr beim Menschen 460–1.000 mg Proanthocyanidine.

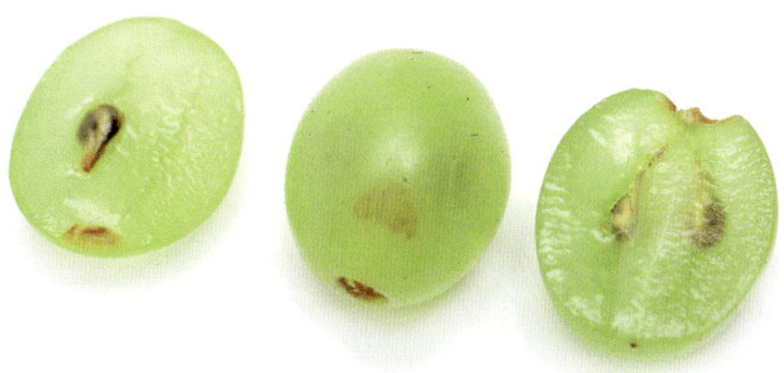

Bildquelle: [J787-174]

2

Ergebnisse aus Laborexperimenten

Inhaltsstoffe von Traubenkern-Extrakt haben starke antioxidative und entzündungshemmende Wirkungen. In Labor- und Tierexperimenten hemmen OPC die Entwicklung von Krebs und das Wachstum von Krebszellen.

Ergebnisse aus Studien am Menschen

Bisher wurde nur eine kleine Studie mit Patienten mit Prostatakrebs veröffentlicht. Diese Patienten hatten einen Anstieg des prostataspezifischen Antigens (PSA) nach erster Therapie mit Operation oder Strahlentherapie. Nach Einschätzung der Studienärzte war keine unmittelbare Krebstherapie erforderlich und die Patienten bekamen OPC.

Bei knapp der Hälfte der Patienten verlangsamte sich der Anstieg des PSA-Wertes. Es gab aber keinen Rückgang dieses Wertes. Heute würde man den meisten Patienten eine Tumortherapie mit dem Ziel der Heilung der Krebserkrankung anbieten.

Wechselwirkungen mit der Tumortherapie

Durch die starke antioxidative Wirkung können OPC wahrscheinlich die Wirkung von Strahlen- oder Chemotherapien vermindern. Es liegen keine wissenschaftlichen Erkenntnisse zu Wechselwirkungen mit anderen Medikamenten vor.

Nebenwirkungen

Nebenwirkungen von Traubenkernöl sind nicht bekannt. Bei der Raffination können allerdings giftige polyzyklische aromatische Kohlenwasserstoffe entstehen.

Dosierung

Es gibt keine Dosierungsempfehlung.

Warnhinweise

Hochkonzentrierte Extrakte enthalten viele Antioxidantien, die während Strahlen- oder Chemotherapie vermieden werden sollten.

Bewertung und Empfehlungen

Zusammenfassend stellt Traubenkernöl ein gesundes pflanzliches Öl im Rahmen einer normalen Ernährung dar. Es gibt aber keinen Nachweis eines Vorteils im Vergleich zu anderen Ölen. Auch für OPC-haltige Extrakte gibt es keinen Beweis für eine positive Wirkung bei Krebspatientinnen und -patienten. Aufgrund der starken antioxidativen Wirkung sollte die Einnahme von Extrakten während Strahlen- und Chemotherapien vermieden werden.

LITERATUR

https://www.stiftung-perspektiven.de/Wissensportal/ (letzter Zugriff: 12.10.23)

1. Fiorini D, Fiselier K, Biedermann M, Ballini R, Coni E, Grob K. Contamination of grape seed oil with mineral oil paraffins. Journal of agricultural and food chemistry. 2008; 56(23): 11245–11250.
2. Maroni P, Kessler ER, Rodrigues-Pessoa R, Nicklawsky A, Flaig T, Lam E et al. Abstract CT207: A phase II trial using grape seed extract for prostate cancer patients with non-metastatic PSA progression after local therapy. Cancer Research. 2020; 80(16_Supplement): CT207-CT207.

2.60 Traubensilberkerze (Cimicifuga racemosa)

Was ist Traubensilberkerze

Die Traubensilberkerze, *Cimicifuga racemosa*, wird in der traditionellen europäischen Pflanzenheilkunde als Mittel gegen Wechseljahresbeschwerden eingesetzt.

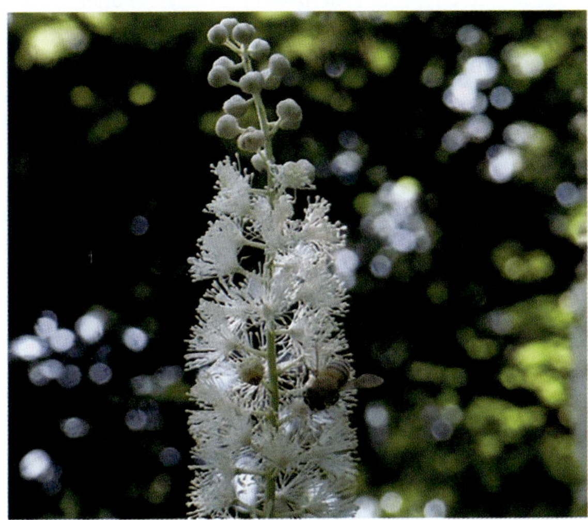

Bildquelle: [J813-006]

Ergebnisse aus Laborexperimenten

Laborexperimente zeigen, dass Traubensilberkerzen-Extrakt keine klassische phytoöstrogene Wirkung hat, sondern das Wachstum von hormonrezeptorpositiven Brustkrebszellen entweder nicht beeinflusst oder sogar hemmt.

Klinische Studiendaten

Traubensilberkerzen-Extrakt wird zur Verminderung von Wechseljahresbeschwerden bei Patientinnen mit Brustkrebs unter antihormoneller Therapie eingesetzt. Die Einnahme ist sicher. In einer Studie bei Patientinnen mit Mammakarzinom konnten keine Hinweise auf eine Erhöhung des Rückfallrisikos unter Cimicifuga gefunden werden.

Die Wirksamkeit bei Hitzewallungen wurde in wenigen Studien untersucht, die Ergebnisse sind unterschiedlich und die Wirkung ist wahrscheinlich nur etwas besser als ein Placebo. Aber immerhin berichten ca. ein Drittel der Frauen von einer Verbesserung der Beschwerden.

Wechselwirkungen mit der Tumortherapie

Es sind keine relevanten Wechselwirkungen bekannt.

Nebenwirkungen

Nebenwirkungen der Traubensilberkerze sind eher mild. Hauptsächlich klagen Patientinnen und Patienten über Magen-Darm-Beschwerden, Kopfschmerzen, Schwindel oder Brustschmerzen. In wenigen Fällen ist bisher eine Leberschädigung aufgetreten.

Warnhinweise

Bei Patientinnen und Patienten mit einer Leberschädigung sollte der Einsatz sorgfältig abgewogen werden.

Bewertung und Empfehlungen

Traubensilberkerzen-Präparate wurden lange Zeit fälschlich als Phytoöstrogene eingeordnet. Studien zeigen die Sicherheit der Anwendung auch bei Patientinnen mit hormonrezeptorpositivem Brustkrebs. Patientinnen, die unter Hitzewallungen leiden, könnten Traubensilberkerze – auch in Kombination mit Salbei-Extrakt – versuchen.

LITERATUR

https://www.stiftung-perspektiven.de/Wissensportal/ (letzter Zugriff: 12.10.23)

Patientenleitlinie Komplementärmedizin in der Behandlung von onkologischen Patienten, https://www.leitlinienprogramm-onkologie.de/patientenleitlinien/komplementaermedizin (letzter Zugriff 19.02.24)

1. Cohen SM, O'Connor AM, Hart J, Merel NH, Te HS. Autoimmune hepatitis associated with the use of black cohosh: a case study. Menopause. 2004; 11(5): 575–577.
2. Frei-Kleiner S, Schaffner W, Rahlfs V, Bodmer C, Birkhäuser M. Cimicifuga racemosa dried ethanolic extract in menopausal disorders: a double-blind placebo-controlled clinical trial. Maturitas. 2005; 51(4): 397–404.
3. Henneicke-von Zepelin H, Meden H, Kostev K, Schröder-Bernhardi D, Stammwitz U, Becher H. Isopropanolic black cohosh extract and recurrence-free survival after breast cancer. Int J Clin Pharmacol Ther. 2007; 45(3): 143–154.
4. Hirschberg AL, Edlund M, Svane G, Azavedo E, Skoog L, von Schoultz B. An isopropanolic extract of black cohosh does not increase mammographic breast density or breast cell proliferation in postmenopausal women. Menopause. 2007; 14(1): 89–96.
5. Jacobson JS, Troxel AB, Evans J, Klaus L, Vahdat L, Kinne D et al. Randomized trial of black cohosh for the treatment of hot flashes among women with a history of breast cancer. Journal of Clinical Oncology. 2001; 19(10): 2739–2745.
6. Levitsky J, Alli TA, Wisecarver J, Sorrell MF. Fulminant liver failure associated with the use of black cohosh. Digestive Diseases and Sciences. 2008; 53: 869–869.
7. Liske E, Hänggi W, Henneicke-von Zepelin H-H, Boblitz N, Wüstenberg P, Rahlfs V. Physiological investigation of a unique extract of black cohosh (Cimicifugae racemosae rhizoma): a 6-month clinical study demonstrates no systemic estrogenic effect. Journal of women's health & gender-based medicine. 2002; 11(2): 163–174.

8. Lontos S, Jones RM, Angus PW, Gow PJ. Acute liver failure associated with the use of herbal preparations containing black cohosh. The Medical Journal of Australia. 2003; 179(7): 390–391.
9. Muñoz GH, Pluchino S. Cimicifuga racemosa for the treatment of hot flushes in women surviving breast cancer. Maturitas. 2003; 44: S59-S65.
10. Oleszczuk J, Leszczyńska-Gorzelak B, Kanadys WM. Efficacy and safety of Black cohosh (Actaea/Cimicifuga racemosa) in the treatment of vasomotor symptoms-review of clinical trials. Ginekologia Polska. 2008; 79(4).
11. Pockaj BA, Gallagher JG, Loprinzi CL, Stella PJ, Barton DL, Sloan JA et al. Phase III double-blind, randomized, placebo-controlled crossover trial of black cohosh in the management of hot flashes: NCCTG Trial N01CC1. Journal of Clinical Oncology. 2006; 24(18): 2836–2841.
12. Rauš K, Brucker C, Gorkow C, Wuttke W. First-time proof of endometrial safety of the special black cohosh extract (Actaea or Cimicifuga racemosa extract) CR BNO 1055. Menopause. 2006; 13(4): 678–691.
13. Reed SD, Newton KM, LaCroix AZ, Grothaus LC, Grieco VS, Ehrlich K. Vaginal, endometrial, and reproductive hormone findings: randomized, placebo-controlled trial of black cohosh, multibotanical herbs, and dietary soy for vasomotor symptoms: the Herbal Alternatives for Menopause (HALT) Study. Menopause. 2008; 15(1): 51–58.
14. Rostock M, Fischer J, Mumm A, Stammwitz U, Saller R, Bartsch HH. Black cohosh (Cimicifuga racemosa) in tamoxifen-treated breast cancer patients with climacteric complaints – a prospective observational study. Gynecological endocrinology. 2011; 27(10): 844–848.
15. Thomsen M, Vitetta L, Sali A, Schmidt M. Acute liver failure associated with the use of herbal preparations containing black cohosh. Medical Journal of Australia. 2004; 180(11): 598–600.
16. Whiting PW, Clouston A, Kerlin P. Black cohosh and other herbal remedies associated with acute hepatitis. Medical Journal of Australia. 2002; 177(8): 432–443.

2.61 Uncaria tomentosa (Krallendorn)

Was ist Uncaria tomentosa?

Extrakte aus Uncaria tomentosa (Krallendorn) werden traditionell in Südamerika bei verschiedenen Krankheiten eingesetzt. Die traditionelle Anwendung in Südamerika schließt auch Krebserkrankungen ein. Krallendorn-Extrakt enthält verschiedene sekundäre Pflanzenstoffe.

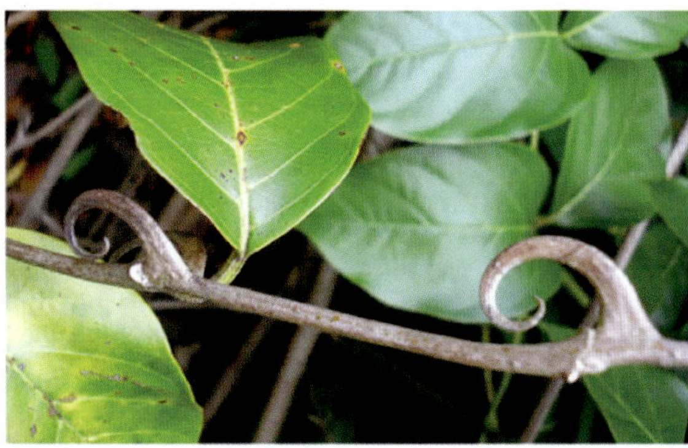

Bildquelle: [J810-044]

Ergebnisse aus Laborexperimenten

Uncaria-Extrakte hemmen in Laborexperimenten das Wachstum von Krebszellen.

Ergebnisse aus Studien am Menschen

Bisher gibt es keine Studien mit Patientinnen und Patienten mit einer Krebserkrankung, die untersucht haben, ob Uncaria gegen Krebs wirkt. In einer gut durchgeführten Studie wurde untersucht, ob der Extrakt Nebenwirkungen der Chemotherapie bei Darmkrebs abschwächt. Die Patienten, die Uncaria bekamen, hatten genauso viele Nebenwirkungen wie die Patienten in der Kontrollgruppe. Auch auf das Immunsystem hatte Uncaria keinen Einfluss.

Wechselwirkungen mit der Tumortherapie

Krallendorn-Extrakt kann zu Wechselwirkungen mit blutgerinnungshemmenden und blutdrucksenkenden Medikamenten führen.

Nebenwirkungen

Als Nebenwirkungen wurden Kopfschmerzen, Schwindel und Übelkeit beschrieben.

Dosierung

Eine Dosisangabe zu Uncaria-Extrakten ist nicht sinnvoll, da keine positive Wirkung nachgewiesen ist.

Warnhinweise

Es liegen keine Warnhinweise zu Uncaria-Extrakten vor.

Bewertung und Empfehlungen

Bisher gibt es keinen Nachweis eines Nutzens für Patientinnen und Patienten mit einer Krebserkrankung. Über mögliche Risiken wie Neben- und Wechselwirkungen ist zu wenig bekannt.

LITERATUR

https://www.stiftung-perspektiven.de/Wissensportal/ (letzter Zugriff: 12.10.23)

Patientenleitlinie Komplementärmedizin in der Behandlung von onkologischen Patienten, https://www.leitlinienprogramm-onkologie.de/patientenleitlinien/komplementaermedizin (letzter Zugriff 19.02.24)

1. Farias I, do Carmo Araújo M, Zimmermann ES, Dalmora SL, Benedetti AL, Alvarez-Silva M et al. Uncaria tomentosa stimulates the proliferation of myeloid progenitor cells. Journal of Ethnopharmacology. 2011; 137(1): 856–863.
2. Núñez C, Lozada-Requena I, Ysmodes T, Zegarra D, Saldaña F, Aguilar J. Immunomodulation of Uncaria tomentosa over dendritic cells, il-12 and profile TH1/TH2/TH17 in breast cancer. Revista Peruana de Medicina Experimental y Salud Publica. 2015; 32(4): 643–651.

2.62 Vitamin A (Betacarotin)

Was ist Vitamin A?

Zu den Carotinoiden gehören wasser- und fettlösliche Formen. Sie sind für die gelbe bzw. rötliche Färbung von Obst- und Gemüsesorten verantwortlich. Carotinoide sind Antioxidantien. Zu den Carotinoiden gehören neben Betacarotin, der Vorstufe von Vitamin A, auch Lutein (➤ Kap. 2.39), Zeaxanthin, Lycopin (➤ Kap. 2.40).

Betacarotin (sog. Provitamin A) wird im menschlichen Körper zu Vitamin A umgewandelt. Vitamin A bzw. Betacarotin kommen in zahlreichen Obst- und Gemüsesorten vor, besonders in Orangen, Karotten, Brokkoli, Grünkohl und Spinat sowie in Milch und Milchprodukten, Fisch und Leber. Vitamin A ist fettlöslich. Bei den Milchprodukten ist der Vitamin A-Gehalt in den Produkten mit natürlichem Fettgehalt deutlich höher als in den fettarmen oder entrahmten.

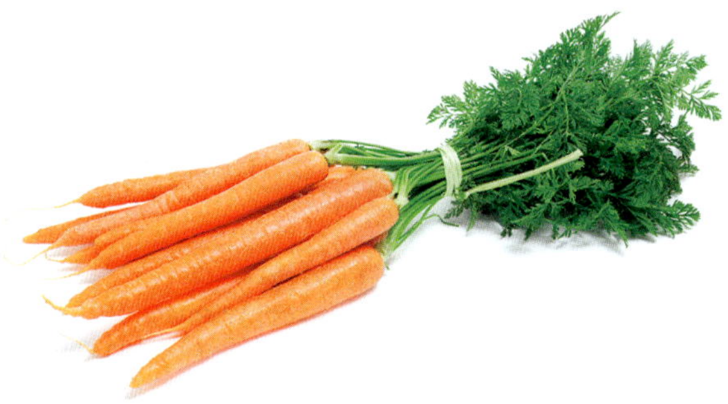

Bildquelle: [J787-175]

Ergebnisse aus Laborexperimenten

In Laborexperimenten hemmen Vitamin A und Betacarotin das Wachstum von Krebszellen.

Ergebnisse aus Studien am Menschen

Menschen, die ausreichend Vitamin A oder Betacarotin über die Nahrung aufnehmen, scheinen seltener an Krebs zu erkranken. Allerdings können wir aus den Studien nicht sicher schließen, ob es sich nicht im Wesentlichen um Effekte einer allgemein gesunden Ernährung bzw. sogar eines allgemein gesunden Lebensstils handelt, denn Menschen, die viele Vitamine und Betacarotin in der Nahrung haben, ernähren sich in der Regel insgesamt gesund.

Die Einnahme von Nahrungsergänzungsmitteln mit Vitamin A oder Betacarotin vermindern das Risiko für Krebserkrankungen nicht. Zusammenfassungen von Daten von vielen Patientinnen und Patienten aus guten Studien zeigen teilweise sogar ein erhöhtes Krebsrisiko, wenn solche Nahrungsergänzungsmittel eingenommen werden. Es ist auch nicht möglich, Raucher durch diese Nahrungsergänzungsmittel vor Krebs zu schützen. Im

Gegenteil haben in solchen Studien sogar mehr Teilnehmer mit den Nahrungsergänzungsmitteln Krebs bekommen.

Die Einnahme von Betacarotin oder Vitamin A wurde in mehreren randomisierten Studien untersucht. Sie zeigen bei Patienten mit Kopf-Hals-Tumoren, Prostatakrebs und Lungenkrebs keinen Vorteil für das Überleben oder die Rückfallrate. Patienten mit Kopf-Hals-Tumoren, die weiter rauchen und Betacarotin und Vitamin E einnehmen, haben sogar ein erhöhtes Risiko für einen Rückfall.

Sehr hoch dosiertes Vitamin A (350.000–500.000 IU) wurde früher teilweise mit Erfolg bei verschiedenen Krebsarten angewendet. Dabei können starke Nebenwirkungen auftreten. Diese Therapien werden heute nicht mehr durchgeführt, da moderne Krebsmedikamente besser wirken. Eine Ausnahme bildet die All-trans-Retinolsäure (ATRA), ein Abkömmling von Vitamin A, der bei der akuten Promyelozyten-Leukämie auch heute eine wichtige Rolle in der Therapie spielt.

Wechselwirkungen mit der Tumortherapie

Vitamin A und Betacarotin sind Antioxidantien. Deshalb können sie die Wirkung von Chemo- und Strahlentherapien abschwächen. In der bereits oben erwähnten Studie mit Patienten mit Kopf-Hals-Tumoren wurde zwar die Rate an schweren Nebenwirkungen gesenkt, allerdings hatten die Patienten auch sehr viel häufiger Rückfälle der Krebserkrankung. Wechselwirkungen mit anderen Medikamenten sind nicht bekannt.

Nebenwirkungen

Unter Einnahme von Vitamin A wurden vor allem Nebenwirkungen wie Gelbfärbungen und Trockenheit der Haut, Juckreiz, Haarverlust und Mundschleimhautentzündungen beschrieben.

Dosierung

In den Studien wurde Betacarotin in Dosierungen von 30–50 mg täglich eingesetzt.

Warnhinweise

Betacarotin oder Vitamin A sollten während Chemo- und Strahlentherapien nicht in Form von Nahrungsergänzungsmitteln eingenommen werden. Über gesunde Nahrungsmittel können sie ohne Risiko genossen werden. Vitamin A sollte auch nicht in der Schwangerschaft eingenommen werden.

Bewertung und Empfehlungen

Eine ausreichende Aufnahme von Vitamin A bzw. seinen Vorstufen aus einer ausgewogenen Ernährung ist wichtig und in der Regel gut möglich. Die Einnahme von Nahrungsergänzungsmitteln bringt keinen Vorteil. Im Gegenteil sprechen die Daten für ein erhöhtes Risiko für Krebserkrankungen bei Gesunden bzw. für Rückfälle und eine erhöhte Sterblichkeit bei Patientinnen und Patienten mit einer Krebserkrankung. Entsprechend rät die S3-Leitlinie vom Einsatz ab.

Betacarotin und Vitamin A als Nahrungsergänzungsmittel tragen auch nicht dazu bei, Nebenwirkungen der Krebstherapie zu verringern. Im Gegenteil können sie die Wirkung der Krebstherapie abschwächen.

Bei Patientinnen und Patienten mit Einschränkungen der Ernährung ist ein Mangel möglich. Bei einem nachgewiesenen Mangel ist ein Nahrungsergänzungsmittel mit Vitamin A sinnvoll.

LITERATUR

https://www.stiftung-perspektiven.de/Wissensportal/ (letzter Zugriff: 12.10.23)

Patientenleitlinie Komplementärmedizin in der Behandlung von onkologischen Patienten, https://www.leitlinienprogramm-onkologie.de/patientenleitlinien/komplementaermedizin (letzter Zugriff 19.02.24)

1. Bairati I, Meyer F, Gélinas M, Fortin A, Nabid A, Brochet F et al. A randomized trial of antioxidant vitamins to prevent second primary cancers in head and neck cancer patients. Journal of the National Cancer Institute. 2005; 97(7): 481–488.
2. Bitsie KR, Cheng T-YD, McCann SE, Zirpoli G, Yao S, Bandera EV et al. Dietary Vitamin A and Breast Cancer Risk in Black Women: The African American Breast Cancer Epidemiology and Risk (AMBER) Consortium. The Journal of Nutrition. 2021; 151(12): 3725–3737.
3. Bjelakovic G, Nikolova D, Simonetti R, Gluud C. Systematic review: primary and secondary prevention of gastrointestinal cancers with antioxidant supplements. Alimentary pharmacology & therapeutics. 2008; 28(6): 689–703.
4. Druesne-Pecollo N, Latino-Martel P, Norat T, Barrandon E, Bertrais S, Galan P et al. Beta-carotene supplementation and cancer risk: a systematic review and metaanalysis of randomized controlled trials. International journal of cancer. 2010; 127(1): 172–184.
5. Fernandez-Lazaro CI, Martínez-González MÁ, Aguilera-Buenosvinos I, Gea A, Ruiz-Canela M, Romanos-Nanclares A et al. Dietary antioxidant vitamins and minerals and breast cancer risk: Prospective results from the SUN cohort. Antioxidants. 2021; 10(3): 340.
6. Jiang L, Yang K-h, Tian J-h, Guan Q-l, Yao N, Cao N et al. Efficacy of antioxidant vitamins and selenium supplement in prostate cancer prevention: a meta-analysis of randomized controlled trials. Nutrition and cancer. 2010; 62(6): 719–727.
7. Jyothirmayi R, Ramadas K, Varghese C, Jacob R, Nair M, Sankaranarayanan R. Efficacy of vitamin A in the prevention of loco-regional recurrence and second primaries in head and neck cancer. European Journal of Cancer Part B: Oral Oncology. 1996; 32(6): 373–376.
8. Keefe KA, Schell MJ, Brewer C, McHale M, Brewster W, Chapman JA et al. A randomized, double blind, phase III trial using oral β-carotene supplementation for women with high-grade cervical intraepithelial neoplasia. Cancer Epidemiology Biomarkers & Prevention. 2001; 10(10): 1029–1035.
9. Margalit DN, Kasperzyk JL, Martin NE, Sesso HD, Gaziano JM, Ma J et al. Beta-carotene antioxidant use during radiation therapy and prostate cancer outcome in the Physicians' Health Study. International Journal of Radiation Oncology* Biology* Physics. 2012; 83(1): 28–32.
10. Mayne ST, Cartmel B, Baum M, Shor-Posner G, Fallon BG, Briskin K et al. Randomized trial of supplemental β-carotene to prevent second head and neck cancer. Cancer Research. 2001; 61(4): 1457–1463.
11. Meyer F, Bairati I, Fortin A, Gélinas M, Nabid A, Brochet F et al. Interaction between antioxidant vitamin supplementation and cigarette smoking during radiation therapy in relation to long-term

effects on recurrence and mortality: a randomized trial among head and neck cancer patients. International journal of cancer. 2008; 122(7): 1679–1683.

12. Meyer F, Bairati I, Jobin E, Gélinas M, Fortin A, Nabid A et al. Acute adverse effects of radiation therapy and local recurrence in relation to dietary and plasma beta carotene and alpha tocopherol in head and neck cancer patients. Nutrition and cancer. 2007; 59(1): 29–35.
13. Middha P, Weinstein SJ, Männistö S, Albanes D, Mondul AM. β-carotene supplementation and lung cancer incidence in the alpha-tocopherol, beta-carotene cancer prevention study: The role of tar and nicotine. Nicotine and Tobacco Research. 2019; 21(8): 1045–1050.
14. Omenn GS, Goodman GE, Thornquist MD, Balmes J, Cullen MR, Glass A et al. Effects of a combination of beta carotene and vitamin A on lung cancer and cardiovascular disease. New England journal of medicine. 1996; 334(18): 1150–1155.
15. Papaioannou D, Cooper K, Carroll C, Hind D, Squires H, Tappenden P et al. Antioxidants in the chemoprevention of colorectal cancer and colorectal adenomas in the general population: a systematic review and meta-analysis. Colorectal Disease. 2011; 13(10): 1085–1099.
16. Peraita-Costa I, Carrillo Garcia P, Morales-Suarez-Varela M. Is there an association between β-carotene and breast cancer? A systematic review on breast cancer risk. Nutrition and cancer. 2022; 74(1): 39–54.
17. Satia JA, Littman A, Slatore CG, Galanko JA, White E. Long-term use of β-carotene, retinol, lycopene, and lutein supplements and lung cancer risk: results from the VITamins And Lifestyle (VITAL) study. American journal of epidemiology. 2009; 169(7): 815–828.
18. Tanvetyanon T, Bepler G. Beta-carotene in multivitamins and the possible risk of lung cancer among smokers versus former smokers: a meta-analysis and evaluation of national brands. Cancer. 2008; 113(1): 150–157.
19. Toma S, Bonelli L, Sartoris A, Mira E, Antonelli A, Beatrice F et al. β-carotene supplementation in patients radically treated for stage I-II head and neck cancer: results of a randomized trial. Oncology reports. 2003; 10(6): 1895–1901.
20. Touvier M, Kesse E, Clavel-Chapelon F, Boutron-Ruault M-C. Dual association of β-carotene with risk of tobacco-related cancers in a cohort of French women. Journal of the National Cancer Institute. 2005; 97(18): 1338–1344.
21. Van Zandwijk N, Dalesio O, Pastorino U, De Vries N, Van Tinteren H. EUROSCAN, a randomized trial of vitamin A and N-acetylcysteine in patients with head and neck cancer or lung cancer. Journal of the National Cancer Institute. 2000; 92(12): 977–986.

2.63 Vitamin B1 (Thiamin)

Was ist Vitamin B1?

Vitamin B1 (Thiamin) ist besonders reichlich in Bierhefe, Weizenkeimen, Sesam- und Sonnenblumenkernen enthalten. Vollkornprodukte sind eine wichtige Quelle. Vitamin B1 ist ein wasserlösliches B-Vitamin, das für die Verbrennung von Kohlenhydraten benötigt und dabei selber verbraucht wird, sodass eine regelmäßige Aufnahme erforderlich ist. Die körpereigenen Reserven halten ca. 14 Tage. Da insbesondere Gehirnnervenzellen ihre Energie aus Kohlenhydraten beziehen, sind sie auf die Thiamin-Zufuhr angewiesen. Thiamin ist hitzeempfindlich und wird deshalb beim Kochen vermindert. Der tägliche Bedarf an Thiamin wird beim Erwachsenen mit 1,1–1,3 mg/Tag angegeben.

Ein Thiamin-Mangel ist in Deutschland bei ausgewogener Ernährung selten. Ob und wenn ja, wie weit verbreitet ein Vitamin B1-Mangel bei Krebspatientinnen und Krebspatienten in Deutschland ist, ist unbekannt.

Ein starker Vitamin B1-Mangel kann zu einer schweren Funktionsstörung des Gehirns führen. Neben einer falschen oder Mangelernährung ist eine Chemotherapie mit sog. Fluoropyrimidinen ein Risikofaktor für einen Vitamin B1-Mangel.

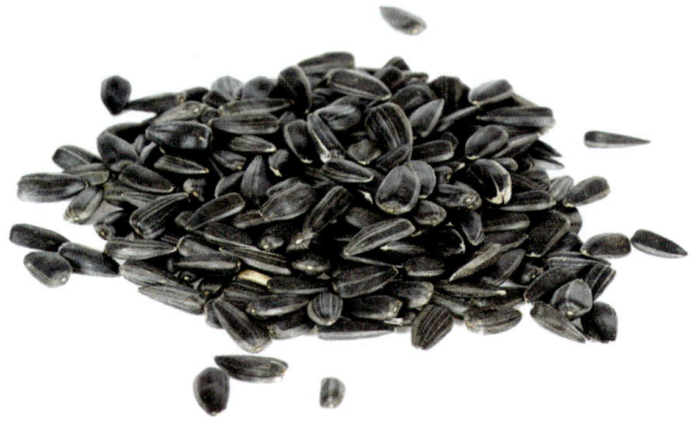

Bildquelle: [J787-176]

Ergebnisse aus Laborexperimenten

Im Tierversuch kann Thiamin das Wachstum von Krebszellen fördern.

Ergebnisse aus Studien am Menschen

Ob Vitamin B1 einen Einfluss auf das Risiko hat, an Krebs zu erkranken, ist unklar. Eine ausreichende Zufuhr von Vitamin B1 könnte vor der Entstehung von Krebserkrankungen schützen. Eine zu hohe Zufuhr über Nahrungsergänzungsmittel scheint aber das Risiko eher zu erhöhen.

Wechselwirkungen mit der Tumortherapie

Zu Wechselwirkung mit Krebstherapien oder mit anderen Medikamenten ist nichts sicher bekannt.

Nebenwirkungen

In normalen Dosierungen hat Vitamin B1 keine Nebenwirkungen.

Dosierung

Der tägliche Bedarf beim Erwachsenen von 1,1–1,3 mg kann gut über eine ausgewogene Ernährung gedeckt werden.

Warnhinweise

Es gibt keine Warnhinweise zu Vitamin B1.

Bewertung und Empfehlungen

Vitamin B1 hat eine besondere Bedeutung im Stoffwechsel von Gehirn- und Nervenzellen. Bei Patientinnen und Patienten mit einem Risiko für einen Mangel, z. B. durch Einschränkungen in der Ernährung oder unter bestimmten Chemotherapie-Mitteln (sog. Fluoropyrimidine), sollten ggf. Spiegel bestimmt werden, insbesondere, wenn Hirnfunktionsstörungen auffallen. In diesen Fällen sind eine gezielte Ernährungsberatung und ggf. ein Nahrungsergänzungsmittel erforderlich.

Wenn Patienten einen Vitamin B1-Mangel aus zunächst unklaren Gründen haben, so ist eine gute Ernährungsberatung empfehlenswert, um herauszufinden, ob eine Fehlernährung für den Mangel ursächlich ist, und dann sollte die Ernährung verbessert werden. Für alle anderen Patienten gibt es keinen Grund für einen Einnahme von Vitamin B1.

LITERATUR

https://www.stiftung-perspektiven.de/Wissensportal/ (letzter Zugriff: 12.10.23)

1. Bassett JK, Severi G, Hodge AM, Baglietto L, Hopper JL, English DR et al. Dietary intake of B vitamins and methionine and prostate cancer incidence and mortality. Cancer Causes & Control. 2012; 23: 855–863.
2. Cancarini I, Krogh V, Agnoli C, Grioni S, Matullo G, Pala V et al. Micronutrients involved in one-carbon metabolism and risk of breast cancer subtypes. PLoS One. 2015; 10(9): e0138318.
3. Comín-Anduix B, Boren J, Martinez S, Moro C, Centelles JJ, Trebukhina R et al. The effect of thiamine supplementation on tumour proliferation: a metabolic control analysis study. European Journal of Biochemistry. 2001; 268(15): 4177–4182.
4. Hernandez BY, McDuffie K, Wilkens LR, Kamemoto L, Goodman MT. Diet and premalignant lesions of the cervix: evidence of a protective role for folate, riboflavin, thiamin, and vitamin B 12. Cancer Causes & Control. 2003; 14: 859–870.

5. Isenberg-Grzeda E, Shen MJ, Alici Y, Wills J, Nelson C, Breitbart W. High rate of thiamine deficiency among inpatients with cancer referred for psychiatric consultation: results of a single site prevalence study. Psycho-Oncology. 2017; 26(9): 1384–1389.
6. Yasu T, Iimura Y, Momo K, Kuroda S. Potential thiamine deficiency in elderly patients with gastrointestinal cancer undergoing chemotherapy. International Journal of Clinical Pharmacology and Therapeutics. 2020; 58(3): 174.

2.64 Vitamin B6 (Pyridoxin)

Was ist Vitamin B6?

Vitamin B6 (Pyridoxin) gehört zu den wasserlöslichen Vitaminen und kommt in vielen Lebensmitteln, wie Fleisch, Fisch, Milchprodukten, Vollkornprodukten, grünen Bohnen, Kohlsorten, Linsen, Bananen oder Nüssen vor. Vitamin B6 hat wichtige Aufgaben im Stoffwechsel, wie dem Eiweiß- oder Fettstoffwechsel. Als täglich empfohlene Nahrungsaufnahme werden 1,6–1,8 g angegeben.

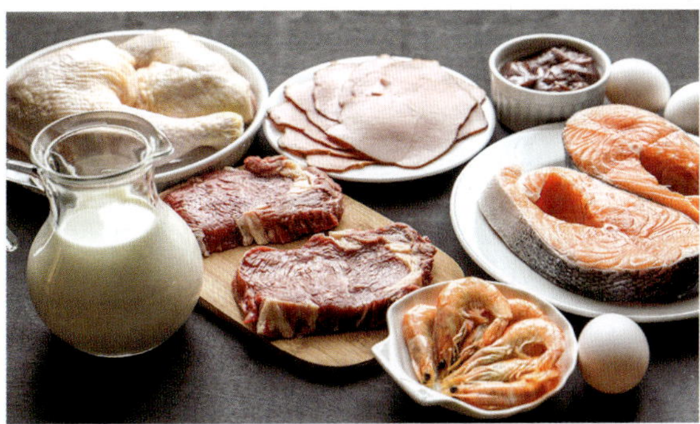

Bildquelle: [J787-158]

Ergebnisse aus Laborexperimenten

Es gibt nur wenige Laborexperimente zu Vitamin B6. Vitamin B6 scheint keine hemmende Wirkung auf Krebszellen zu haben.

Ergebnisse aus Studien am Menschen

Es gibt viele Untersuchungen zur Bedeutung von Vitamin B6 bei der Entwicklung von Krebs. Die Ergebnisse sind widersprüchlich. Vermutlich kommt es auf die Zufuhrmenge an. Hohe Zufuhrmengen können vermutlich die Entwicklung von Krebs fördern. Ein Vitamin B6-Mangel kann auf der anderen Seite aber auch das Risiko erhöhen, an Krebs zu erkranken.

Die zusätzliche Einnahme von Vitamin B6 verbessert das Überleben von Krebspatientinnen und Krebspatienten nicht. Vitamin B6 wurde in mehreren Studien während einer Krebstherapie untersucht. Als Nahrungsergänzungsmittel hat es keinen positiven Effekt auf Nebenwirkungen der Krebstherapie.

Wechselwirkungen mit der Tumortherapie

Die Einnahme von Vitamin B6 während einer Chemotherapie, obwohl kein Vitamin B6-Mangel besteht, kann sogar das Risiko, dass die Krebserkrankung fortschreitet, erhöhen.

Es liegen keine wissenschaftlichen Erkenntnisse zu Wechselwirkungen mit anderen Medikamenten vor.

Nebenwirkungen

Bei zu hoher Zufuhr von Vitamin B6 wurden Kopfschmerzen, Müdigkeit, Hautrötungen und Kribbelgefühle beschrieben. Bei langfristiger Einnahme von hohen Dosen kann es zu schweren Nervenschäden, Gleichgewichts- und Bewegungsstörungen, Atemnot, Übelkeit und Bewusstseinsstörungen kommen.

Dosierung

Als normale Aufnahme mit der Nahrung werden 1,6–1,8 mg empfohlen.

Kontraindikationen und Warnhinweise

Vitamin B6 sollte nicht als Nahrungsergänzungsmittel ohne Spiegelkontrolle hochdosiert eingenommen werden.

Bewertung und Empfehlungen

Vitamin B6 ist ein lebenswichtiges Vitamin – und in der normalen westeuropäischen Ernährung ausreichend enthalten. Es sollte nur bei nachgewiesenem Vitamin B6-Mangel zusätzlich in Form eines Nahrungsergänzungsmittels eingenommen werden.

Vitamin B6 ist ein wichtiger Faktor bei der Zellteilung, dies gilt auch für Krebszellen. Diese Wirkung erklärt wahrscheinlich die Studienergebnisse, in denen das Krebswachstum eher verstärkt worden ist. Wenn Patientinnen und Patienten einen Vitamin B6-Mangel haben, so ist eine gute Ernährungsberatung empfehlenswert, um herauszufinden, ob eine Fehlernährung für den Mangel ursächlich ist, und dann sollte die Ernährung verbessert werden.

Die weit verbreitete Gabe zum Schutz vor Nervenschädigungen oder dem Hand-Fuß-Syndrom während einer Krebstherapie ist nach Studien nicht sinnvoll.

LITERATUR

https://www.stiftung-perspektiven.de/Wissensportal/ (letzter Zugriff: 12.10.23)

Patientenleitlinie Komplementärmedizin in der Behandlung von onkologischen Patienten, https://www.leitlinienprogramm-onkologie.de/patientenleitlinien/komplementaermedizin (letzter Zugriff 19.02.24)

1. Braik T, Yim B, Evans AT, Kassem M, Mullane M, Lad T et al. Randomized trial of vitamin B6 for preventing hand-foot syndrome from capecitabine chemotherapy. J Community Support Oncol. 2014; 12(2): 65–70.
2. Brasky TM, Ray RM, Navarro SL, Schenk JM, Newton AM, Neuhouser ML. Supplemental one-carbon metabolism related B vitamins and lung cancer risk in the Women's Health Initiative. International journal of cancer. 2020; 147(5): 1374–1384.

3. Brasky TM, White E, Chen C-L. Long-term, supplemental, one-carbon metabolism – related vitamin B use in relation to lung cancer risk in the Vitamins and Lifestyle (VITAL) Cohort. Journal of Clinical Oncology. 2017; 35(30): 3440.
4. Chalermchai T, Tantiphlachiva K, Suwanrusme H, Voravud N, Sriuranpong V. Randomized trial of two different doses of pyridoxine in the prevention of capecitabine-associated palmar-plantar erythrodysesthesia. Asia-Pacific Journal of Clinical Oncology. 2010; 6(3): 155–160.
5. Charalambous A, Tsitsi T, Astras G, Paikousis L, Filippou E. A pilot randomized double-blind, placebo-controlled study on the effects of the topical application of pyridoxine on palmar-plantar erythrodysesthesia (PPE) induced by capecitabine or pegylated liposomal doxorubicin (PLD). European Journal of Oncology Nursing. 2021; 50: 101866.
6. Chen M, Zhang L, Wang Q, Shen J. Pyridoxine for prevention of hand-foot syndrome caused by chemotherapy: a systematic review. PLoS One. 2013; 8(8): e72245.
7. Corrie PG, Bulusu R, Wilson C, Armstrong G, Bond S, Hardy R et al. A randomised study evaluating the use of pyridoxine to avoid capecitabine dose modifications. British journal of cancer. 2012; 107(4): 585–587.
8. de Vogel S, Bongaerts BW, Wouters KA, Kester AD, Schouten LJ, de Goeij AF et al. Associations of dietary methyl donor intake with MLH1 promoter hypermethylation and related molecular phenotypes in sporadic colorectal cancer. Carcinogenesis. 2008; 29(9): 1765–1773.
9. Fang X, Wu Q, Han X, Cao T, Liu L. High dose pyridoxine for the prevention of hand-foot syndrome caused by capecitabine. Oncology. 2010; 30: 1081–1082.
10. Fanidi A, Muller D, Yuan J, Stevens V, Weinstein S, Albanes D et al. Circulating folate, vitamin B6, and methionine in relation to lung cancer risk in the Lung Cancer Cohort Consortium (LC3). JNCI: Journal of the National Cancer Institute. 2018; 110(1): 57–67.
11. Jia K, Wang R, Tian J. Vitamin B6 intake and the risk of colorectal cancer: a meta-analysis of prospective cohort studies. Nutrition and cancer. 2017; 69(5): 723–731.
12. Kang Y-K, Lee SS, Yoon DH, Lee SY, Chun YJ, Kim MS et al. Pyridoxine is not effective to prevent hand-foot syndrome associated with capecitabine therapy: results of a randomized, double-blind, placebo-controlled study. Journal of Clinical Oncology. 2010; 28(24): 3824–3829.
13. Newling D, Robinson M, Smith P, Byar D, Lockwood R, Stevens I et al. Tryptophan Metabolites, Pyridoxine (Vitamin B [6]) and Their Influence on the Recurrence Rate of Superficial Bladder Cancer. European urology. 1995; 27: 110–116.
14. Ota M, Tatsumi K, Suwa H, Watanabe J, Watanabe K, Osada S et al. The Effect of Pyridoxine for Prevention of Hand-Foot Syndrome in Colorectal Cancer Patients with Adjuvant Chemotherapy Using Capecitabine: A Randomized Study. Hepato-gastroenterology. 2014; 61(132): 1008–1013.
15. von Gruenigen V, Frasure H, Fusco N, DeBernardo R, Eldermire E, Eaton S et al. A double-blind, randomized trial of pyridoxine versus placebo for the prevention of pegylated liposomal doxorubicin – related hand-foot syndrome in gynecologic oncology patients. Cancer. 2010; 116(20): 4735–4743.
16. Yap Y-S, Kwok L-L, Syn N, Chay WY, Chia JWK, Tham CK et al. Predictors of hand-foot syndrome and pyridoxine for prevention of capecitabine – induced hand-foot syndrome: a randomized clinical trial. JAMA oncology. 2017; 3(11): 1538–1545.

2.65 Vitamin B12 (Cobalamin)

Was ist Vitamin B12

Vitamin B12 umfasst eine Gruppe von Substanzen, die auch als Cobalamine bezeichnet werden. Es handelt sich um ein wasserlösliches Vitamin, das im Stoffwechsel insbesondere bei der Bildung der Erbsubstanz (DNA), aber auch bei anderen Stoffwechselaktivitäten benötigt wird. Vitamin B12 ist sehr wichtig für die Bildung der roten Blutkörperchen. Ein Mangel an Vitamin B12 kann zu einer Blutarmut (Anämie) führen.

Eine wichtige Voraussetzung für die Aufnahme von Vitamin B12 ist der sogenannte Intrinsic Factor. Er wird in der Magenschleimhaut gebildet. Nur mit diesem Faktor kann Vitamin B12 im Darm aufgenommen werden.

Vitamin B12 wird in der Leber gespeichert, sodass der Körper bei guten Speichervorräten über Jahre ausreichend mit Vitamin B12 versorgt sein kann. Bei vegetarischer und insbesondere veganer Ernährung kann die Zufuhr von Vitamin B12 zu niedrig sein.

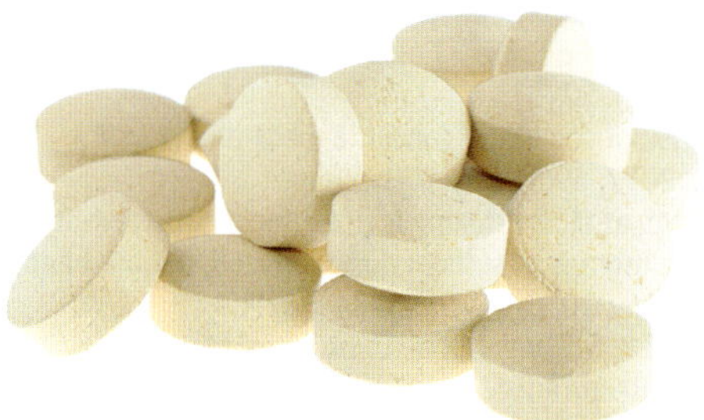

Bildquelle: [J787]

Ergebnisse aus Laborexperimenten

Zu spezifischen Wirkungen auf Krebszellen wurden kaum Untersuchungen durchgeführt.

Ergebnisse aus Studien am Menschen

Auch für Vitamin B12 gilt, dass sowohl ein Mangel als auch ein zu hoher Spiegel ungünstig sind. Eine erhöhte Konzentration von Vitamin B12 geht mit einem erhöhten Risiko für verschiedene Krebserkrankungen einher. Erste Studienergebnisse sprechen auch dafür, dass ein zu hoher Vitamin B12-Spiegel bei Patientinnen und Patienten mit einer Krebserkrankung die Prognose verschlechtert.

B-Vitamine in Kombinationen oder speziell Vitamin B12 werden häufig zur Prophylaxe oder Behandlung einer Schädigung des Tastempfindens durch Krebsmedikamente (sog. Polyneuropathie) eingesetzt. Es gibt aber keine hochwertige Studie, die eine solche Wirkung bei normalem Vitamin B12-Spiegel nachweist.

Wechselwirkungen mit der Tumortherapie

Wechselwirkungen von Vitamin B12 mit Medikamenten sind nicht bekannt.

Nebenwirkungen

Bei Überdosierungen wurden akneartige Hautveränderungen beschrieben.

Dosierung

Die empfohlene tägliche Nahrungsaufnahme liegt bei 1 µg.

Warnhinweise

Nahrungsergänzungsmittel mit Vitamin B12 sollten ohne nachgewiesenen Mangel nicht über einen längeren Zeitraum eingenommen werden, um zu hohe Spiegel zu vermeiden.

Bewertung und Empfehlungen

Vitamin B12 stellt ein wichtiges Vitamin im Stoffwechsel dar, insbesondere zur Bildung der DNA und bei der Blutbildung. Die Gabe von Vitamin B12 ist sinnvoll bei einem nachgewiesenen Vitamin B12-Mangel. Die S3-Leitlinie Komplementäre Onkologie empfiehlt die Messung des Vitamin B12-Spiegels bei allen Patientinnen und Patienten mit einer Krebserkrankung.

Patienten nach Entfernung des Magens oder bei einer bestimmten Form einer chronischen Magenschleimhautentzündung haben einen Mangel an Intrinsic Factor und benötigen deshalb regelmäßig eine Vitamin B12-Spritze. Bei einer Chemotherapie mit dem Medikament Pemetrexed (Alimta®) benötigt der Körper viel Vitamin B12. Deshalb bekommen diese Patienten immer Vitamin B12 verordnet.

Eine Einnahme von Vitamin B12-Präparaten ohne einen nachgewiesenen Mangel und außerhalb dieser besonderen Fälle ist nicht empfehlenswert. Dies gilt auch bei einer Polyneuropathie oder Fatigue (Erschöpfung) – Patientinnen und Patienten ohne Mangel profitieren nicht von einer Einnahme eines Nahrungsergänzungsmittels oder von Vitaminspritzen oder -infusionen.

LITERATUR

https://www.stiftung-perspektiven.de/Wissensportal/ (letzter Zugriff: 12.10.23)

Patientenleitlinie Komplementärmedizin in der Behandlung von onkologischen Patienten, https://www.leitlinienprogramm-onkologie.de/patientenleitlinien/komplementaermedizin (letzter Zugriff 19.02.2024)

1. Arendt JFH, Farkas DK, Pedersen L, Nexo E, Sørensen HT. Elevated plasma vitamin B12 levels and cancer prognosis: A population-based cohort study. Cancer epidemiology. 2016; 40: 158–165.
2. Arendt JFH, Farkas DK, Pedersen L, Sørensen HT. Elevated plasma vitamin B12 levels and risk of venous thromboembolism among cancer patients: A population-based cohort study. Thrombosis Research. 2017; 156: 177–183.

3. Brasky TM, White E, Chen C-L. Long-term, supplemental, one-carbon metabolism – related vitamin B use in relation to lung cancer risk in the Vitamins and Lifestyle (VITAL) Cohort. Journal of Clinical Oncology. 2017; 35(30): 3440.
4. Collin SM, Metcalfe C, Refsum H, Lewis SJ, Davey Smith G, Cox A et al. Associations of folate, vitamin B12, homocysteine, and folate-pathway polymorphisms with prostate-specific antigen velocity in men with localized prostate cancer. Cancer Epidemiology, Biomarkers & Prevention. 2010; 19(11): 2833–2838.
5. Gong Z, Holly EA, Bracci PM. Intake of folate, vitamins B 6, B 12 and methionine and risk of pancreatic cancer in a large population-based case-control study. Cancer Causes & Control. 2009; 20: 1317–1325.
6. Houghton SC, Eliassen AH, Zhang SM, Selhub J, Rosner BA, Willett WC et al. Plasma B-vitamins and one-carbon metabolites and the risk of breast cancer in younger women. Breast cancer research and treatment. 2019; 176: 191–203.
7. Ibiebele TI, Hughes MC, Pandeya N, Zhao Z, Montgomery G, Hayward N et al. High intake of folate from food sources is associated with reduced risk of esophageal cancer in an Australian population. J Nutr. 2011; 141(2): 274–283.
8. Lacombe V, Chabrun F, Lacout C, Ghali A, Capitain O, Patsouris A et al. Persistent elevation of plasma vitamin B12 is strongly associated with solid cancer. Scientific Reports. 2021; 11(1): 13361.
9. Oliai Araghi S, Kiefte-de Jong JC, Van Dijk SC, Swart KM, van Laarhoven HW, van Schoor NM et al. Folic acid and vitamin B12 supplementation and the risk of cancer: long-term follow-up of the B vitamins for the prevention of osteoporotic fractures (B-PROOF) trial. Cancer Epidemiology, Biomarkers & Prevention. 2019; 28(2): 275–282.
10. Qiang Y, Li Q, Xin Y, Fang X, Tian Y, Ma J et al. Intake of dietary one-carbon metabolism-related B vitamins and the risk of esophageal cancer: a dose-response meta-analysis. Nutrients. 2018; 10(7): 835.

2.66 Vitamin C (Ascorbinsäure)

Was ist Vitamin C?

Vitamin C (Ascorbinsäure) kommt in Obst und Gemüse vor. Hohe Konzentrationen dieses Vitamins sind besonders in Acerola-Kirschen, Hagebutten, Sanddorn und schwarzen Johannisbeeren enthalten, aber auch in Kohlgemüse, jedoch weniger in Zitrusfrüchten.

Vitamin C ist ein wasserlösliches Vitamin. Es wirkt im Körper mit bei der Bildung von Kollagen, Eiweißen und anderen Stoffen. Vitamin C hat antioxidative Eigenschaften. Die empfohlene tägliche Aufnahme liegt bei 75–125 mg/Tag.

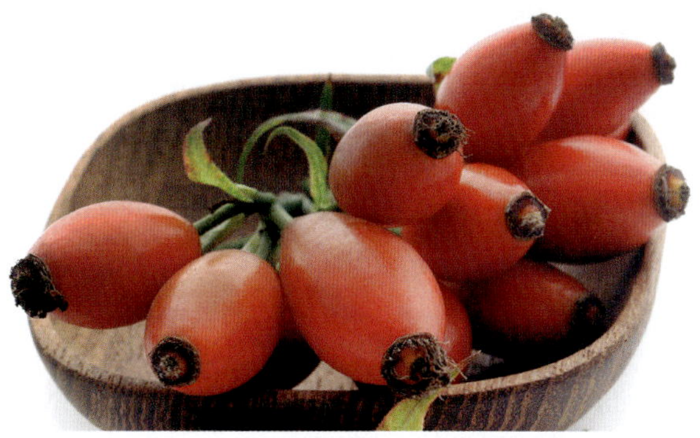

Bildquelle: [J787-149]

Ergebnisse aus Laborexperimenten

Konzentrationsabhängig wirkt Vitamin C als Oxidans oder Antioxidans. Das erklärt die scheinbar widersprüchlichen experimentellen Daten. In hohen Konzentrationen ist Vitamin C ein Oxidans, das Krebszellen abtöten kann. In üblichen Konzentrationen ist es aber ein Antioxidans, das Krebszellen vor Strahlentherapie und Krebsmedikamenten schützen kann.

Ergebnisse aus Studien am Menschen

Vitamin C-Gaben oder -Infusionen wurden in kleinen Studien bei Krebspatientinnen und Krebspatienten untersucht. Bisher konnte kein positiver Einfluss auf die Krebserkrankung nachgewiesen werden. Menschen, die sich Vitamin C-reich ernähren, haben nach einer Krebstherapie eine bessere Prognose. Allerdings ist in diesen Studien nicht klar zu erkennen, ob diese Patienten nicht insgesamt einen gesünderen Lebensstil und eine gesündere Ernährung einhielten, sodass das positive Ergebnis dadurch erklärt werden kann.

Wechselwirkungen mit der Tumortherapie

Vitamin C kann als Antioxidans die Wirkung von Krebsmedikamenten oder Strahlentherapie abschwächen. Vitamin C senkt die Wirkung von Medikamenten zur Senkung des Cholesterinspiegels und von Blutgerinnungshemmern und erhöht die Wirkung des Schmerzmittels Acetylsalicylsäure.

Nebenwirkungen

Vitamin C kann in der Ernährung kaum überdosiert werden. Überschüssige Ascorbinsäure wird ausgeschieden. Nebenwirkungen von Vitamin C sind in Abhängigkeit von der Dosierung Magen-Darm-Beschwerden, Übelkeit, Erbrechen, Blähungen, Koliken und Durchfall, trockene Schleimhäute und trockene Haut, Unterzuckerungen und hoher Blutdruck. Die Bildung von Nierensteinen kann gefördert werden. Hohe Dosen von Vitamin C können zu Wassereinlagerungen führen.

Bei Patienten mit einem seltenen genetischen Defekt (G6PD-Mangel) kann eine Vitamin C-Infusion zu einer Auflösung der roten Blutkörperchen und Nierenschädigung führen.

Dosierung

Es gibt keine Dosisempfehlung für Nahrungsergänzungsmittel mit Vitamin C. Weit verbreitet sind Infusionen mit Vitamin C. Meist werden Dosierungen von 7–25 g angeboten. Für diese Dosierungen gibt es keinen Beweis, dass sie hilfreich bei Krebs sind.

Kontraindikationen und Warnhinweise

Die Einnahme von Nahrungsergänzungsmitteln mit Vitamin C sollte aufgrund der antioxidativen Wirkung während einer Krebstherapie unterbleiben.

Bewertung und Empfehlungen

Vitamin C stellt ein in der normalen Ernährung in der Regel ausreichend vorhandenes Vitamin dar. Bisher konnte in keiner Studie mit Patientinnen und Patienten mit einer Krebserkrankung ein Vorteil für Vitamin C-Einnahmen oder Infusionen eindeutig nachgewiesen werden.

Vielmehr zeigen Laborexperimente, dass Krebszellen Vitamin C bevorzugt aufnehmen. Insbesondere während einer Bestrahlung oder Chemotherapie kann Vitamin C als starkes Antioxidans zu einer Wirkungsabschwächung dieser Therapie führen.

Das Konzept der Therapie mit Vitamin C (Ascorbinsäure) in sehr hohen Konzentrationen an der Krebszelle mit dem Ziel, eine Oxidation auszulösen und damit die Krebszelle zu schädigen, ist interessant, aber bisher konnte kein positiver Effekt nachgewiesen werden. Bei den möglichen Dosierungen, bei denen keine Nebenwirkungen auftreten, führt eine schnelle Ausscheidung der wasserlöslichen Ascorbinsäure im menschlichen Körper dazu, dass diese Oxidation nicht erreicht werden kann. Noch höhere und schnellere Infusionen könnten möglicherweise zu schweren Nierenschäden führen. Die in Deutschland weit verbreitete Infusion von ca. 10–25 g pro Sitzung ist nicht als hochdosiert zu betrachten, sondern führt zu einer antioxidativen Wirkung.

Zusammenfassend ist die Aufnahme von Vitamin C im Rahmen einer gesunden Ernährung auch für Tumorpatientinnen und Tumorpatienten als sinnvoll und ausreichend zu betrachten. Eine Einnahme als Nahrungsergänzungsmittel ist bei normaler Ernährung nicht notwendig. Vor den Wirkungsabschwächungen der Tumortherapie muss gewarnt werden.

LITERATUR

https://www.stiftung-perspektiven.de/Wissensportal/ (letzter Zugriff: 12.10.23)

Patientenleitlinie Komplementärmedizin in der Behandlung von onkologischen Patienten, https://www.leitlinienprogramm-onkologie.de/patientenleitlinien/komplementaermedizin (letzter Zugriff 19.02.24)

1. Bai X-Y, Qu X, Jiang X, Xu Z, Yang Y, Su Q et al. Association between dietary vitamin C intake and risk of prostate cancer: a meta-analysis involving 103,658 subjects. Journal of Cancer. 2015; 6(9): 913.
2. Bandera EV, Gifkins DM, Moore DF, McCullough ML, Kushi LH. Antioxidant vitamins and the risk of endometrial cancer: a dose-response meta-analysis. Cancer Causes & Control. 2009; 20: 699–711.
3. Bertoia M, Albanes D, Mayne ST, Männistö S, Virtamo J, Wright ME. No association between fruit, vegetables, antioxidant nutrients and risk of renal cell carcinoma. International journal of cancer. 2010; 126(6): 1504–1512.
4. Bo Y, Lu Y, Zhao Y, Zhao E, Yuan L, Lu W et al. Association between dietary vitamin C intake and risk of esophageal cancer: A dose-response meta-analysis. International journal of cancer. 2016; 138(8): 1843–1850.
5. Cadeau C, Farvid MS, Rosner BA, Willett WC, Eliassen AH. Dietary and Supplemental Vitamin C Intake and Risk of Breast Cancer: Results from the Nurses' Health Studies. The Journal of Nutrition. 2022; 152(3): 835–843.
6. Cameron E, Pauling L. Supplemental ascorbate in the supportive treatment of cancer: Prolongation of survival times in terminal human cancer. Proceedings of the National Academy of Sciences. 1976; 73(10): 3685–3689.
7. Chen TX, Wanibuchi H, Wei M, Morimura K, Yamamoto S, Hayashi S et al. Concentration dependent promoting effects of sodium l-ascorbate with the same total dose in a rat two-stage urinary bladder carcinogenesis. Cancer letters. 1999; 146(1): 67–71.
8. Creagan ET, Moertel CG, O'Fallon JR, Schutt AJ, O'Connell MJ, Rubin J et al. Failure of high-dose vitamin C (ascorbic acid) therapy to benefit patients with advanced cancer: a controlled trial. New England journal of medicine. 1979; 301(13): 687–690.
9. Edefonti V, Hashibe M, Parpinel M, Ferraroni M, Turati F, Serraino D et al. Vitamin E intake from natural sources and head and neck cancer risk: a pooled analysis in the International Head and Neck Cancer Epidemiology consortium. British journal of cancer. 2015; 113(1): 182–192.
10. González CA, Travier N, Luján-Barroso L, Castellsague X, Bosch FX, Roura E et al. Dietary factors and in situ and invasive cervical cancer risk in the European prospective investigation into cancer and nutrition study. International journal of cancer. 2011; 129(2): 449–459.
11. González MJ, Miranda-Massari JR, Mora EM, Guzmán A, Riordan NH, Riordan HD et al. Orthomolecular oncology review: ascorbic acid and cancer 25 years later. Integrative Cancer Therapies. 2005; 4(1): 32–44.
12. Heaney ML, Gardner JR, Karasavvas N, Golde DW, Scheinberg DA, Smith EA et al. Vitamin C antagonizes the cytotoxic effects of antineoplastic drugs. Cancer Research. 2008; 68(19): 8031–8038.
13. Hoffer L, Levine M, Assouline S, Melnychuk D, Padayatty S, Rosadiuk K et al. Phase I clinical trial of iv ascorbic acid in advanced malignancy. Annals of Oncology. 2008; 19(11): 1969–1974.
14. Hoffer LJ, Robitaille L, Zakarian R, Melnychuk D, Kavan P, Agulnik J et al. High-dose intravenous vitamin C combined with cytotoxic chemotherapy in patients with advanced cancer: a phase I-II clinical trial. PLoS One. 2015; 10(4): e0120228.

15. Hoppe C, Freuding M, Büntzel J, Münstedt K, Hübner J. Clinical efficacy and safety of oral and intravenous vitamin C use in patients with malignant diseases. Journal of Cancer Research and Clinical Oncology. 2021; 147(10): 3025–3042.
16. Lam TK, Freedman ND, Fan J-H, Qiao Y-L, Dawsey SM, Taylor PR et al. Prediagnostic plasma vitamin C and risk of gastric adenocarcinoma and esophageal squamous cell carcinoma in a Chinese population. The American journal of clinical nutrition. 2013; 98(5): 1289–1297.
17. Li Y, Lin Q, Lu X, Li W. Post-Diagnosis use of Antioxidant Vitamin Supplements and Breast Cancer Prognosis: A Systematic Review and Meta-Analysis. Clinical Breast Cancer. 2021; 21(6): 477–485.
18. Llobet D, Eritja N, Encinas M, Sorolla A, Yeramian A, Schoenenberger JA et al. Antioxidants block proteasome inhibitor function in endometrial carcinoma cells. Anti-cancer drugs. 2008; 19(2): 115–124.
19. Ma Y, Chapman J, Levine M, Polireddy K, Drisko J, Chen Q. High-dose parenteral ascorbate enhanced chemosensitivity of ovarian cancer and reduced toxicity of chemotherapy. Science translational medicine. 2014; 6(222): 222ra218–222ra218.
20. Moertel CG, Fleming TR, Creagan ET, Rubin J, O'Connell MJ, Ames MM. High-dose vitamin C versus placebo in the treatment of patients with advanced cancer who have had no prior chemotherapy: a randomized double-blind comparison. New England journal of medicine. 1985; 312(3): 137–141.
21. Riordan HD, Casciari JJ, González MJ, Riordan NH, Miranda-Massari JR, Taylor P et al. A pilot clinical study of continuous intravenous ascorbate in terminal cancer patients. Puerto Rico health sciences journal. 2009; 24(4).
22. Riordan HD, Riordan NH, Jackson JA, Casciari JJ, Hunninghake R, González MJ et al. Intravenous vitamin C as a chemotherapy agent: a report on clinical cases. Puerto Rico health sciences journal. 2004; 23(2).
23. Shareck M, Rousseau M-C, Koushik A, Siemiatycki J, Parent M-E. Inverse association between dietary intake of selected carotenoids and vitamin C and risk of lung cancer. Frontiers in oncology. 2017; 7: 23.
24. Subramani T, Yeap SK, Ho WY, Ho CL, Omar AR, Aziz SA et al. Vitamin C suppresses cell death in MCF-7 human breast cancer cells induced by tamoxifen. Journal of cellular and molecular medicine. 2014; 18(2): 305–313.
25. Thomson CA, Neuhouser ML, Shikany JM, Caan BJ, Monk BJ, Mossavar-Rahmani Y et al. The role of antioxidants and vitamin A in ovarian cancer: results from the Women's Health Initiative. Nutrition and cancer. 2008; 60(6): 710–719.
26. Welsh J, Wagner B, Van't Erve T, Zehr P, Berg D, Halfdanarson T et al. Pharmacological ascorbate with gemcitabine for the control of metastatic and node-positive pancreatic cancer (PACMAN): results from a phase I clinical trial. Cancer chemotherapy and pharmacology. 2013; 71: 765–775.
27. Xu X, Yu E, Liu L, Zhang W, Wei X, Gao X et al. Dietary intake of vitamins A, C, and E and the risk of colorectal adenoma. European journal of cancer prevention. 2013; 22(6): 529–539.

2.67 Vitamin D (Calciferol)

Was ist Vitamin D?

Vitamin D oder Calciferol ist eine umfassende Bezeichnung für eine Gruppe fettlöslicher Vitamine. 1,25-Dihydroxyvitamin D3 (Calcitriol) ist die aktivste Form von Vitamin D.

Der empfohlene Tagesbedarf für Vitamin D3 liegt beim Erwachsenen bei 20 µg. Vitamin D3 kommt nur in wenigen Lebensmitteln vor, hierzu gehören Lebertran, Lebertranöl, in geringeren Mengen Lachs, Kalbfleisch und Hühnerei. Vitamin D3 kann im Körper durch UV-B-Bestrahlung in der Haut aus Vorstufen gebildet werden.

Ein Vitamin D3-Mangel ist in Deutschland weit verbreitet, weil in den Wintermonaten UV-Licht selten ist und v. a. weil die meisten Menschen sich mittlerweile bei Sonne effektiv vor UV-Licht schützen, um Hautkrebs zu vermeiden. Unter verschiedenen Krebsmedikamenten kommt es zu einer erhöhten Lichtempfindlichkeit der Haut. Patientinnen und Patienten wird geraten, besonders sorgfältig auf den Schutz ihrer Haut vor UV-Licht zu achten. Das erhöht aber das Risiko für einen Vitamin D-Mangel.

Aus diesen Gründen empfiehlt die S3-Leitlinie Komplementäre Onkologie die Bestimmung des 25-OH-Vitamin D-Spiegels bei Patienten mit einer Krebserkrankung. Leider übernehmen die Krankenkassen häufig die Kosten nicht.

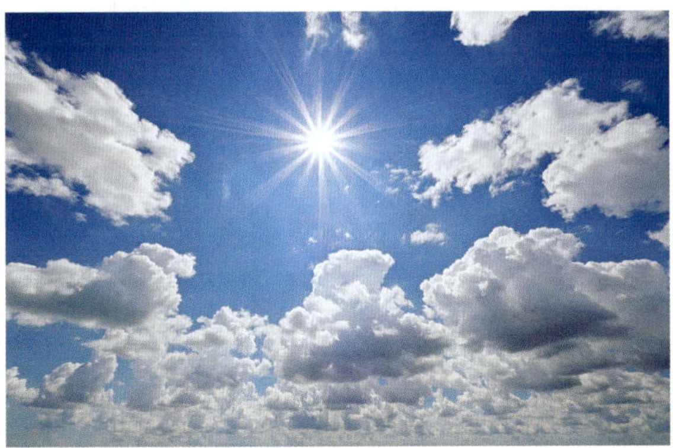

Bildquelle: [J787]

Ergebnisse aus Laborexperimenten

Vitamin D scheint das Wachstum von Krebszellen hemmen zu können.

Ergebnisse aus Studien am Menschen

Es gibt sehr viele Studien zur Frage der Bedeutung von Vitamin D in der Prävention und Therapie von Krebserkrankungen. Ein guter Vitamin D-Spiegel kann wahrscheinlich vor der Entwicklung einer Krebserkrankung schützen. Bei bereits erkrankten Patienten ist es wahrscheinlich so, dass ein guter Vitamin D-Spiegel mit einer besseren Prognose einhergeht. Allerdings ist noch nicht ganz klar, ob die bessere Prognose durch das Vitamin D bewirkt wird.

Aus den Studien wissen wir nicht genau, ob der „gute“ Spiegel an sich hilfreich ist oder ob er nur ein Anzeichen dafür ist, dass dieser Mensch sich viel im Freien bewegt, also einen gesunden Lebensstil hat, und dieser ist erwiesenermaßen hilfreich. Als „guter“ Spiegel gelten Werte ab 50 nmol/l (Achtung: es gibt auch andere Einheiten, dann gelten andere Zahlen).

Vitamin D ist ein wichtiger Schutzfaktor vor einer Osteoporose. Viele Patienten mit einer Krebserkrankung haben ein hohes Osteoporose-Risiko. Auch deshalb ist die Spiegelmessung wichtig, um entscheiden zu können, ob ein Vitamin D3-Präparat eingenommen werden sollte.

Wechselwirkungen mit der Tumortherapie

Wechselwirkungen mit Medikamenten sind bei üblicher Dosierung nicht bekannt.

Nebenwirkungen

Eine Überdosierung von Vitamin D ist mit der normalen Ernährung nicht zu erreichen. Akute Überdosierungen durch sehr hohe Einnahmen des aktiven Vitamin D3 führen ab 50 mg zu Beschwerden. Chronische Überdosierungen wurden bei der Aufnahme von 1–2 mg täglich über viele Monate gesehen. In diesen Fällen kann der Kalziumgehalt im Blut, aber auch in den Zellen ansteigen. Das Risiko für eine Gefäßverkalkung (Arteriosklerose) oder Nierensteine wird erhöht. Langfristig können zu hohe Spiegel auch die Prognose einer Krebserkrankung verschlechtern.

Dosierung

Zum Schutz vor einer Osteoporose wird eine Dosierung von 1.000 IU (entspricht 25 µg) Vitamin D3 pro Tag empfohlen. Einige Untersuchungen deuten darauf hin, dass diese Dosis bei einigen Menschen mit einem Mangel nicht ausreicht, um einen normalen Vitamin D-Spiegel zu erreichen.

Aus diesem Grund sollten die Spiegel kontrolliert und gegebenenfalls die Dosierung angehoben werden. Es ist nicht klar, ob die tägliche Einnahme einer kleineren Dosis oder die wöchentliche hochdosierte Einnahme besser ist.

Warnhinweise

Vitamin D3 sollte nicht bei zu hohem Kalziumspiegel eingenommen werden. Bei Vorliegen von Knochenmetastasen muss der Einsatz von Vitamin D sehr sorgfältig abgewogen und insbesondere zu Beginn der Behandlung der Kalziumspiegel engmaschig überwacht werden.

Bewertung und Empfehlungen

Vitamin D scheint eine hohe Bedeutung für Patienten mit einer Krebserkrankung zu haben. Gleichzeitig ist ein Vitamin D-Mangel in Deutschland häufig. Für Patienten mit einer erhöhten Osteoporosegefahr – hierzu zählen antihormonelle Therapien (Ausnahme Tamoxifen), häufige und/oder längerfristige Cortison-Einnahme, höheres Alter oder Bewegungsmangel – sind gute Spiegel besonders wichtig.

Die S3-Leitlinie empfiehlt eine Spiegelkontrolle und Einnahme bei Mangel oder suboptimalen Werten nach den Empfehlungen der Osteoporose-Leitlinie mit 1.000 IE pro Tag. Einige Wochen nach Beginn der Einnahme sollten die Werte kontrolliert werden, um zu sehen, ob die Dosis ausreicht oder angepasst werden muss. Bei Patienten mit Knochenmetastasen sollten auch die Kalziumwerte kontrolliert werden.

Zu hohe Werte sollten ebenso wie zu niedrige wie bei allen anderen Vitaminen vermieden werden. Deshalb ist eine blinde Einnahme auch nicht geeignet. In welchen Abständen der Spiegel kontrolliert werden sollte, ist bisher nicht über Studien belegt. Der niedrigste Spiegel liegt bei den meisten Menschen im frühen Frühjahr.

Ob die wöchentliche oder zweiwöchentliche Gabe von 200.000 IE gleichwertig oder besser ist, kann derzeit nicht anhand wissenschaftlicher Daten entschieden werden und sollte individuell betrachtet und kontrolliert werden. Für die fixe Kombination mit Vitamin K2 gibt es keine wissenschaftlich bewiesene Begründung.

Ein Kombinationspräparat mit Kalzium ist nicht sinnvoll. Eine gleichzeitige Einnahme von Kalzium sollte nur dann erfolgen, wenn die Patientin bzw. der Patient zu wenig Kalzium mit der Ernährung zu sich nimmt (z. B. wenn keine Milchprodukte verzehrt werden, ➤ Kap. 1.7.1).

LITERATUR

https://www.stiftung-perspektiven.de/Wissensportal/ (letzter Zugriff: 12.10.23)

Patientenleitlinie Komplementärmedizin in der Behandlung von onkologischen Patienten, https://www.leitlinienprogramm-onkologie.de/patientenleitlinien/komplementaermedizin (letzter Zugriff 19.02.24)

1. Attia S, Eickhoff J, Wilding G, McNeel D, Blank J, Ahuja H et al. Randomized, double-blinded phase II evaluation of docetaxel with or without doxercalciferol in patients with metastatic, androgen-independent prostate cancer. Clinical Cancer Research. 2008; 14(8): 2437–2443.
2. Beer TM. ASCENT: The androgen-independent prostate cancer study of calcitriol enhancing taxotere. BJU international. 2005; 96(4): 508–513.
3. Beer TM, Garzotto M, Katovic NM. High-dose calcitriol and carboplatin in metastatic androgen-independent prostate cancer. American journal of clinical oncology. 2004; 27(5): 535–541.
4. Beer TM, Ryan CW, Venner PM, Petrylak DP, Chatta GS, Ruether JD et al. Intermittent chemotherapy in patients with metastatic androgen-independent prostate cancer: results from ASCENT, a double-blinded, randomized comparison of high-dose calcitriol plus docetaxel with placebo plus docetaxel. Cancer: Interdisciplinary International Journal of the American Cancer Society. 2008; 112(2): 326–330.
5. Beer TM, Ryan CW, Venner PM, Petrylak DP, Chatta GS, Ruether JD et al. Double-blinded randomized study of high-dose calcitriol plus docetaxel compared with placebo plus docetaxel in androgen-independent prostate cancer: a report from the ASCENT Investigators. Journal of Clinical Oncology. 2007; 25(6): 669–674.
6. Chandler P, Chen WY, Ajala O, Hazra A, Cook N, Bubes V et al. (2020). Vitamin D supplements and marine omega-3 fatty acids and development of advanced cancer. In: American Society of Clinical Oncology.

7. Johansson H, Spadola G, Tosti G, Mandalà M, Minisini AM, Queirolo P et al. Vitamin D supplementation and disease-free survival in stage II melanoma: a randomized placebo controlled trial. Nutrients. 2021; 13(6): 1931.
8. Kanstrup C, Teilum D, Rejnmark L, Bigaard JV, Eiken P, Kroman N et al. 25-Hydroxyvitamin D at time of breast cancer diagnosis and breast cancer survival. Breast cancer research and treatment. 2020; 179: 699–708.
9. Khan QJ, Kimler BF, Reddy PS, Sharma P, Klemp JR, Nydegger JL et al. Randomized trial of vitamin D3 to prevent worsening of musculoskeletal symptoms in women with breast cancer receiving adjuvant letrozole. The VITAL trial. Breast cancer research and treatment. 2017; 166: 491–500.
10. McCullough ML, Zoltick ES, Weinstein SJ, Fedirko V, Wang M, Cook NR et al. Circulating vitamin D and colorectal cancer risk: an international pooling project of 17 cohorts. JNCI: Journal of the National Cancer Institute. 2019; 111(2): 158–169.
11. Niravath P, Hilsenbeck SG, Wang T, Jiralerspong S, Nangia J, Pavlick A et al. Randomized controlled trial of high-dose versus standard-dose vitamin D3 for prevention of aromatase inhibitor-induced arthralgia. Breast cancer research and treatment. 2019; 177: 427–435.
12. Petrioli R, Pascucci A, Francini E, Marsili S, Sciandivasci A, De Rubertis G et al. Weekly high-dose calcitriol and docetaxel in patients with metastatic hormone-refractory prostate cancer previously exposed to docetaxel. BJU international. 2007; 100(4): 775–779.
13. Rastelli AL, Taylor ME, Gao F, Armamento-Villareal R, Jamalabadi-Majidi S, Napoli N et al. Vitamin D and aromatase inhibitor-induced musculoskeletal symptoms (AIMSS): a phase II, double-blind, placebo-controlled, randomized trial. Breast cancer research and treatment. 2011; 129: 107–116.
14. Shapiro AC, Adlis SA, Robien K, Kirstein MN, Liang S, Richter SA et al. Randomized, blinded trial of vitamin D 3 for treating aromatase inhibitor-associated musculoskeletal symptoms (AIMSS). Breast cancer research and treatment. 2016; 155: 501–512.
15. Travis RC, Perez-Cornago A, Appleby PN, Albanes D, Joshu CE, Lutsey PL et al. A Collaborative Analysis of Individual Participant Data from 19 Prospective Studies Assesses Circulating Vitamin D and Prostate Cancer RiskPooled Analysis on Blood Vitamin D and Prostate Cancer Risk. Cancer Research. 2019; 79(1): 274–285.
16. van der Rhee H, Coebergh JW, de Vries E. Sunlight, vitamin D and the prevention of cancer: a systematic review of epidemiological studies. European journal of cancer prevention. 2009: 458–475.
17. Voutsadakis IA. Vitamin D baseline levels at diagnosis of breast cancer: A systematic review and meta-analysis. Hematology/oncology and stem cell therapy. 2021; 14(1): 16–26.
18. Vrieling A, Hein R, Abbas S, Schneeweiss A, Flesch-Janys D, Chang-Claude J. Serum 25-hydroxyvitamin D and postmenopausal breast cancer survival: a prospective patient cohort study. Breast cancer research. 2011; 13(4): 1–9.

2.68 Vitamin E (Tocopherol)

Was ist Vitamin E?

Vitamin E ist ein übergeordneter Begriff für verschiedene Substanzen mit ähnlicher Wirkung. Tocopherole können aus pflanzlichen Ölen, Nüssen und Saaten gewonnen werden. Sie sind auch in Eiern und grünen Gemüsen enthalten. Vitamin E gehört bei den Mikronährstoffen zu den Antioxidantien.

Die verschiedenen Formen von Vitamin E unterscheiden sich in ihrer Wirksamkeit. Die bedeutendste Verbindung ist α-Tocopherol. In Sojaprodukten kommt hauptsächlich γ-Tocopherol mit einer deutlich geringeren Wirksamkeit vor.

Als Maßeinheiten dienen internationale Einheiten (IU) sowie mg. 1 IU natürliches Vitamin E entspricht 0,67 g D-α-Tocopherol, 1 IU synthetisches Vitamin E entspricht 0,45 g D-α-Tocopherol.

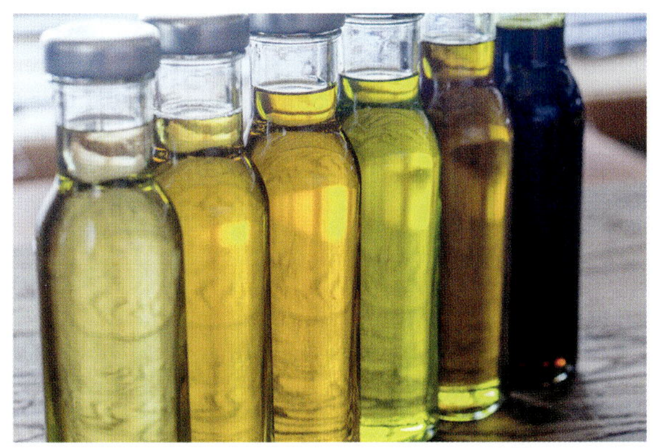

Bildquelle: [J787-158]

Ergebnisse aus Laborexperimenten

Tocopherole hemmen in Laborexperimenten das Wachstum von Krebszellen.

Ergebnisse aus Studien am Menschen

Eine gute Versorgung mit Vitamin E über die Ernährung vermindert das Risiko für verschiedene Krebsarten. Wissenschaftler sind sich noch nicht sicher, ob die positiven Effekte auf das α-Tocopherol zurückzuführen sind und γ-Tocopherol evtl. sogar ungünstig wirkt, wobei letzteres nicht eindeutig belegt ist.

Die Einnahme von Nahrungsergänzungsmitteln mit Vitamin E hat keinen günstigen Einfluss auf die Wahrscheinlichkeit, an Krebs zu erkranken. In der Kombination mit Betacarotin und Vitamin A (➤ Kap. 2.62) kommt es sogar zu einer erhöhten Sterblichkeit.

In Studien wurde die Wirkung von Vitamin E zur Prävention oder Behandlung der Störung des Tastempfindens durch eine Chemotherapie (sog. Polyneuropathie) untersucht. In einem Teil der Studien fand sich ein günstiger Effekt. Allerdings haben diese Studien

2

keine hohe Qualität, sodass die Aussagekraft eingeschränkt ist. Gut gemachte Studien zeigen keinen Effekt.

Wechselwirkungen mit der Tumortherapie

Vitamin E ist ein Antioxidans und damit vermutlich in der Lage, die Wirkung von Chemo- und Strahlentherapien abzuschwächen. Theoretisch sind Wechselwirkungen mit blutgerinnungshemmenden Medikamenten möglich, sodass bei Patientinnen und Patienten unter Marcumar der INR-Wert („International Normalized Ratio") zur Blutgerinnung kontrolliert werden sollte. Die Kombination von α-Tocopherol und Acetylsalicylsäure kann zu einer erhöhten Blutungsneigung führen.

Nebenwirkungen

Die regelmäßige Einnahme von Nahrungsergänzungsmitteln mit 400 und mehr Internationalen Einheiten Vitamin E täglich erhöht die Sterblichkeit. Sie kann zu schnellerer Erschöpfung, zu Schwindel, Schwäche, Kopfschmerzen und Störungen der Sehfähigkeit führen. Sie kann darüber hinaus zu einem Vitamin K-Mangel führen.

Dosierung

Das Bundesamt für Risikobewertung sieht die akzeptable tägliche Aufnahmemenge bei 0,15–2 mg/kg Körpergewicht, was bei einem Gewicht von 70 kg etwa 105–140 mg Vitamin E entsprechen würde. Diese kann über die Ernährung gut erreicht werden.

Warnhinweise

Warnhinweise zur Einnahme von Vitamin E sind bisher nicht bekannt.

Bewertung und Empfehlungen

Vitamin E kann bei einer gesunden Ernährung ausreichend über Nahrungsmittel wie pflanzliche Öle aufgenommen werden. Für die Einnahme von Nahrungsergänzungsmitteln mit Vitamin E gibt es keinen Grund. Möglicherweise können dadurch sogar die Wirkungen von Krebstherapien vermindert werden.

LITERATUR

https://www.stiftung-perspektiven.de/Wissensportal/ (letzter Zugriff: 12.10.23)

Patientenleitlinie Komplementärmedizin in der Behandlung von onkologischen Patienten, https://www.leitlinienprogramm-onkologie.de/patientenleitlinien/komplementaermedizin (letzter Zugriff 19.02.24)

1. Afonseca SOd, Cruz FM, Cubero DdIG, Lera AT, Schindler F, Okawara M et al. Vitamin E for prevention of oxaliplatin-induced peripheral neuropathy: a pilot randomized clinical trial. Sao Paulo Medical Journal. 2013; 131: 35–38.
2. Algotar AM, Stratton MS, Stratton SP, Hsu C-H, Ahmann FR. No effect of selenium supplementation on serum glucose levels in men with prostate cancer. The American journal of medicine. 2010; 123(8): 765–768.
3. Alkhenizan A, Hafez K. The role of vitamin E in the prevention of cancer: Meta-analysis of randomized controlled trials. Journal of Clinical Oncology. 2006; 24(18_suppl): 1017–1017.
4. Ambrosone CB, Zirpoli GR, Hutson AD, McCann WE, McCann SE, Barlow WE et al. Dietary supplement use during chemotherapy and survival outcomes of patients with breast cancer enrolled in a cooperative group clinical trial (SWOG S0221). Journal of Clinical Oncology. 2020; 38(8): 804.
5. Argyriou AA, Chroni E, Koutras A, Iconomou G, Papapetropoulos S, Polychronopoulos P et al. Preventing paclitaxel-induced peripheral neuropathy: a phase II trial of vitamin E supplementation. Journal of pain and symptom management. 2006a; 32(3): 237–244.
6. Argyriou AA, Chroni E, Koutras A, Iconomou G, Papapetropoulos S, Polychronopoulos P et al. A randomized controlled trial evaluating the efficacy and safety of vitamin E supplementation for protection against cisplatin-induced peripheral neuropathy: final results. Supportive Care in Cancer. 2006b; 14: 1134–1140.
7. Azizi A, Alirezaei S, Pedram P, Mafi AR. Efficacy of topical and systemic vitamin E in preventing chemotherapy-induced oral mucositis. Reports of Radiotherapy and Oncology. 2015; 2(1).
8. Bairati I, Meyer F, Gélinas M, Fortin A, Nabid A, Brochet F et al. Randomized trial of antioxidant vitamins to prevent acute adverse effects of radiation therapy in head and neck cancer patients. Journal of Clinical Oncology. 2005a; 23(24): 5805–5813.
9. Bairati I, Meyer F, Gélinas M, Fortin A, Nabid A, Brochet F et al. A randomized trial of antioxidant vitamins to prevent second primary cancers in head and neck cancer patients. Journal of the National Cancer Institute. 2005b; 97(7): 481–488.
10. Bairati I, Meyer F, Jobin E, Gélinas M, Fortin A, Nabid A et al. Antioxidant vitamins supplementation and mortality: a randomized trial in head and neck cancer patients. International journal of cancer. 2006; 119(9): 2221–2224.
11. Bardia A, Tleyjeh IM, Cerhan JR, Sood AK, Limburg PJ, Erwin PJ et al. (2008). Efficacy of antioxidant supplementation in reducing primary cancer incidence and mortality: systematic review and meta-analysis. Paper presented at the Mayo Clinic Proceedings.
12. Barton DL, Loprinzi CL, Quella SK, Sloan JA, Veeder MH, Egner JR et al. Prospective evaluation of vitamin E for hot flashes in breast cancer survivors. Journal of Clinical Oncology. 1998; 16(2): 495–500.
13. Bjelakovic G, Nikolova D, Gluud LL, Simonetti RG, Gluud C. Mortality in randomized trials of antioxidant supplements for primary and secondary prevention: systematic review and meta-analysis. Jama. 2007; 297(8): 842–857.
14. Bjelakovic G, Nikolova D, Simonetti R, Gluud C. Systematic review: primary and secondary prevention of gastrointestinal cancers with antioxidant supplements. Alimentary pharmacology & therapeutics. 2008; 28(6): 689–703.
15. Chaitanya NC, Muthukrishnan A, Babu DBG, Kumari CS, Lakshmi MA, Palat G et al. Role of vitamin E and vitamin a in oral mucositis induced by cancer chemo/radiotherapy-a meta-analysis. Journal of clinical and diagnostic research: JCDR. 2017; 11(5): ZE06.
16. Chen J, Shan H, Yang W, Zhang J, Dai H, Ye Z. Vitamin E for the prevention of chemotherapy-induced peripheral neuropathy: a meta-analysis. Frontiers in Pharmacology. 2021; 12: 684550.
17. Coulter ID, Hardy ML, Morton SC, Hilton LG, Tu W, Valentine D et al. Antioxidants vitamin C and vitamin E for the prevention and treatment of cancer. Journal of general internal medicine. 2006; 21(7): 735–744.
18. Cui R, Liu Z-Q, Xu Q. Blood α-tocopherol, γ-tocopherol levels and risk of prostate cancer: a meta-analysis of prospective studies. PLoS One. 2014; 9(3): e93044.

19. Delanian S, Chatel C, Porcher R, Depondt J, Lefaix J-L. Complete restoration of refractory mandibular osteoradionecrosis by prolonged treatment with a pentoxifylline-tocopherol-clodronate combination (PENTOCLO): a phase II trial. International Journal of Radiation Oncology* Biology* Physics. 2011; 80(3): 832–839.
20. Delanian S, Depondt J, Lefaix JL. Major healing of refractory mandible osteoradionecrosis after treatment combining pentoxifylline and tocopherol: a phase II trial. Head & Neck: Journal for the Sciences and Specialties of the Head and Neck. 2005a; 27(2): 114–123.
21. Delanian S, Porcher R, Balla-Mekias S, Lefaix J-L. Randomized, placebo-controlled trial of combined pentoxifylline and tocopherol for regression of superficial radiation-induced fibrosis. Journal of Clinical Oncology. 2003; 21(13): 2545–2550.
22. Delanian S, Porcher R, Rudant J, Lefaix J-L. Kinetics of response to long-term treatment combining pentoxifylline and tocopherol in patients with superficial radiation-induced fibrosis. Journal of Clinical Oncology. 2005b; 23(34): 8570–8579.
23. Dos Anjos RS, de Pádua Walfrido GN, de Hollanda Valente RO, Gueiros LA, Carvalho AAT, Patel P et al. Pentoxifylline, tocopherol, and sequestrectomy are effective for the management of advanced osteoradionecrosis of the jaws – a case series. Supportive Care in Cancer. 2021; 29: 3311–3317.
24. Ferreira PR, Fleck JF, Diehl A, Barletta D, Braga-Filho A, Barletta A et al. Protective effect of alpha-tocopherol in head and neck cancer radiation-induced mucositis: a double-blind randomized trial. Head & Neck: Journal for the Sciences and Specialties of the Head and Neck. 2004; 26(4): 313–321.
25. Fulan H, Changxing J, Baina WY, Wencui Z, Chunqing L, Fan W et al. Retinol, vitamins A, C, and E and breast cancer risk: a meta-analysis and meta-regression. Cancer Causes & Control. 2011; 22: 1383–1396.
26. Ismail M, Amer A, Wahba O, Shalby H, Arian F. Effect of antioxidants on markers of apoptosis in postoperative radiotherapy of cancer cervix. The Gulf Journal of Oncology. 2010; (7): 8–13.
27. Kolokythas A, Rasmussen J, Reardon J, Feng C. Management of osteoradionecrosis of the jaws with pentoxifylline-tocopherol: a systematic review of the literature and meta-analysis. International journal of oral and maxillofacial surgery. 2019; 48(2): 173–180.
28. Kottschade LA, Sloan JA, Mazurczak MA, Johnson DB, Murphy BP, Rowland KM et al. The use of vitamin E for the prevention of chemotherapy-induced peripheral neuropathy: results of a randomized phase III clinical trial. Supportive Care in Cancer. 2011; 19: 1769–1777.
29. Lin J-H, Chen S-J, Liu H, Yan Y, Zheng J-H. Vitamin E consumption and the risk of bladder cancer. International Journal for Vitamin and Nutrition Research. 2019.
30. Meyer F, Bairati I, Fortin A, Gélinas M, Nabid A, Brochet F et al. Interaction between antioxidant vitamin supplementation and cigarette smoking during radiation therapy in relation to long-term effects on recurrence and mortality: a randomized trial among head and neck cancer patients. International journal of cancer. 2008; 122(7): 1679–1683.
31. Meyer F, Bairati I, Jobin E, Gélinas M, Fortin A, Nabid A et al. Acute adverse effects of radiation therapy and local recurrence in relation to dietary and plasma beta carotene and alpha tocopherol in head and neck cancer patients. Nutrition and cancer. 2007; 59(1): 29–35.
32. Miao H, Li R, Chen D, Hu J, Chen Y, Xu C et al. Protective effects of vitamin E on chemotherapy-induced peripheral neuropathy: A meta-analysis of randomized controlled trials. Annals of Nutrition and Metabolism. 2021; 77(3): 127–137.
33. Miller ER, Pastor-Barriuso R, Dalal D, Riemersma RA, Appel LJ, Guallar E. Meta-analysis: high-dosage vitamin E supplementation may increase all-cause mortality. Annals of internal medicine. 2005; 142(1): 37–46.
34. Mondal S, Choudhury KB, Sharma S, Gupta A, Dutta S. Comparative study among glutamine, acetyl-L-carnitine, vitamin-E and methylcobalamine for treatment of paclitaxel-induced peripheral neuropathy. Clin Cancer Investig J. 2014; 3(3): 213–219.
35. Pace A, Giannarelli D, Galie E, Savarese A, Carpano S, Della Giulia M et al. Vitamin E neuroprotection for cisplatin neuropathy: a randomized, placebo-controlled trial. Neurology. 2010; 74(9): 762–766.
36. Pace A, Savarese A, Picardo M, Maresca V, Pacetti U, Del Monte G et al. Neuroprotective effect of vitamin E supplementation in patients treated with cisplatin chemotherapy. Journal of Clinical Oncology. 2003; 21(5): 927–931.

37. Salehi Z, Roayaei M. Effect of Vitamin E on oxaliplatin-induced peripheral neuropathy prevention: A randomized controlled trial. International journal of preventive medicine. 2015; 6.
38. Shamsaei G, Ahmadzadeh A, Mehraban N. The vitamin E preventive effect on Taxol-induced neuropathy among patients with breast cancer: A randomized clinical trial. Jundishapur Journal of Natural Pharmaceutical Products. 2017; 12(4).
39. Villani V, Zucchella C, Cristalli G, Galiè E, Bianco F, Giannarelli D et al. Vitamin E neuroprotection against cisplatin ototoxicity: Preliminary results from a randomized, placebo-controlled trial. Head & Neck. 2016; 38(S1): E2118-E2121.

2.69 Weidenrinde

Was ist Weidenrinde?

Weidenrinden-Präparate werden aus der Rinde des Weidenbaumes (Salix ssp.) gewonnen. Sie enthalten Salicin, das der Salicylsäure in Schmerzmitteln ähnelt. Ein weiterer Inhaltsstoff ist Betulinsäure.

Weidenrinden-Extrakt wird in der traditionellen Pflanzenheilkunde gegen rheumatische Beschwerden, Gicht und Nierensteine eingesetzt.

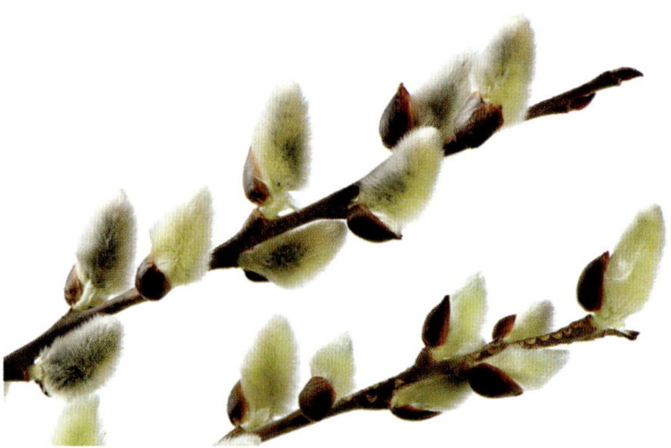

Bildquelle: [J787]

Ergebnisse aus Laborexperimenten

Betulinsäure hemmt das Wachstum von Krebszellen.

Ergebnisse aus Studien am Menschen

Es gibt keine klinischen Studien mit Patientinnen und Patienten mit einer Krebserkrankung.

Wechselwirkungen mit der Tumortherapie

Ob Weidenrinden-Extrakt einen Einfluss auf Krebsmedikamente hat, wissen wir nicht.

Nebenwirkungen

Aufgrund der Ähnlichkeit zur Acetylsalicylsäure sollten Patienten mit einer Überempfindlichkeit gegen Acetylsalicylsäure Weidenrinden-Extrakt nur vorsichtig einnehmen. Auch bei Asthma kann es zu einer Verstärkung der Beschwerden kommen.

Dosierung

In der traditionellen Heilpflanzenbehandlung werden Präparate mit einer Dosis von 120 mg Salicin empfohlen.

Kontraindikationen und Warnhinweise

Aus Sicherheitsüberlegungen sollten Betulinsäure und Weidenrindenextrakt nicht bei Patienten mit bekannten früheren gastrointestinalen Blutungen eingesetzt werden.

Bewertung und Empfehlungen

Ein Versuch mit dem Einsatz von Weidenrinden-Extrakt bei Muskel- und Gelenkbeschwerden unter Krebsmedikamenten, insbesondere während antihormoneller Therapien, kann gemacht werden.

In der Regel ist Weidenrinden-Extrakt zu schwach wirksam, um bei stärkeren Schmerzen, insbesondere bei Schmerzen durch die Krebserkrankung selber, zu helfen.

LITERATUR

https://www.stiftung-perspektiven.de/Wissensportal/ (letzter Zugriff: 12.10.23)

2.70 Weihrauch (Boswellia)

Was ist Weihrauch?

2

Der Weihrauch-Baum gehört zur Gattung *Boswellia* und kommt in Trockengebieten in Afrika, Arabien und Indien vor. Die Produktion von Weihrauch erfolgt aus Harz, das durch gezielte Schnitte an Stamm und an den Ästen des Baumes gewonnen wird. Aus diesem Harz wird durch Trocknung das Räucherharz (Olibanum), über Wasserdampfdestillation das ätherische Weihrauchöl hergestellt. In der Medizin wird hauptsächlich der Indische Weihrauch verwendet.

Die Hauptwirkstoffe des Weihrauchs sind Boswellia-Säuren. Der Gehalt an wirksamen Boswellia-Säuren ist je nach Herkunftsort der Stammpflanze äußerst unterschiedlich. Indischer Weihrauch (Olibanum indicum, Salai Guggal) hat einen besonders hohen Gehalt. In der traditionellen Heilkunde wird Weihrauch zur Stärkung des Geistes empfohlen, in der modernen Medizin bei chronischen Entzündungen.

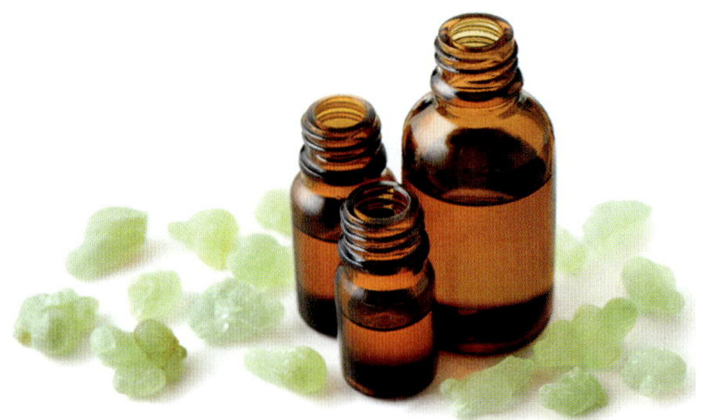

Bildquelle: [J787-177]

Ergebnisse aus Laborexperimenten

Boswellia-Säuren hemmen in Laborexperimenten das Wachstum von Krebszellen.

Ergebnisse aus Studien am Menschen

Bei Patientinnen und Patienten mit Hirntumoren ist die Einnahme von Boswellia-Präparaten weit verbreitet. Dazu gibt es allerdings nur sehr kleine Studien und Fallberichte. Diese zeigen eine Abnahme eines Hirnödems (Wasseransammlung im Gehirn um den Krebsherd), teilweise auch eine Verbesserung der neurologischen Symptome und des Befindens der Patienten.

Wechselwirkungen mit der Tumortherapie

Weihrauch-Extrakt könnte Wechselwirkungen mit Krebsmedikamenten haben, da er Stoffwechselenzyme beeinflusst, die diese Medikamente verstoffwechseln. Über diese Effekte ist derzeit aber wenig bekannt.

Nebenwirkungen

Grundsätzlich sind Weihrauch-Präparate gut verträglich. Beim Menschen wurden Unwohlsein, Juckreiz, Übelkeit und Erbrechen, Durchfall oder Blähungen beobachtet. Bei Überdosierung der Boswellia-Säure kann es zur Schädigung der Nieren kommen.

Dosierung

Standardisierte Präparate enthalten 400 mg pulverisiertes Weihrauchharz mit 40 mg Boswellia-Säuren. Bei Patienten mit Glioblastom lag die Dosis in Studien bei 3-mal 1.200–1.400 mg. Es wird empfohlen, diese Dosis nicht gleich zu Beginn einzunehmen, sondern langsam zu steigern, und bei Bauchbeschwerden die Menge nicht zu erhöhen, sondern etwas zu verringern.

Warnhinweise

Warnhinweise liegen bei Boswellia-Säure nicht vor.

Bewertung und Empfehlungen

Boswellia-Säure hat Eigenschaften, die bei Patienten mit Hirntumoren hilfreich sein könnten. Insbesondere Wassereinlagerungen und deren Folgeerscheinungen können möglicherweise beeinflusst werden. Leider gibt es keine guten wissenschaftlichen Studien, die das untersucht haben. Entsprechend formuliert die S3-Leitlinie Komplementäre Onkologie vorsichtig, dass der Einsatz zusätzlich zur Behandlung der Wasseransammlungen mit gut geprüften Medikamenten (meist Cortison-Präparate) empfohlen werden kann. Boswellia-Säure ist kein Ersatz für erforderliche Cortison-Präparate.

Während Strahlen- oder Chemotherapien sollte die Einnahme von Weihrauchpräparaten mit der Ärztin oder dem Arzt abgesprochen werden, da Wechselwirkungen und eine Wirkungsabschwächung der Krebstherapie möglich sind.

Zu beachten sind die hohen Kosten für gute Präparate in ausreichender Dosierung, die in der Regel nicht von den Kassen übernommen werden.

LITERATUR

https://www.stiftung-perspektiven.de/Wissensportal/ (letzter Zugriff: 12.10.23)

Patientenleitlinie Komplementärmedizin in der Behandlung von onkologischen Patienten, https://www.leitlinienprogramm-onkologie.de/patientenleitlinien/komplementaermedizin (letzter Zugriff 19.02.24)

1. Flavin D. A lipoxygenase inhibitor in breast cancer brain metastases. Journal of neuro-oncology. 2007; 82(1): 91–93.
2. Janssen G, Bode U, Breu H, Dohrn B, Engelbrecht V, Göbel U. Boswellic acids in the palliative therapy of children with progressive or relapsed brain tumors. Klinische Pädiatrie. 2000; 212(04): 189–195.
3. Kirste S, Treier M, Wehrle SJ, Becker G, Abdel-Tawab M, Gerbeth K et al. Boswellia serrata acts on cerebral edema in patients irradiated for brain tumors: A prospective, randomized, placebo-controlled, double-blind pilot trial. Cancer. 2011; 117(16): 3788–3795.
4. Streffer J, Bitzer M, Schabet M, Dichgans J, Weller M. Response of radiochemotherapy-associated cerebral edema to a phytotherapeutic agent, H15. Neurology. 2001; 56(9): 1219–1221.

2.71 Weizengras

Was ist Weizengras?

Weizengras enthält sekundäre Pflanzenstoffe und Vitamin C.

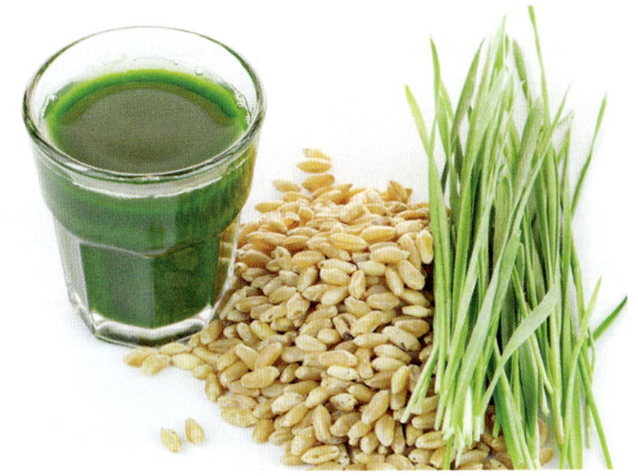

Bildquelle: [J787-178]

Ergebnisse aus Laborexperimenten

Wissenschaftliche Ergebnisse aus Laborexperimenten liegen nicht vor.

Ergebnisse aus Studien am Menschen

Bisher wurden keine Studien veröffentlicht, die eine positive Wirkung für Patientinnen und Patienten mit einer Krebserkrankung beweisen.

Wechselwirkungen mit der Tumortherapie

Über Wechselwirkungen mit der Krebstherapie ist nichts bekannt.

Nebenwirkungen

Als Nebenwirkungen wurde Übelkeit beschrieben.

Dosierung

Es gibt keine Dosierungsempfehlung.

Warnhinweise

Es sind keine Warnhinweise bekannt.

Bewertung und Empfehlungen

Für Weizengras wurde bisher kein positiver Effekt bei einer Krebserkrankung bewiesen. Auch zur angeblich immunstimulierenden Wirkung von Weizengras liegen keine Beweise aus Studien vor.

LITERATUR

https://www.stiftung-perspektiven.de/Wissensportal/ (letzter Zugriff: 12.10.23)

1. Avisar A, Cohen M, Katz R, Shentzer Kutiel T, Aharon A, Bar-Sela G. Wheatgrass juice administration and immune measures during adjuvant chemotherapy in colon cancer patients: Preliminary results. Pharmaceuticals. 2020; 13(6): 129.
2. Bar-Sela G, Tsalic M, Fried G, Goldberg H. Wheat grass juice may improve hematological toxicity related to chemotherapy in breast cancer patients: a pilot study. Nutrition and cancer. 2007; 58(1): 43–48.

2.72 Zeolithe

Was sind Zeolithe?

Zeolithe sind natürlich oder synthetisch hergestellte kristalline Aluminosilikate. Zeolithe können andere Moleküle an sich binden. Wenn sie eingenommen werden, bleiben sie im Magen-Darm-Trakt und werden nicht in den Körper aufgenommen, sondern wieder ausgeschieden. Sie können im Darm Stoffe und Medikamente an sich binden und damit deren Ausscheidung fördern.

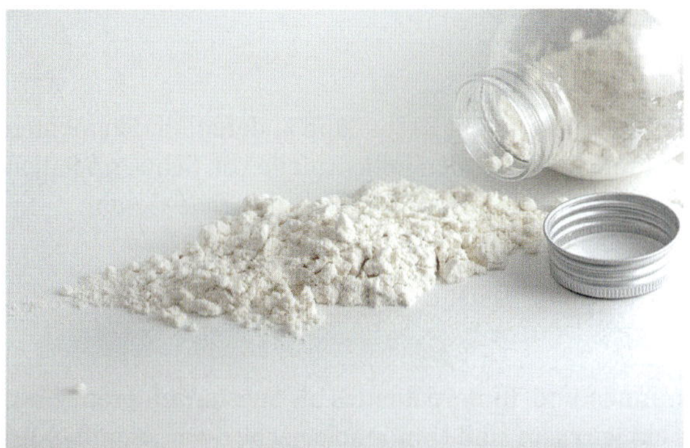

Bildquelle: [J787]

Ergebnisse aus Laborexperimenten

Es gibt keine Laborexperimente, die eine Wirkung gegen Krebs belegen.

Ergebnisse aus Studien am Menschen

Zeolithe können Immunzellen beeinflussen, aber ob und wenn ja, welche Bedeutung das hat, ist unklar. Möglicherweise können Zeolithe Durchfall hemmen, der Wirkmechanismus ist ähnlich wie bei Heilerde, indem Flüssigkeit und Giftstoffe im Darm gebunden werden.

Wechselwirkungen mit der Tumortherapie

Durch die bindende Wirkung im Darm kann die Aufnahme von Medikamenten im Darm behindert und gleichzeitig die Ausscheidung von Medikamenten beeinflusst werden. Das kann zu einer erheblichen Veränderung der Medikamentenspiegel im Blut und damit der Wirkung führen.

Nebenwirkungen

Zeolithe können die Darmschleimhaut und deren Immunsystem beeinflussen. Möglicherweise kann dies zu schweren Entzündungen führen. In einigen Laboruntersuchungen finden sich auch Hinweise, dass Zeolithe Krebs auslösen können.

2

Dosierung

Es gibt keine Dosierungsempfehlung.

Warnhinweise

Zeolithe sollten nicht während der Behandlung mit Krebs- und anderen Medikamenten eingenommen werden. In einigen Präparaten wurden hohe Anteile von Schwermetallen wie Arsen, Blei, Quecksilber, Kadmium, Nickel, Kupfer und Chrom nachgewiesen.

Bewertung und Empfehlungen

Zeolithe werden für Tumorpatientinnen und Tumorpatienten als Substanzen propagiert, die gegen Krebs direkt oder indirekt wirksam sind (immunologische oder „entgiftende" Wirkung) oder unter oder nach Abschluss der Therapie zu einer Verminderung von Nebenwirkungen oder schnelleren Erholung führen sollen.

Belegt ist eine Wirkung gegen Durchfälle. Dieser Effekt ist vergleichbar dem Einsatz von Heilerde. Grundsätzlich kann es dadurch aber auch zu einer Verstopfung kommen.

Angesichts anderer guter Möglichkeiten, Durchfall zu behandeln, und der Risiken der Zeolith-Einnahme ist von Zeolithen abzuraten. Zeolithe sollten insbesondere nicht während der Behandlung mit Krebs- und anderen Medikamenten eingenommen werden. Dies gilt auch bei Injektionen und Infusionen, da die Ausscheidung der Medikamente verstärkt werden kann.

LITERATUR

https://www.stiftung-perspektiven.de/Wissensportal/ (letzter Zugriff: 12.10.23)

Patientenleitlinie Komplementärmedizin in der Behandlung von onkologischen Patienten, https://www.leitlinienprogramm-onkologie.de/patientenleitlinien/komplementaermedizin (letzter Zugriff 19.02.24)

1. Boranić M. What a physician should know about zeolites. Lijecnicki Vjesnik. 2000; 122(11–12): 292–298.
2. Ivkovic S, Deutsch U, Silberbach A, Walraph E, Mannel M. Dietary supplementation with the tribomechanically activated zeolite clinoptilolite in immunodeficiency: effects on the immune system. Advances in therapy. 2004; 21(2): 135–147.
3. Langbein T, Dathe W, Deuerling A, Baum RP. Efficacy of Detoxsan® powder on diarrhea caused by gastrointestinal neuroendocrine tumors. World Journal of Gastroenterology. 2019; 25(17): 2133.
4. Pavelic K, Katic M, Sverko V, Marotti T, Bosnjak B, Balog T et al. Immunostimulatory effect of natural clinoptilolite as a possible mechanism of its antimetastatic ability. Journal of Cancer Research and Clinical Oncology. 2002; 128: 37–44.

5. Vitale MG, Barbato C, Crispo A, Habetswallner F, De Martino BM, Riccardi F et al. ZeOxaNMulti trial: A randomized, double-blinded, placebo-controlled trial of oral PMA-zeolite to prevent chemotherapy-induced side effects, in particular, peripheral neuropathy. Molecules. 2020; 25(10): 2297.

2

2.73 Zink

Was ist Zink?

Zink ist ein Spurenelement. Es kommt in roten Fleischsorten, Fisch und Meeresfrüchten, Milchprodukten, Vollkornprodukten und Ölsaaten oder Linsen vor. Die empfohlene Nahrungsaufnahme von Zink liegt bei 7–10 g täglich. Zink hat einen positiven Einfluss auf das Immunsystems. Die kurzfristige Einnahme von Zink kann die Symptomdauer bei Erkältungen vermindern.

Veränderungen im Zinkstoffwechsel wurden bei Krebspatientinnen und Krebspatienten wiederholt beschrieben. Ursache und Wirkung sind jedoch noch weitgehend ungeklärt. Ähnlich wie bei Diabetikern kann es bei Krebspatienten zu einer vermehrten Zinkausscheidung über die Nieren kommen. Ob hieraus ein bedeutsamer Zinkmangel resultiert, ist unklar. Systematische Daten zur Zinkversorgung bei Krebspatienten in Deutschland fehlen. Eine regelmäßige Spiegelbestimmung wird von der S3-Leitlinie Komplementäre Onkologie nicht empfohlen.

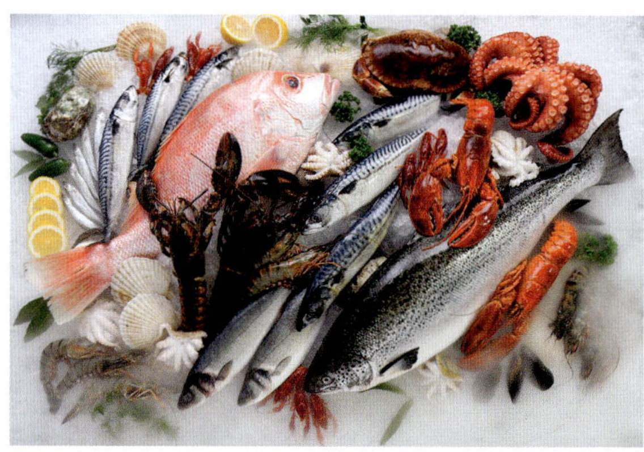

Bildquelle: [J787]

Ergebnisse aus Laborexperimenten

Zink hemmt in Laborexperimenten das Wachstum von Krebszellen, hat aber teilweise auch gegenteilige Effekte, was mit der jeweiligen Dosis zusammenhängen könnte.

Ergebnisse aus Studien am Menschen

Zink scheint keinen Einfluss auf das Risiko, an Krebs zu erkranken, zu haben. Eine regelmäßige Einnahme von Nahrungsergänzungsmitteln mit Zink kann das Risiko für Prostata- und Magenkrebs deutlich erhöhen. Bei Patienten mit einer Krebserkrankung konnte bisher kein Einfluss einer Zinkeinnahme auf das Überleben gefunden werden.

In Studien wurde untersucht, ob Zink eine Mundschleimhautentzündung verringern kann. Während einer Chemotherapie hat Zink keinen positiven Einfluss. Bei einer Strahlentherapie wegen einer Krebserkrankung im Kopf-Hals-Bereich kann Zink möglicherweise die Schleimhautentzündung im Mund verringern. Die Ergebnisse verschiedener Studien sind widersprüchlich. Leider wurde bei den Patienten keine Zinkspiegelbestimmung durchgeführt.

Eine mögliche Erklärung der Widersprüche ist, dass die Zinkeinnahme bei einem Zinkmangel hilft, bei gutem Zinkspiegel eine zusätzliche Einnahme aber keinen Einfluss hat. Einflüsse auf weitere Nebenwirkungen der Krebstherapie konnten bisher nicht gezeigt werden.

Wechselwirkungen mit der Tumortherapie

Die gleichzeitige Einnahme von Zink vermindert die Aufnahme von manchen Antibiotika (Fluorochinolone und Tetrazykline) aus dem Darm und kann deshalb deren Wirkung verringern.

Nebenwirkungen

Die Einnahme von Zink kann zu Geschmacksstörungen, Übelkeit und Erbrechen sowie Durchfall führen. Die chronische Aufnahme von 100–300 mg/Tag kann zu Kupfermangel, Verminderung der Immunfunktion, Kopfschmerzen, Fieber, Schweißausbrüchen und Erschöpfung führen. Bei deutlichen Überdosierungen kann es außerdem zu Herz-Kreislauf-Erkrankungen, Lungenversagen bis hin zum Koma kommen.

In den Studien mit Krebspatienten werden wenige Nebenwirkungen berichtet. Genannt wurden Übelkeit und Erbrechen, Durchfall, Bauchschmerzen, Schwitzen und Krämpfe.

Dosierung

In den Studien wurden unterschiedliche Dosierungen von 10–20 mg/Tag bis zu 3-mal täglich 50 mg eingesetzt.

Warnhinweise

Es liegen keine Warnhinweise vor.

Bewertung und Empfehlungen

Zink stellt ein wichtiges Spurenelement dar und sollte bei nachgewiesenem Mangel ergänzt werden. Eine mittel- und längerfristige Einnahme ohne nachgewiesenen Mangel und ohne Spiegelkontrolle ist nicht empfehlenswert.

In mehreren Untersuchungen schützte Zink während einer Bestrahlung von Kopf-Hals-Tumoren vor Nebenwirkungen wie Mundschleimhautentzündungen und Geschmacksstörungen. Deshalb schlussfolgern die Autoren der S3-Leitlinie Komplementäre Onkologie, dass der Einsatz erwogen werden kann. Eine Wirkung auf andere Nebenwirkungen der Tumortherapie ist bisher nicht nachgewiesen.

LITERATUR

https://www.stiftung-perspektiven.de/Wissensportal/ (letzter Zugriff: 12.10.23)

Patientenleitlinie Komplementärmedizin in der Behandlung von onkologischen Patienten, https://www.leitlinienprogramm-onkologie.de/patientenleitlinien/komplementaermedizin (letzter Zugriff 19.02.24)

1. Bengtsson Y, Sandsveden M, Borgquist S, Manjer J. Serum zinc and dietary intake of zinc in relation to risk of different breast cancer subgroups and serum levels as a marker of intake: A prospective nested case-control study. Breast cancer research and treatment. 2021; 189: 571–583.
2. CHAITANYA NC, Badam R, Aryasri AS, Pallarla S, Garlpati K, AkHILA M et al. Efficacy of improvised topical zinc (1 %) ora-base on oral mucositis during cancer chemo-radiation – A randomized study. Journal of Nutritional Science and Vitaminology. 2020; 66(2): 93–97.
3. Chandra RK. Excessive intake of zinc impairs immune responses. Jama. 1984; 252(11): 1443–1446.
4. Dawsey SP, Hollenbeck A, Schatzkin A, Abnet CC. A prospective study of vitamin and mineral supplement use and the risk of upper gastrointestinal cancers. PLoS One. 2014; 9(2): e88774.
5. Ertekin MV, Koç M, Karslioğlu I, Sezen O. Zinc sulfate in the prevention of radiation-induced oropharyngeal mucositis: a prospective, placebo-controlled, randomized study. International Journal of Radiation Oncology* Biology* Physics. 2004; 58(1): 167–174.
6. Gorgu S, Ilknur A, Sercan O, Rahsan H, Nalan A. The effect of zinc sulphate in the prevention of radiation induced oral mucositis in patents with head and neck cancer. International Journal of Radiation Research. 2013; 11(2): 111.
7. Halyard MY, Jatoi A, Sloan JA, Bearden III JD, Vora SA, Atherton PJ et al. Does zinc sulfate prevent therapy-induced taste alterations in head and neck cancer patients? Results of phase III double-blind, placebo-controlled trial from the North Central Cancer Treatment Group (N01C4). International Journal of Radiation Oncology* Biology* Physics. 2007; 67(5): 1318–1322.
8. Hoppe C, Kutschan S, Dörfler J, Büntzel J, Büntzel J, Huebner J. Zinc as a complementary treatment for cancer patients: a systematic. 2021.
9. Leitzmann MF, Stampfer MJ, Wu K, Colditz GA, Willett WC, Giovannucci EL. Zinc supplement use and risk of prostate cancer. Journal of the National Cancer Institute. 2003; 95(13): 1004–1007.
10. Lin J, Zhang SM, Wu K, Willett WC, Fuchs CS, Giovannucci E. Flavonoid intake and colorectal cancer risk in men and women. American journal of epidemiology. 2006; 164(7): 644–651.
11. Lin L-C, Que J, Lin K-L, Leung HW-C, Lu C-L, Chang C-H. Effects of zinc supplementation on clinical outcomes in patients receiving radiotherapy for head and neck cancers: a double-blinded randomized study. International Journal of Radiation Oncology* Biology* Physics. 2008; 70(2): 368–373.
12. Lin Y-S, Lin L-C, Lin S-W, Chang C-P. Discrepancy of the effects of zinc supplementation on the prevention of radiotherapy-induced mucositis between patients with nasopharyngeal carcinoma and those with oral cancers: subgroup analysis of a double-blind, randomized study. Nutrition and cancer. 2010; 62(5): 682–691.
13. Lin YS, Lin LC, Lin SW. Effects of zinc supplementation on the survival of patients who received concomitant chemotherapy and radiotherapy for advanced nasopharyngeal carcinoma: Follow-up of a double-blind randomized study with subgroup analysis. The Laryngoscope. 2009; 119(7): 1348–1352.
14. Lyckholm L, Heddinger SP, Parker G, Coyne PJ, Ramakrishnan V, Smith TJ et al. A randomized, placebo controlled trial of oral zinc for chemotherapy-related taste and smell disorders. Journal of pain & palliative care pharmacotherapy. 2012; 26(2): 111–114.
15. Macknin ML, Piedmonte M, Calendine C, Janosky J, Wald E. Zinc gluconate lozenges for treating the common cold in children: a randomized controlled trial. Jama. 1998; 279(24): 1962–1967.
16. Moslemi D, Babaee N, Damavandi M, POURGHASEM M, Moghadamnia A. Oral zinc sulphate and prevention of radiation-induced oropharyngealmucositis in patients with head and neck cancers: a double blind, randomized controlled clinical trial. 2014.

17. Najafizade N, Hemati S, Gookizade A, Berjis N, Hashemi M, Vejdani S et al. Preventive effects of zinc sulfate on taste alterations in patients under irradiation for head and neck cancers: A randomized placebo-controlled trial. Journal of research in medical sciences: the official journal of Isfahan University of Medical Sciences. 2013; 18(2): 123.
18. Oshvandi K, Vafaei SY, Kamallan SR, Khazaei S, Ranjbar H, Mohammadi F. Effectiveness of zinc chloride mouthwashes on oral mucositis and weight of patients with cancer undergoing chemotherapy. BMC Oral Health. 2021; 21: 1–9.
19. Rahimzadeh MR, Rahimzadeh MR, Kazemi S, Moghadamnia AA. Zinc poisoning-symptoms, causes, treatments. Mini Reviews in Medicinal Chemistry. 2020; 20(15): 1489–1498.
20. Ribeiro SMdF, Braga CBM, Peria FM, Martinez EZ, Rocha JJRd, Cunha SFC. Effects of zinc supplementation on fatigue and quality of life in patients with colorectal cancer. Einstein (Sao Paulo). 2017; 15: 24–28.
21. Ripamonti C, Zecca E, Brunelli C, Fulfaro F, Villa S, Balzarini A et al. A randomized, controlled clinical trial to evaluate the effects of zinc sulfate on cancer patients with taste alterations caused by head and neck irradiation. Cancer: Interdisciplinary International Journal of the American Cancer Society. 1998; 82(10): 1938–1945.
22. Sangthawan D, Phungrassami T, Sinkitjarurnchai W. Effects of zinc sulfate supplementation on cell-mediated immune response in head and neck cancer patients treated with radiation therapy. Nutrition and cancer. 2015; 67(3): 449–456.
23. Sangthawan D, Phungrassami T, Sinkitjarurnchai W. A randomized double-blind, placebo-controlled trial of zinc sulfate supplementation for alleviation of radiation-induced oral mucositis and pharyngitis in head and neck cancer patients. Journal of the Medical Association of Thailand= Chotmaihet thangphaet. 2013; 96(1): 69–76.
24. Singh M, Das RR. Zinc for the common cold. Cochrane database of systematic reviews. 2013; (6).
25. Tian X, Liu X-L, Pi Y-P, Chen H, Chen W-Q. Oral zinc sulfate for prevention and treatment of chemotherapy-induced oral mucositis: a meta-analysis of five randomized controlled trials. Frontiers in oncology. 2018; 8: 484.
26. Watanabe T, Ishihara M, Matsuura K, Mizuta K, Itoh Y. Polaprezinc prevents oral mucositis associated with radiochemotherapy in patients with head and neck cancer. International journal of cancer. 2010; 127(8): 1984–1990.
27. Yanazume S, Ushiwaka T, Yorouki H, Onigahara M, Fukuda M, Togami S et al. Zinc supplementation during chemotherapy for gynecological malignancy. Journal of Obstetrics and Gynaecology Research. 2021; 47(11): 3998–4004.
28. Zhang LC, Shen SR, Sun SL, Yang JG, He GQ, Yu HN. Growth inhibition of prostate cancer cells by epigallocatechin-3-gallate in the presence of Zn2+ in vitro. Fen zi xi bao Sheng wu xue bao= Journal of Molecular Cell Biology. 2008; 41(6): 443–449.

2

KAPITEL

3 Holistische und weitere Methoden

3.1 Ganzheitliche (holistische) Systeme

3.1.1 Homöopathie

Was ist Homöopathie?

Die Homöopathie wurde im 19. Jahrhundert von dem deutschen Arzt und Apotheker Samuel Hahnemann begründet und basiert auf zwei von ihm formulierten Gesetzen:

- Mittel, die im Rahmen einer homöopathischen Arzneimittelprüfung ein bestimmtes Symptom bei Gesunden hervorrufen, heilen dieses Symptom, wenn es bei Kranken auftritt („similia similibus curentur").
- Mittel, die schrittweise verdünnt (nach Ansicht der Homöopathen „potenziert") werden, nehmen in ihrer Wirksamkeit zu. Je höher die Verdünnung, desto höher die Wirksamkeit, auch wenn unter naturwissenschaftlichen Gesichtspunkten kein Molekül der Ausgangssubstanz mehr enthalten ist.

Diese sog. „Potenzierung" soll durch den speziellen Herstellungsprozess bewirkt werden, in dem die Substanzen schrittweise verdünnt und dabei verrieben und verschüttelt werden. Dabei werden D-Potenzen in 1:10er Schritten und C-Potenzen in 1:100-Schritten mehrfach hintereinander verdünnt, was dazu führt, dass ab einer D12 (zwölf 1:10-Verdünnungsschritte) kein Molekül der Ausgangssubstanz mehr enthalten ist.

Die Homöopathie wird heute in drei unterschiedlichen Formen angewendet:

- **Klassische Homöopathie:** Nach einer ausführlichen Erhebung der Krankengeschichte, bei der für die Homöopathin und den Homöopathen alle Schilderungen und Beschwerden der Patientin oder des Patienten zunächst einmal bedeutsam sind (homöopathische Anamnese), erfolgt eine Gliederung der Symptome und damit dann der Vergleich mit den Symptomen, die den homöopathischen Mitteln zugeordnet werden. Daraus wird das bestmöglich passende Mittel ausgewählt und verordnet.
- **Klinische Homöopathie:** Hier werden Mittel gemäß klinischer Erfahrung, in der Regel an den Symptomen der Patienten orientiert, eingesetzt.
- **Komplexmittel-Homöopathie:** Es werden feststehende Kombinationen mehrerer homöopathischer Substanzen als Fertigpräparate eingesetzt, die für bestimmte Krankheitsbilder festgelegt sind.

Unstrittig ist, dass ab einer D12-Potenz eine spezifische Wirkung der Mittel nach naturwissenschaftlichen Grundlagen nicht möglich ist. Befürworter der Homöopathie nehmen an, dass die Mittel auf eine nicht genauer bekannte und nicht nachgewiesene Weise Informationen auf den Patienten übertragen.

Aus wissenschaftlicher Sicht handelt es sich um eine Placebo-Wirkung, die durch die intensive Beschäftigung der Ärztin und des Arztes mit den Schilderungen des Patienten, auf deren Basis dann ein individuelles Mittel gefunden wird, besonders gefördert wird.

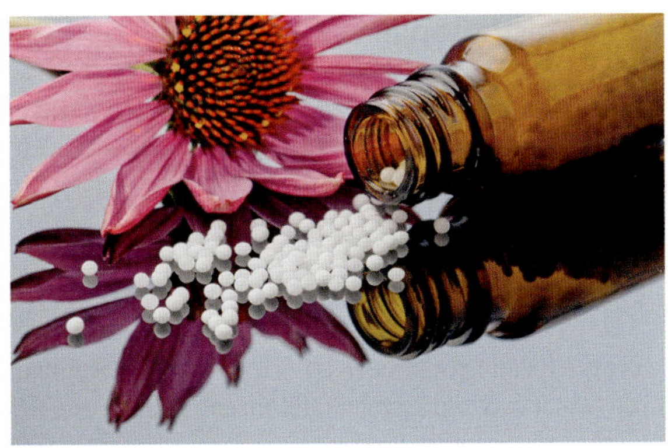

Bildquelle: [J787-147]

Ergebnisse aus Laborexperimenten

Es gibt Laborexperimenten, die wissenschaftlich unzureichend sind. Einige konnten von anderen Wissenschaftlergruppen oder unter Aufsicht nicht mit gleich positiven Ergebnissen wiederholt werden.

Immer wieder wird betont, dass auch bei Tieren eine Verbesserung von Symptomen erreicht werden kann. Dabei wird vergessen, dass eine Placebo-Wirkung auf den Tierhalter auch eine Wirkung auf das Tier haben kann.

Ergebnisse aus Studien am Menschen

Es gibt einige Fallbeschreibungen, in denen Patienten mit Krebs angeblich durch Homöopathie geheilt wurden. Keiner dieser Berichte ist ausreichend dokumentiert, um eine direkte Wirkung der Homöopathie zu beweisen.

Eine große Studie mit Patienten mit Lungenkrebs berichtet, dass Patienten mit Homöopathie länger überlebt hätten als Patienten ohne Homöopathie. Schaut man sich das veröffentlichte Studienprotokoll an, fallen sehr viele Protokolländerungen und weitere Unstimmigkeiten auf, sodass erhebliche Zweifel an der Seriosität der Veröffentlichung bestehen. Einige Studien haben untersucht, ob Homöopathie Nebenwirkungen einer Krebstherapie vermindern können.

Eine Studie zeigte, dass bei Kindern eine Mundspüllösung mit dem Komplexmittel Traumeel® Mundschleimhautentzündungen unter intensiver Chemotherapie vermindert. Eine zweite Studie bei Erwachsenen konnte dies nicht bestätigen. Eine mögliche Erklärung ist, dass die Kinder mit der homöopathischen Mundspüllösung häufiger unter Anleitung der Eltern gespült haben als mit üblicher Mundspüllösung, die die Mundschleimhaut sehr stark reizen kann. Bei Erwachsenen kam dieser Unterscheid vermutlich nicht zum Tragen.

In anderen Studien wurde untersucht, ob homöopathische Mittel den Heilungsprozess nach Brustkrebsoperation verbessert oder vor Übelkeit bei Chemotherapie oder einer Hautentzündung bei Bestrahlung schützen. In keiner dieser Studien konnte eine Wirksamkeit der Homöopathie gezeigt werden. Auch bei Wechseljahresbeschwerden wegen einer antihormonellen Therapie schnitt Homöopathie nicht besser als Placebo ab.

Wechselwirkungen mit der Tumortherapie

Mit Wechselwirkungen ist ab Stufen von D6 kaum, ab D12 sicher nicht zu rechnen. Bei der Anwendung von sog. Urtinkturen, also noch nicht verdünnten pflanzlichen Auszügen, liegen evtl. wirksame Stoffkonzentrationen vor, die Wechselwirkungen haben können.

Nebenwirkungen

Mit Nebenwirkungen ist ebenfalls ab Stufen von D6 kaum, ab D12 sicher nicht zu rechnen. Bei der Anwendung von Urtinkturen liegen evtl. wirksame Stoffkonzentrationen vor, die auch Nebenwirkungen haben können.

Warnhinweise

Homöopathie ist kein Ersatz für Krebstherapien.

Bewertung und Empfehlungen

Für die Wirksamkeit der Homöopathie bei Patientinnen und Patienten mit einer Krebserkrankung gibt es keine Beweise. Die Homöopathie bietet zwar den Vorteil, dass die eingesetzten Substanzen so hochgradig verdünnt sind, dass mit direkten Risiken nicht zu rechnen ist. Dies gilt nicht für die sog. Urtinkturen, die die Substanzen in wirksamer Konzentration enthalten.

Die Frage, ob bei Nebenwirkungen der Krebstherapie zuerst oder begleitend ein Versuch mit Homöopathie gemacht werden kann, ist eine persönliche Frage. Bei nicht gefährlichen Nebenwirkungen können Patienten selber entscheiden, ob sie dies tun möchten. Es ist wichtig, dass wir Patienten darüber informieren, dass kein über den Placebo-Effekt hinausgehender Effekt bewiesen ist.

Wenn Patienten natürliche Therapien gegen Nebenwirkungen wünschen, kann die komplementäre Medizin diesem Wunsch mit vielen Hinweisen aus Pflanzenheilkunde, Naturheilverfahren, Ernährung, Bewegung, Entspannungsverfahren etc. entsprechen; dazu braucht es keine Homöopathie.

Die Frage, ob es legitim ist, onkologische Patientinnen und Patienten mit Placebo zu behandeln, ohne es ihnen anzukündigen, ist eine ethische Frage. Eine verzögerte oder unzureichende Behandlung von Nebenwirkungen ist grundsätzlich ein Schaden. Hinzu kommen investierte Zeit und Geld.

Bedenklich ist, dass Patienten vielfach in Apotheken bei der Frage nach pflanzenheilkundlichen Präparaten ein homöopathisches Mittel erhalten. Wenn das nicht gewünscht ist, dann ist es sinnvoll, explizit nach einem wirksam dosierten Heilpflanzenpräparat zu fragen.

LITERATUR

https://www.stiftung-perspektiven.de/Wissensportal/ (letzter Zugriff 12.10.2023)

Patientenleitlinie Komplementärmedizin in der Behandlung von onkologischen Patienten, https://www.leitlinienprogramm-onkologie.de/patientenleitlinien/komplementaermedizin (letzter Zugriff 19.02.24)

1. Balzarini A, Felisi E, Martini A, De Conno F. Efficacy of homeopathic treatment of skin reactions during radiotherapy for breast cancer: a randomised, double-blind clinical trial. British Homeopathic Journal. 2000; 89(01): 8–12.
2. Frass M, Lechleitner P, Gründling C, Pirker C, Grasmuk-Siegl E, Domayer J et al. Homeopathic treatment as an add-on therapy may improve quality of life and prolong survival in patients with non-small cell lung cancer: A prospective, randomized, placebo-controlled, double-blind, three-arm, multicenter study. The oncologist. 2020; 25(12): e1930-e1955.
3. Heudel P-E, Van Praagh-Doreau I, Duvert B, Cauvin I, Hardy-Bessard A-C, Jacquin J-P et al. Does a homeopathic medicine reduce hot flushes induced by adjuvant endocrine therapy in localized breast cancer patients? A multicenter randomized placebo-controlled phase III trial. Supportive Care in Cancer. 2019; 27: 1879–1889.
4. Jacobs J, Herman P, Heron K, Olsen S, Vaughters L. Homeopathy for menopausal symptoms in breast cancer survivors: a preliminary randomized controlled trial. Journal of Alternative & Complementary Medicine. 2005; 11(1): 21–27.
5. Lotan AM, Gronovich Y, Lysy I, Binenboym R, Eizenman N, Stuchiner B et al. Arnica montana and Bellis perennis for seroma reduction following mastectomy and immediate breast reconstruction: randomized, double-blind, placebo-controlled trial. European Journal of Plastic Surgery. 2020; 43(3): 285–294.
6. Pérol D, Provençal J, Hardy-Bessard A-c, Coeffic D, Jacquin J-P, Agostini C et al. Can treatment with Cocculine improve the control of chemotherapy-induced emesis in early breast cancer patients? A randomized, multi-centered, double-blind, placebo-controlled Phase III trial. BMC cancer. 2012; 12: 1–9.
7. Sorrentino L, Piraneo S, Riggio E, Basilicò S, Sartani A, Bossi D et al. Is there a role for homeopathy in breast cancer surgery? A first randomized clinical trial on treatment with Arnica montana to reduce post-operative seroma and bleeding in patients undergoing total mastectomy. Journal of Intercultural Ethnopharmacology. 2017; 6(1): 1.
8. Steinmann D, Eilers V, Beynenson D, Buhck H, Fink M. Effect of Traumeel S on pain and discomfort in radiation-induced oral mucositis: a preliminary observational study. Alternative therapies in health and medicine. 2012; 18(4): 12.
9. Thompson EA, Montgomery A, Douglas D, Reilly D. A pilot, randomized, double-blinded, placebo-controlled trial of individualized homeopathy for symptoms of estrogen withdrawal in breast-cancer survivors. Journal of Alternative & Complementary Medicine. 2005; 11(1): 13–20.

3.1.2 Traditionelle Chinesische Medizin

Was ist die Traditionelle Chinesische Medizin?

Die Traditionelle Chinesische Medizin (TCM) besteht u. a. aus Akupunktur, Moxibustion, einer komplexen Arzneimitteltherapie und einer Anleitung zur gesunden Lebensweise. Hierzu gehören auch Bewegungsformen, die zum Teil meditative Elemente enthalten, wie z. B. Qigong und Tai Chi (➤ Kap. 1.6.2).

Aus Sicht der TCM entstehen Krankheiten, wenn das Gleichgewicht der verschiedenen Kräfte im Körper gestört ist und ein ausgewogener Fluss der Lebenskraft Qi nicht mehr stattfindet. Heilung erfolgt, wenn dieses Gleichgewicht wieder erreicht wird und der Energiefluss wieder normalisiert ist.

Die traditionelle chinesische Arzneimittellehre ist vorwiegend eine Pflanzenheilkunde, die aber auch tierische Präparate und Mineralien enthält. Typisch ist der Einsatz von traditionell überlieferten Pflanzenmischungen. Auch Heilpilze (➤ Kap. 2.28) werden im Rahmen der traditionellen chinesischen Arzneimittellehre eingesetzt.

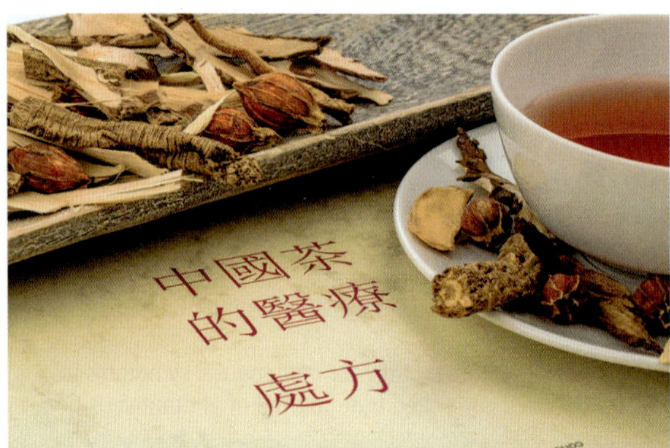

Bildquelle: [J787-147]

Ergebnisse aus Laborexperimenten

Für einige der Pflanzen aus der TCM konnte in Laborexperimenten eine das Wachstum von Krebszellen hemmende Wirkung nachgewiesen werden.

Ergebnisse aus Studien am Menschen

Die Bewertung der in der TCM genutzten Heilpflanzen bzw. deren Mischungen ist ausgesprochen schwierig. Die meisten Studien wurden in China durchgeführt, nur teilweise sind sie in englischsprachigen Zeitschriften erschienen. Außerdem gibt es bei Studien aus China Zweifel an der Vertrauenswürdigkeit der berichteten Ergebnisse.

Es gibt bisher keine hochwertigen Studien mit einem positiven Effekt für ein traditionell chinesisches Arzneimittel aus Arbeitsgruppen, deren Ergebnisse nicht mit dieser Vorsicht betrachtet werden müssen.

Wechselwirkungen mit der Tumortherapie

Über die Wechselwirkungen der Inhaltsstoffe traditioneller chinesischer Arzneimittel ist wenig bekannt.

Nebenwirkungen

Heilpflanzenmischungen können sehr unterschiedliche Nebenwirkungen haben. In den Studien aus China werden sehr selten negative Wirkungen beschrieben. In diesen Mitteln wurden immer wieder Beimengungen von Giften, Pestiziden, Schwermetallen oder giftigen Pflanzen gefunden.

Warnhinweise

Einige der häufig eingesetzten Pflanzen haben phytoöstrogene Wirkungen und sind daher für Frauen mit hormonabhängigen Tumoren nicht geeignet – auch wenn sie in der TCM bei entsprechenden Krankheitsbildern eingesetzt werden. In einzelnen Fällen haben TCM-Heilpflanzenmischungen schwerste Schädigungen von Nieren und Leber hervorgerufen.

Bewertung und Empfehlungen

Die Traditionelle Chinesische Medizin erfreut sich steigender Beliebtheit in Europa – auch bei Patientinnen und Patienten mit einer Krebserkrankung. Wir haben jedoch keine Studienergebnisse, die eine Wirksamkeit beweisen. Es bestehen begründete Zweifel an der Zuverlässigkeit der aus China berichteten Daten.

Den Risiken einer schweren Schädigung lebenswichtiger Organe durch die Inhaltsstoffe oder durch die Verunreinigungen mit Pestiziden, Schwermetallen und anderen giftigen Beimengungen steht der fehlende Nachweis einer Wirksamkeit gegenüber.

LITERATUR

https://www.stiftung-perspektiven.de/Wissensportal/ (letzter Zugriff 12.10.2023)

1. Dong R, Chen X, Wu T, Liu GJ. Elemene for the treatment of lung cancer. Cochrane Database of Systematic Reviews. 2007; (4).
2. Poo CL, Dewadas HD, Ng FL, Foo CN, Lim YM. Effect of traditional Chinese medicine on musculoskeletal symptoms in breast cancer: a systematic review and meta-analysis. Journal of pain and symptom management. 2021; 62(1): 159–173.
3. Yang J, Zhu X, Yuan P, Liu J, Wang B, Wang G. Efficacy of traditional Chinese Medicine combined with chemotherapy in patients with non-small cell lung cancer (NSCLC): a meta-analysis of randomized clinical trials. Supportive Care in Cancer. 2020; 28: 3571–3579.

3.1.3 Akupunktur/Akupressur

Was sind Akupunktur und Akupressur?

Akupunktur ist Teil der Traditionellen Chinesischen Medizin (TCM) (➤ Kap. 3.1.2). Sie beruht auf der Lehre der Meridiane, die man sich als Energiebahnen für die Lebenskraft Qi vorstellen kann. Sie haben keine Entsprechung in der Anatomie oder in naturwissenschaftlich nachvollziehbaren Funktionskreisen. Auf den Meridianen liegen die Akupunkturpunkte. Nach der TCM können mittels Akupunktur die Kräfte in den Meridianen und der Fluss des Qi gestärkt oder abgeschwächt werden, je nachdem, ob nach der TCM-Diagnostik die Erkrankung auf ein Zuviel oder Zuwenig dieser Kraft beruht.

Die Stimulation kann mit Nadeln (Akupunktur) oder mit Druck (Akupressur) durchgeführt werden. Varianten sind die Wärmeeinwirkung an Akupunkturpunkten (Moxibustion) und die Laser- oder Elektroakupunktur. Des Weiteren können an Akupunkturpunkten auch kleine Blutungen bewusst ausgelöst werden (Verwandtschaft zum Schröpfen) oder Arzneimittel, insbesondere Pflanzenextrakte oder Homöopathika (Homöosiniatrie), injiziert werden.

Die meisten heute gelehrten Techniken der Akupunktur stammen nicht aus der traditionellen Überlieferung, sondern stellen Festlegungen und Konventionen in westlichen Ländern und aus dem modernen China dar.

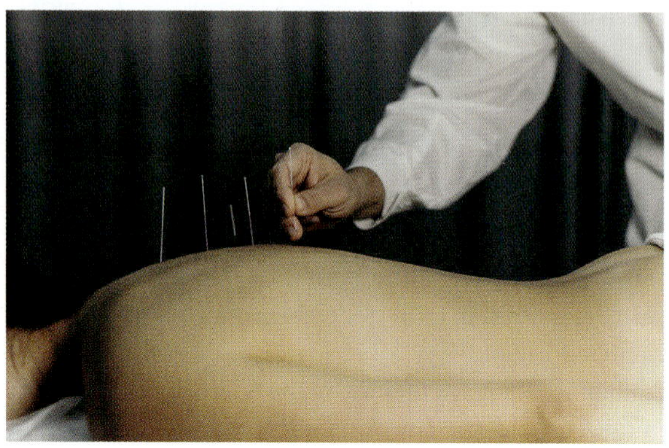

Bildquelle: [J787-179]

Ergebnisse aus Studien am Menschen

Die im Kapitel Traditionelle Chinesische Medizin beschriebenen grundsätzlichen Bedenken gegenüber Studien aus China gelten auch für die Akupunktur. Ein Großteil der Studien wurde in China durchgeführt.

Ein guter Beleg für diese Bedenken ist eine Studie, die in den USA und in China durchgeführt wurde. Nur im chinesischen Teil wurde ein positives Ergebnis für die Akupunktur gefunden, nicht im US-amerikanischen Teil.

Akupunktur oder Akupressur stellen eine intensive Zuwendung zur Patientin und zum Patienten dar. Vielfach werden die Nadeln auch nicht einfach eingestochen, sondern zunächst wird im Bereich des Akupunkturpunktes gesucht, wo eine besonders empfindliche Hautstelle ist. Wenn der Patient dies spürt, ist das der „individuell richtige“ Punkt. Solch ein Vorgehen kann eine besonders starke Placebo-Wirkung haben. Dieser Effekt wird in der Vergleichsgruppe nicht ausgelöst. Es gibt verschiedene Vergleichsgruppen (der wissenschaftliche Begriff ist Kontrollgruppe) – entweder die Patienten bekommen gar nichts, sondern nur die Routinebehandlung, oder sie bekommen eine Schein-Akupunktur. In gut gemachten Studien findet sich kein Unterschied zwischen der echten Akupunktur und der Schein-Akupunktur.

Zusammenfassend gibt es eine große Zahl von Studien zur Akupunktur bei unterschiedlichen Beschwerden der Patienten (Erschöpfung, Schlafstörungen, Verstopfung, Wechseljahresbeschwerden unter antihormoneller Therapie, Störungen des Tastempfindens, Mundtrockenheit, Schmerzen unterschiedlicher Art und Ursache, Lebensqualität u. a.), von denen aber keine eine spezifische Wirkung der Akupunktur oder ihrer Varianten beweist.

Für die Akupressur gelten ähnliche Überlegungen, wobei es eine Schein-Akupressur nicht gibt, sondern die Patienten in den Vergleichsarmen keine Akupressur bekommen.

Wechselwirkungen mit der Tumortherapie

Wechselwirkungen mit der Tumortherapie wurden bisher nicht beschrieben und sind auch nicht zu erwarten.

Nebenwirkungen

Eine korrekt durchgeführte Akupunktur ist nebenwirkungsarm. Mögliche Nebenwirkungen sind Blutergüsse, Schmerzen, Schwellungen und Hautinfektionen. Infektionen insbesondere der Knorpel der Ohrmuschel können bei nicht steriler Akupunktur am Ohr gefährlich werden. Bei Wärmeanwendungen im Rahmen der Akupunktur sind Verbrennungen möglich.

Warnhinweise

Als „Ersatz" für eine indizierte Krebstherapie sind Akupunktur und Akupressur keinesfalls geeignet. Akupunktur im Bereich von Strahlenfeldern oder eines Lymphödems sollten unterbleiben, um keine Infekte auszulösen.

Bewertung und Empfehlungen

Für die Bewertung der zahlreichen veröffentlichten Studien zur Akupunktur gelten die in letzter Zeit auch für andere Publikationen aus China geäußerten Zweifel an der wissenschaftlich korrekten Durchführung der Studie und Veröffentlichung der Daten.

Trotz der zahlreichen Veröffentlichungen ist die Beweislage gering. Es ist zu vermuten, dass es die besonderen Umstände und die Zuwendung des Arztes/Akupunkteurs sind, die die beschriebenen Effekte auslösen. Keinesfalls ersetzt die Akupunktur eine nach den Leitlinien und Empfehlungen der Fachgesellschaften durchgeführte Behandlung von Nebenwirkungen.

Die Frage, ob es legitim ist, onkologische Patientinnen und Patienten mit Placebo zu behandeln, ohne es ihnen anzukündigen, ist eine ethische Frage. Eine verzögerte oder unzureichende Behandlung von Nebenwirkungen ist grundsätzlich ein Schaden. Hinzu kommen investierte Zeit und Geld. Daran ändert sich auch nichts, wenn Patienten eine Anleitung zur Selbst-Akupressur, z. B. als Begleitbehandlung gegen Übelkeit, erhalten und damit unabhängig vom Arzt reagieren können.

Allerdings können Patienten, die positive Erfahrungen z. B. mit Akupressur gemacht haben, auch entdecken, wie wirkungsvoll Placebo sein kann, wenn es sogar bewusst eingesetzt wird, indem man (Patient oder Angehöriger) probiert, ob Berührung an selbst gewählten Punkten hilfreich ist.

LITERATUR

https://www.stiftung-perspektiven.de/Wissensportal/ (letzter Zugriff 12.10.2023)

Patientenleitlinie Komplementärmedizin in der Behandlung von onkologischen Patienten, https://www.leitlinienprogramm-onkologie.de/patientenleitlinien/komplementaermedizin (letzter Zugriff 19.02.24)

1. Garcia MK, Meng Z, Rosenthal DI, Shen Y, Chambers M, Yang P et al. Effect of true and sham acupuncture on radiation-induced xerostomia among patients with head and neck cancer: a randomized clinical trial. JAMA network open. 2019; 2(12): e1916910-e1916910.
2. Li H, Schlaeger JM, Jang MK, Lin Y, Park C, Liu T et al. Acupuncture improves multiple treatment-related symptoms in breast cancer survivors: A systematic review and meta-analysis. The Journal of Alternative and Complementary Medicine. 2021; 27(12): 1084–1097.
3. Nielsen A, Gereau S, Tick H. Risks and safety of extended auricular therapy: A review of reviews and case reports of adverse events. Pain Medicine. 2020; 21(6): 1276–1293.

3.1.4 Ayurveda

Was ist Ayurveda?

Ayurveda bedeutet Lebensweisheit oder Lebenswissenschaft. Sie verbindet eine eigene philosophische Sicht auf die Welt mit Erklärungen für Krankheiten, ihren Ursachen und Behandlungen. Ayurveda („das Wissen vom Leben") ist eine Erfahrungsheilkunde. Sie betont die Prävention und die Eigenverantwortung der Patientin und des Patienten.

Um die Gesundheit zu erhalten, muss das Gleichgewicht durch eine gesunde Lebensweise (Nahrungsaufnahme, körperliche Aktivitäten, Reinigung) erhalten werden. Zu diesem Gleichgewicht gehören die drei Doshas

- **Vata:** Wind und Luft
- **Pitta:** Feuer und Wasser
- **Kapha:** Erde und Wasser,

die bei jedem Menschen in einer individuellen, von Geburt an bestehenden gesunden Mischung vorliegen. Krankheit entsteht durch eine Abweichung von dieser individuell gegebenen Mischung.

Die Ernährung nimmt in der ayurvedischen Medizin einen besonderen Stellenwert ein. Sie ist weitgehend vegetarisch orientiert und bevorzugt daher Milchprodukte, Getreide, Früchte und Gemüse. Gewürze werden gezielt eingesetzt. Welche Nahrungsmittel für den Einzelnen gut sind, bestimmen seine Doshas. Neben der Ernährung und den Heilpflanzen ist Yoga (➤ Kap. 1.6.1) ein wichtiger Bestandteil der ayurvedischen Heilkunst.

Liegt eine Erkrankung vor, so sind die Doshas aus dem individuellen Gleichgewicht geraten. Der Arzt muss folglich ermitteln, welche Doshas aus dem Gleichgewicht geraten sind und wie er diese entweder wieder stärken oder schwächen kann, um das ursprüngliche Gleichgewicht wiederherzustellen.

Die ayurvedische Medizin hat keine Vorstellung von Krebserkrankungen, die unseren modernen wissenschaftlichen Vorstellungen entspricht. Man versucht, die Beobachtungen bei Krebspatientinnen und Krebspatienten auch über die Doshas zu erklären. Eine umfangreiche ayurvedische Behandlung soll den Körper reinigen und die Kräfte wieder in Einklang bringen.

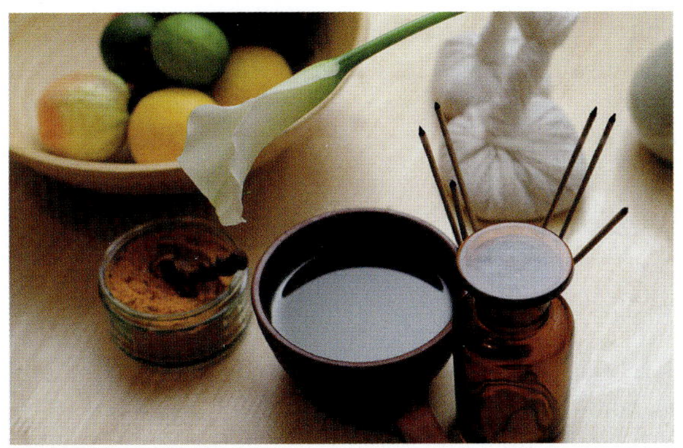

Bildquelle: [J787-180]

Ergebnisse aus Laborexperimenten

In der ayurvedischen Heilkunde wird eine Reihe von Pflanzen verwendet, die auch in modernen Laborexperimenten gegen Krebszellen getestet werden. Hierzu gehören Curcuma (➤ Kap. 2.19) und Ingwer (➤ Kap. 2.31).

Ergebnisse aus Studien am Menschen

Interessante Pflanzen aus dem Ayurveda sind Boswellia (➤ Kap. 2.70), Curcuma (➤ Kap. 2.19) oder Ingwer (➤ Kap. 2.31). Die Ergebnisse aus Studien werden in den entsprechenden Kapiteln beschrieben. Studien zum umfassenden Ansatz der ayurvedischen Medizin im Vergleich zur westlichen Medizin wurden bisher nicht veröffentlicht.

Wechselwirkungen mit der Tumortherapie

Heilpflanzen der ayurvedischen Medizin können Wechselwirkungen mit Krebsmedikamenten, Nebenwirkungsmedikamenten und anderen Medikamenten haben. Zuverlässige Daten fehlen.

Nebenwirkungen

Heilpflanzen können immer auch Nebenwirkungen haben. Auch hierzu ist wenig bekannt.

Warnhinweise

In den angebotenen Präparaten aus Indien finden sich häufig auch Beimengungen von Metallen und Mineralien, weshalb die ayurvedische Medizin in die Kritik geriet. Es wurden wiederholt hohe Dosen von Schwermetallen und Pestiziden gefunden.

Die eingreifenden Reinigungskuren (induziertes Erbrechen, Einläufe, Aderlässe etc.) können während einer Krebsbehandlung und bei geschwächten Patienten zu gefährlichen Krankheitszuständen führen.

Bewertung und Empfehlungen

Es gibt keine Studien, die die Wirkung eines umfassenden ayurvedischen Konzeptes bei Patientinnen und Patienten mit einer Krebserkrankung untersucht haben. Reinigungskuren können Patienten zusätzlich schwächen und damit die eigentliche Krebsbehandlung behindern. Eine ayurvedische Behandlung mit Heilpflanzen als Begleittherapie kann über Wechselwirkungen die Krebsbehandlung stören und deren Wirksamkeit abschwächen. Und nicht zuletzt können Nebenwirkungen der ayurvedischen Präparate wichtige Organe so schädigen, dass eine Krebsbehandlung unterbrochen werden muss.

Einzelne Anwendungen aus dem Ayurveda, v. a. Yoga (➤ Kap. 1.6.1), können zur Verbesserung einzelner Symptome und zu einer Steigerung der Lebensqualität beitragen. Dabei ist Yoga anderen Bewegungsformen nicht überlegen und ein eher meditatives Yoga ersetzt die körperliche Aktivität/den Sport nicht.

LITERATUR

https://www.stiftung-perspektiven.de/Wissensportal/ (letzter Zugriff 12.10.2023)

3.1.5 Anthroposophische Medizin

Was ist anthroposophische Medizin?

Die anthroposophische Philosophie teilt die Welt in vier Bereiche ein: Mineralien, Pflanzen, Tiere und Menschen. Pflanzen, Tieren und dem Menschen ist das Leben gemeinsam, nur den Tieren und dem Menschen die Seele und dem Menschen alleine der Geist vorbehalten.

Darüber hinaus betrachtet die Anthroposophie die Welt als ein Zusammenspiel verschiedener Leiber:

- Mineralien haben einen physischen Leib,
- Pflanzen zusätzlich einen Ätherleib,
- Tiere darüber hinaus einen Astralleib und
- dem Menschen allein kommt noch das Ich zu.

Gesundheit und Krankheit sind harmonische oder disharmonische Wechselwirkungen zwischen den Prozessen des **Körpers,** des **Lebens,** der **Seele** oder des **Geistes** des einzelnen Individuums. Damit kann eine Therapie auf vier Ebenen ansetzen.

Als Ursachen für eine Erkrankung werden Einflüsse aus dem Vorleben der Patientin und des Patienten angenommen. Die Anthroposophie geht also von einer Lehre der Wiedergeburten aus. Damit hat eine Krebserkrankung einen Grund in Handlungen und Fehlern, die der Patient angeblich in einem früheren Leben gemacht hat. Umgekehrt kann eine durchgemachte Erkrankung auch zu einer Höherentwicklung führen. Krankheiten haben aus dieser Sicht einen Sinn, der erkannt werden muss.

Die anthroposophische Therapie hält die üblichen Krebsbehandlungen für erforderlich, aber nicht ausreichend, da sie allein auf der materiellen Ebene angreifen. Die anderen

Ebenen werden aus anthroposophischer Sicht durch die spezifischen Ansätze der Anthroposophie behandelt. Hier steht die Verbesserung von Lebensfunktionen (z. B. durch die Misteltherapie ➢ Kap. 2.45, Pflanzenheilkunde, Homöopathie ➢ Kap. 3.1.1, Heileurhythmie, rhythmische Massagen und Einreibungen) im Vordergrund. Besondere Formen der Kunsttherapie und Psychotherapie unterscheiden sich deutlich von Ansätzen in der Psychoonkologie.

Während in der modernen Wissenschaft Erkenntnisse und medizinisches Wissen aus der Forschung nach den Regeln der evidenzbasierten Medizin entstehen, also wissenschaftlich auf Wirksamkeit, Nutzen und Risiken überprüft und ständig weiter entwickelt werden, geht die anthroposophische Medizin davon aus, dass das Erkennen durch anthroposophisch erfahrene Ärzte davon losgelöst und besser erfolgen kann.

3

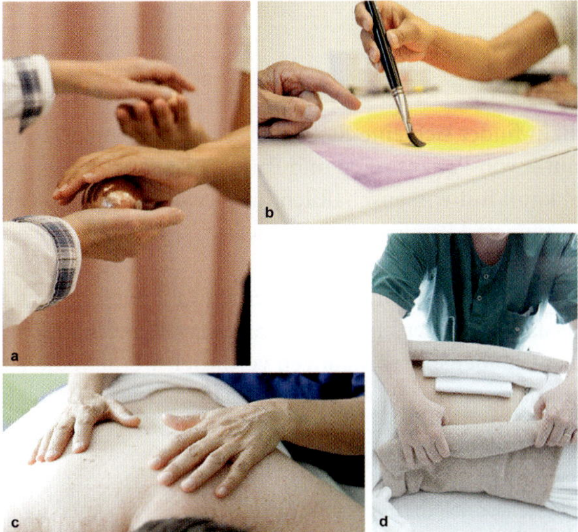

Bildquelle: [T978]

Ergebnisse aus Studien am Menschen

Patientinnen und Patienten mit Krebserkrankungen bekamen in mehreren Studien Kombinationen aus anthroposophischen Anwendungen. In allen diesen Studien berichteten die Patienten über Verbesserungen der Lebensqualität und der Symptome. Allerdings gibt es keinen Beweis, dass es die Art der anthroposophischen Anwendungen ist, die diese Verbesserung bewirkt hat, oder ob es die Zuwendung, die verschiedenen Aktivitäten und angenehmen Behandlungen sind. Keine dieser Studien hat die Ergebnisse mit einer Gruppe von Patienten verglichen, die ein ähnlich zuwendungsintensiven Therapieangebot ohne die Besonderheiten der Anthroposophie bekommen haben.

Wechselwirkungen mit der Tumortherapie

Beim Einsatz von pflanzlichen Wirkstoffen und der Misteltherapie (➢ Kap. 2.45) sind mögliche Wechselwirkungen zu beachten.

Nebenwirkungen

Nebenwirkungen der anthroposophischen Medizin können indirekt v. a. durch Schuldgefühle der Patienten eine Bedeutung erhalten, wenn ihnen gesagt wird, dass sie selber (evtl. in einem Vorleben) Fehler begangen haben und deshalb an Krebs erkrankt sind. Beim Einsatz von pflanzlichen Wirkstoffen und der Misteltherapie (➤ Kap. 2.45) sind Nebenwirkungen möglich.

Warnhinweise

Zu den Warnhinweisen der Misteltherapie ➤ Kap. 2.45.

Bewertung und Empfehlungen

In der anthroposophischen Medizin findet sich eine Reihe von Anwendungen, die auf die Verbesserung der Lebensqualität von Patientinnen und Patienten mit einer Krebserkrankung abzielen. Dieses Ziel kann mit wissenschaftlich fundierten Methoden der Naturheilkunde, der Pflanzenheilkunde und Psychoonkologie im Sinne einer integrativen Medizin mindestens genauso gut erreicht werden.

Wenn Patienten Methoden wie Heileurythmie oder Massagen und Einreibungen anwenden möchten, so spricht nichts dagegen. Allerdings sollte man sehr aufmerksam sein, wo über diese Anwendungen auch Glaubensüberzeugungen vermittelt werden, die zu persönlichen Schuldgefühlen und/oder einem Vertrauensverlust in die wissenschaftliche Medizin führen können.

LITERATUR

https://www.stiftung-perspektiven.de/Wissensportal/ (letzter Zugriff 12.10.2023)

1. Carlsson M, Arman M, Backman M, Flatters U, Hatschek T, Hamrin E. Evaluation of quality of life/life satisfaction in women with breast cancer in complementary and conventional care. Acta Oncologica. 2004; 43(1): 27–34.
2. Carlsson M, Arman M, Backman M, Flatters U, Hatschek T, Hamrin E. A five-year follow-up of quality of life in women with breast cancer in anthroposophic and conventional care. Evidence-Based Complementary and Alternative Medicine. 2006; 3(4): 523–531.
3. Carlsson M, Arman M, Backman M, Hamrin E. Perceived quality of life and coping for Swedish women with breast cancer who choose complementary medicine. Cancer Nursing. 2001; 24(5): 395–401.
4. Heusser P, Braun SB, Bertschy M, Burkhard R, Ziegler R, Helwig S et al. Palliative in-patient cancer treatment in an anthroposophic hospital: II. Quality of life during and after stationary treatment, and subjective treatment benefits. Complementary Medicine Research. 2006; 13(3): 156–166.
5. Jungi WF, Senn H-J, Heusser P. (1990). Die wissenschaftlichen und weltanschaulichen Grundlagen der anthroposophisch orientierten Medizin. Paper presented at the Krebs und Alternativmedizin II.
6. Kröz M, Fink M, Reif M, Grobbecker S, Zerm R, Quetz M et al. Multimodal therapy concept and aerobic training in breast cancer patients with chronic cancer-related fatigue. Integrative cancer therapies. 2013; 12(4): 301–311.
7. Kröz M, Reif M, Glinz A, Berger B, Nikolaou A, Zerm R et al. Impact of a combined multimodal-aerobic and multimodal intervention compared to standard aerobic treatment in breast cancer survivors with chronic cancer-related fatigue-results of a three-armed pragmatic trial in a comprehensive cohort design. BMC cancer. 2017; 17: 1–13.
8. Poier D, Büssing A, Rodrigues Recchia D, Beerenbrock Y, Reif M, Nikolaou A et al. Influence of a multimodal and multimodal-aerobic therapy concept on health-related quality of life in breast cancer survivors. Integrative cancer therapies. 2019; 18: 1534735418820447.

3.2 Weitere Methoden

3.2.1 Hyperthermie

Was ist Hyperthermie?

Wärme bei Tumorerkrankungen wird seit Jahrzehnten in unterschiedlicher Form eingesetzt. Alle diese Verfahren werden als Hyperthermie bezeichnet, obwohl es sich um sehr unterschiedliche Verfahren handelt. Bei der Beurteilung ihrer Wirksamkeit muss deshalb sehr genau benannt werden, von welchem Hyperthermie-Verfahren gerade gesprochen wird.

Evidenzbasierte Hyperthermie In der Krebstherapie wird Hyperthermie mit hohen Temperaturen zur direkten Abtötung von Krebszellen eingesetzt. Dabei kann die Hitze über verschiedene Techniken erzeugt und in den Körper gebracht werden. Da hohe Temperaturen auch für gesunde Zellen schädlich sind, ist eine möglichst genaue Platzierung wichtig, z. B. über einen Katheter, der über Blutgefäße bis zum Tumor geschoben wird. Dies hat nichts mit komplementärer oder alternativer Medizin zu tun und wird deshalb in diesem Kapitel nicht besprochen.

Eine weitere evidenzbasierte Methode verwendet Temperaturen um die 41–42 °Celsius. Dies kann in speziellen Situationen mancher Krebserkrankungen die Wirkungen einer Chemo- oder Strahlentherapie verstärken. Das bedeutet, dass es insgesamt nur sehr wenige Patientinnen und Patienten gibt, bei denen diese Hyperthermie infrage kommt. Deshalb gibt es nur wenige Zentren in Deutschland, die diese Therapien durchführen. Die Anforderungen an eine den wissenschaftlichen Standards entsprechende Hyperthermie wurden international genau definiert und die deutsche Interdisziplinäre Arbeitsgruppe Hyperthermie (IAH) an der Uniklinik in München hat sie veröffentlicht. Eine essentielle Voraussetzung ist die regelmäßige Messung der erreichten Temperatur im Tumor.

Alternative Hyperthermie-Formen

Die im folgenden besprochenen Hyperthermie-Formen bezeichnen wir als alternative Hyperthermie-Formen. Sie haben gemeinsam, dass sie die wissenschaftlichen Standards nicht erfüllen, entweder, weil keine entsprechende Temperatur angestrebt wird oder weil bisher Nachweise der erreichten Temperaturen und eine Sicherstellung einer Temperaturmessung direkt im Tumor nicht erfolgt sind. Ebenfalls als alternative Hyperthermie-Form werden Methoden betrachtet, für die es keine Nachweise eines Nutzens für Patienten gibt.

Ganzkörper- und regionale Hyperthermie Zur alternativen Hyperthermie gehören die Ganzkörperhyperthermie, bei der der gesamte Körper erwärmt wird, und die regionale Hyperthermie, bei der nur ein Körperteil erwärmt wird. Bei der Ganzkörperhyperthermie gibt es die moderate Ganzkörperhyperthermie mit Temperaturen um ca. 39 °Celsius und die Ganzkörperhyperthermie mit Temperaturen um die 41–42 °Celsius. Bei der regionalen Hyperthermie gehört die sogenannte Elektro- oder Oncothermie zur alternativen Hyperthermie.

Fiebertherapie Die älteste Variante der Ganzkörperhyperthermie ist die Fiebertherapie, bei der den Patienten Bakterien oder Bakterienbestandteile gespritzt werden, um Fieber auszulösen. Modernere Verfahren der Ganzkörperhyperthermie nutzen Infrarotstrahler oder ein Wasserbad zur Erwärmung des gesamten Körpers bei der moderaten Ganzkörperhyperthermie. Höhere Temperaturen können durch einen Anschluss des Blutkreislaufes des Patienten an eine Art Dialysemaschine erreicht werden, die das Blut erwärmt und wieder in den Körper zurückleitet.

Elektrohyperthermie Bei der Elektrohyperthermie (Oncothermie) soll durch ein elektrisches Feld im Körperinneren regional Wärme entstehen. Zu erkennen sind die Geräte an einer Liege, auf der der Patient liegt. Unter der Liege ist die eine Elektrode, während die andere, kleinere, an einem beweglichen Arm über der Zielregion im Körper positioniert wird. Bisher gibt es zwei Studien, die eine Temperaturmessung im Zielgebiet berichten. Hier wurde keine ausreichende Wärmeentwicklung gemessen. Die Geräte zeigen oft eine Temperatur an, die aber nicht im Körper des Patienten gemessen wird. Einige Anbieter dieser Methoden behaupten, dass durch das elektrische Feld in der Krebszelle die erforderliche Wärme entsteht oder dass es sich auch um andere Effekte des Feldes handelt.

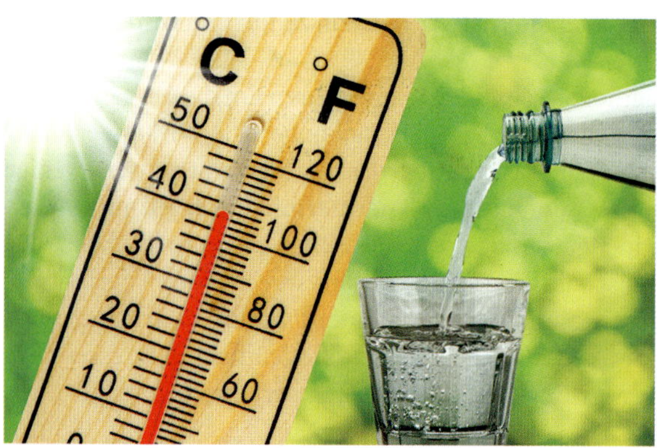

Bildquelle: [J787]

Ergebnisse aus Laborexperimenten

Die Erwärmung von Krebszellen führt zu einem sogenannten Hitzestress, der sie empfindlicher macht gegenüber Chemo- und Strahlentherapie. Sog. Hitzeschockproteine werden freigesetzt. Diese aktivieren das Immunsystem gegen die durch die Temperatur veränderten Krebszellen.

Ob dies auch durch die Methoden der alternativen Hyperthermie, insbesondere die Oncothermie, erreicht wird, ist unklar.

Ergebnisse aus Studien am Menschen

Von den Anwendern der alternativen Hyperthermie-Verfahren wurden über 50 Studien mit insgesamt 2.000 Patientinnen und Patienten veröffentlicht. Alle diese Studien weisen – teilweise sogar erhebliche – Mängel auf. Weder für die Ganzkörperhyperthermie noch für die Elektrohyperthermie gibt es Belege für eine Verbesserung des Überlebens oder der Lebensqualität von Patienten mit einer Krebserkrankung.

Wechselwirkungen mit der Tumortherapie

Eine intensive Ganzkörperhyperthermie kann durch die Herz-Kreislauf- und Organbelastung zu einer Verstärkung der Nebenwirkungen der Krebstherapie führen, z. B. zu einer Nierenschädigung.

Nebenwirkungen

Hyperthermie kann grundsätzlich Gewebe schädigen. Eine Ganzkörperhyperthermie kann zu Flüssigkeitsverlusten, Austrocknung und schweren Verschiebungen der Körpersalze im Blut führen. In ersten wissenschaftlichen Studien mit Ganzkörperhyperthermie bei 41–42 °Celsius kam es zu Nervenschäden und einer Auflösung von Zellen in den Muskeln und damit Zerstörung der Muskeln (Rhabdomyolyse), zu schweren Blutgerinnselbildungen in Blutgefäßen und danach Blutgerinnungsstörungen, einer Nieren- und Leberschädigung, Übelkeit und Erbrechen, Durchfall, Blutdruckabfall, Herzrhythmusstörungen, Hirnfunktionsstörungen, Krampfanfällen und Atemversagen.

Unter oder nach Elektrohyperthermie wurden in Studien lokale Schmerzen, Hautverbrennungen, neurologische Symptome und ein erhöhter Druck im Gehirn festgestellt. Elektrohyperthermie kann in einem Strahlenfeld zu Hautschäden führen.

Warnhinweise

Eine Ganzkörperhyperthermie bei Temperaturen von 41–42 °Celsius kann zu lebensgefährlichen Folgen führen.

Bewertung und Empfehlungen

Es gibt weder für die Elektrohyperthermie noch für die Ganzkörperhyperthermie (moderat oder bei 42 °Celsius) Wirksamkeitsnachweise aus gut gemachten Studien. Bei fehlendem Nutzen und möglichen Schäden sind diese Behandlungsformen nicht zu empfehlen. Interessierte Patientinnen und Patienten sollten sich in einem der Zentren beraten lassen, die sich den Empfehlungen der Fachgesellschaften ESHO (European Society of Hyperthermic Oncology) verpflichtet haben und wissenschaftlich erprobte Methoden der Hyperthermie anwenden.

LITERATUR

https://www.stiftung-perspektiven.de/Wissensportal/ (letzter Zugriff 12.10.2023)

Patientenleitlinie Komplementärmedizin in der Behandlung von onkologischen Patienten, https://www.leitlinienprogramm-onkologie.de/patientenleitlinien/komplementaermedizin (letzter Zugriff 19.02.24) https://www.lmu-klinikum.de/innere-medizin-3/patientenportal/querschnittsbereiche/hyperthermie/f5c8f793ceff7f67 (letzter Zugriff 12.10.2023)

1. Atmaca A, Al-Batran S-E, Neumann A, Kolassa Y, Jäger D, Knuth A et al. Whole-body hyperthermia (WBH) in combination with carboplatin in patients with recurrent ovarian cancer – A phase II study. Gynecologic oncology. 2009; 112(2): 384–388.
2. Barlogie B, Corry P, Yip E, Lippman L, Johnston D, Khalil K et al. Total-body hyperthermia with and without chemotherapy for advanced human neoplasms. Cancer research. 1979; 39(5): 1481–1489.
3. Gerad H, Van Echo DA, Whitacre M, Ashman M, Helrich M, Foy J et al. Doxorubicin, cyclophosphamide, and whole body hyperthermia for treatment of advanced soft tissue sarcoma. Cancer. 1984; 53(12): 2585–2591.
4. Gerke P, Filejski W, Robins HI, Wiedemann GJ, Steinhoff J. Nephrotoxicity of ifosfamide, carboplatin and etoposide (ICE) alone or combined with extracorporeal or radiant-heat-induced whole-body hyperthermia. Journal of cancer research and clinical oncology. 2000; 126: 173–177.
5. Hegewisch-Becker S, Gruber Y, Corovic A, Pichlmeier U, Atanackovic D, Nierhaus A et al. Whole-body hyperthermia (41.8 C) combined with bimonthly oxaliplatin, high-dose leucovorin and 5-fluorouracil 48-hour continuous infusion in pretreated metastatic colorectal cancer: a phase II study. Annals of oncology. 2002; 13(8): 1197–1204.
6. Katschinski DM, Wiedemann GJ, Mentzel M, Mulkerin DL, Touhidi R, Robins HI. Optimization of chemotherapy administration for clinical 41.8 C whole body hyperthermia. Cancer letters. 1997; 115(2): 195–199.
7. Koga S, Maeta M, Shimizu N, Osaki Y, Hamazoe R, Oda M et al. Clinical effects of total-body hyperthermia combined with anticancer chemotherapy for far-advanced gastrointestinal cancer. Cancer. 1985; 55(8): 1641–1647.
8. Kraybill W, Olenki T, Evans S, Ostberg J, O'Leary K, Gibbs J et al. A phase I study of fever-range whole body hyperthermia (FR-WBH) in patients with advanced solid tumours: correlation with mouse models. International journal of hyperthermia. 2002; 18(3): 253–266.
9. Lee Y, Kim S, Cha H, Han JH, Choi HJ, Go E et al. Long-Term Feasibility of 13.56 MHz Modulated Electro-Hyperthermia-Based Preoperative Thermoradiochemotherapy in Locally Advanced Rectal Cancer. Cancers. 2022; 14(5): 1271.
10. Liebl CM, Kutschan S, Dörfler J, Käsmann L, Hübner J. Systematic review about complementary medical hyperthermia in oncology. Clinical and Experimental Medicine. 2022; 22(4): 519–565.
11. Locker GJ, Fuchs E-M, Worel N, Bojic A, Heinrich G, Brodowicz T et al. Whole body hyperthermia by extracorporeal circulation in spontaneously breathing sarcoma patients: hemodynamics and oxygen metabolism. The International Journal of Artificial Organs. 2011; 34(11): 1085–1094.
12. Pereira Arias A, Wester J, Blankendaal M, Schilthuis M, Kuijper E, Rademaker B et al. Multiple organ dysfunction syndrome induced by whole body hyperthermia and polychemotherapy in a patient with disseminated leiomyosarcoma of the uterus. Intensive care medicine. 1999; 25: 1013–1016.
13. Richel O, Vörding PZVS, Rietbroek R, Vander Velden J, Van Dijk J, Schilthuis M et al. Phase II study of carboplatin and whole body hyperthermia (WBH) in recurrent and metastatic cervical cancer. Gynecologic oncology. 2004; 95(3): 680–685.
14. Wiedemann G, Robins H, Gutsche S, Mentzel M, Deeken M, Katschinski D et al. Ifosfamide, carboplatin and etoposide (ICE) combined with 41.8 C whole body hyperthermia in patients with refractory sarcoma. European Journal of Cancer. 1996; 32(5): 888–892.
15. Wiedemann GJ, d'Oleire F, Knop E, Eleftheriadis S, Bucsky P, Feddersen S et al. Ifosfamide and carboplatin combined with 41.8 C whole-body hyperthermia in patients with refractory sarcoma and malignant teratoma. Cancer research. 1994; 54(20): 5346–5350.
16. Wismeth C, Dudel C, Pascher C, Ramm P, Pietsch T, Hirschmann B et al. Transcranial electro-hyperthermia combined with alkylating chemotherapy in patients with relapsed high-grade gliomas: phase I clinical results. Journal of neuro-oncology. 2010; 98: 395–405.
17. Worel N, Knöbl P, Karanikas G, Fuchs E-M, Bojic A, Brodowicz T et al. Hepatic dysfunction contributes to coagulation disturbances in patients undergoing whole body hyperthermia by use of extracorporeal circulation. The International Journal of Artificial Organs. 2014; 37(9): 715–726.
18. Yoo HJ, Lim MC, Seo S-S, Kang S, Joo J, Park S-Y. Phase I/II clinical trial of modulated electro-hyperthermia treatment in patients with relapsed, refractory or progressive heavily treated ovarian cancer. Japanese Journal of Clinical Oncology. 2019; 49(9): 832–838.

3.2.2 Sauerstoff- und Ozontherapie, Eigenbluttherapie

Was sind Sauerstoff- und Ozontherapie oder Eigenbluttherapie?

Hierbei handelt es sich um verschiedene Therapieformen. In der einfachsten Form der **Sauerstofftherapie** erhalten die Patientinnen und Patienten sauerstoffangereicherte Luft bzw. Sauerstoff zum Einatmen.

Bei der **Eigenbluttherapie** wird dem Patienten Blut abgenommen und dieses, gegebenenfalls nach einer Bearbeitung, in die Vene oder in einen Muskel zurück injiziert. Weit verbreitet ist die Anreicherung mit **Sauerstoff oder Ozon.** Zum Teil erfolgt auch eine zusätzliche UV-Bestrahlung des Blutes.

3

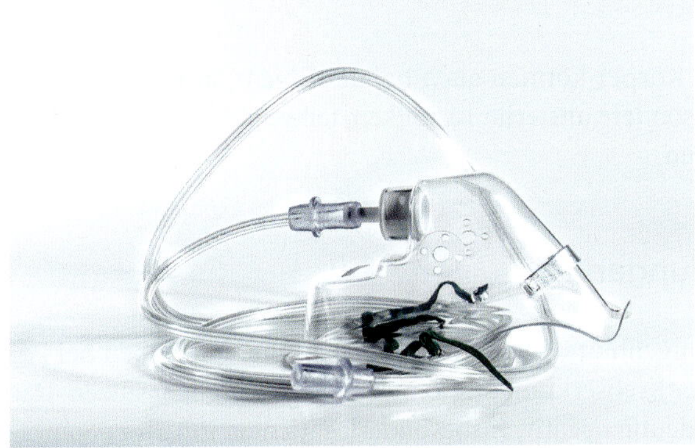

Bildquelle: [J787-181]

Ergebnisse aus Laborexperimenten

Es gibt keine Laborexperimente zur Sauerstoff- und Ozontherapie.

Ergebnisse aus Studien am Menschen

Für die angeblichen Wirkungen der Sauerstoff- oder Ozontherapie sowie der Eigenbluttherapie bei Krebs gibt es keine wissenschaftlichen Beweise.

Das Blut transportiert bei einem Menschen mit gesunder Lunge die maximale Menge Sauerstoff bei ganz normaler Atmung – eine Anreicherung des Blutes führt zu keinem Anstieg des Sauerstoffs, der eine zusätzliche Wirkung hat.

Nebenwirkungen

Injektionen größerer Mengen Ozon oder auch die Injektion von größeren Blutmengen in Venen, Arterien oder Muskeln können zu teilweise sogar lebensbedrohlichen Nebenwirkungen führen. So kann die Injektion eines Gases in Blutgefäße zu einer Lungenembolie und einem Kreislaufkollaps führen. Injektionen in Muskeln bergen das Risiko von Entzündungen und Abszessen. Arbeitet der Therapeut nicht absolut steril, so ist die Übertragung von Krankheiten möglich, wie z. B. einer Leberentzündung durch Viren.

Wird Ozon in eine Flüssigkeit gebracht, so zerfällt es biochemisch in ein Sauerstoffmolekül und ein Sauerstoffradikal, welches Oxidationsreaktionen auslöst. Oxidationen können die körpereigenen Eiweiß- und Fettbausteine schädigen und werden u. a. für die Entstehung von Krebs, aber auch von Stoffwechselerkrankungen und Arterienverkalkung verantwortlich gemacht. Die Vertreter der Ozontherapie behaupten, dass durch eine geeignete Dosierung im Körper eine Gegenregulation und Stärkung der antioxidativen Kräfte erfolgt. Dies ist aber bisher nicht bewiesen worden. Ozon gehört in der Atemluft zu den schädlichen Substanzen.

Warnhinweise

Wie bei allen Eingriffen in den Körper können auch bei der Eigenbluttherapie durch unsachgemäßes Vorgehen, insbesondere unsterile Techniken, teilweise lebensbedrohliche Folgen für den Patienten entstehen.

Bewertung und Empfehlungen

Die verschiedenen Formen der Eigenblut-, Sauerstoff- und Ozontherapie haben bei Patientinnen und Patienten mit einer Krebserkrankung keinen nachgewiesenen Nutzen. Das Nutzen-Risiko-Verhältnis ist eindeutig negativ. Insbesondere Patienten mit einer Schwächung des Immunsystems haben ein erhöhtes Risiko für schwere Folgen wie Infektionen bei einer unsterilen Handhabung.

Ein gesunder Spaziergang, insbesondere in der Natur, bringt viel mehr Sauerstoff auf gesundem Weg in den Körper, kräftigt Muskel und das Herz-Kreislauf-System.

LITERATUR

https://www.stiftung-perspektiven.de/Wissensportal/ (letzter Zugriff 12.10.2023)

3.2.3 Energieheilung (Reiki, Heilende Hände)

Was sind Verfahren der sog. Energieheilung?

In der Energietherapie wird der Körper als ein Energiefeld betrachtet, das von Lebenskraft gefüllt ist. Gesundheit soll demnach durch einen freien, ausgeglichenen Fluss dieser Kräfte, Krankheit durch Störungen und Blockaden des Flusses entstehen.

Das Grundprinzip aller Formen der Energieheilung ist, dass ausgebildete Therapeutinnen und Therapeuten angeblich Energie auf die Patientin und den Patienten übertragen bzw. diese beim Betreffenden bündeln können. Diese Energiearbeit erfolgt z. B. durch Berührung in unterschiedlich langen Sitzungen. Die Berührung kann direkt erfolgen, zum Teil bleibt aber ein Abstand zwischen der Hand des Therapeuten und dem Patienten. Auch Behandlungen aus der Ferne werden angeboten.

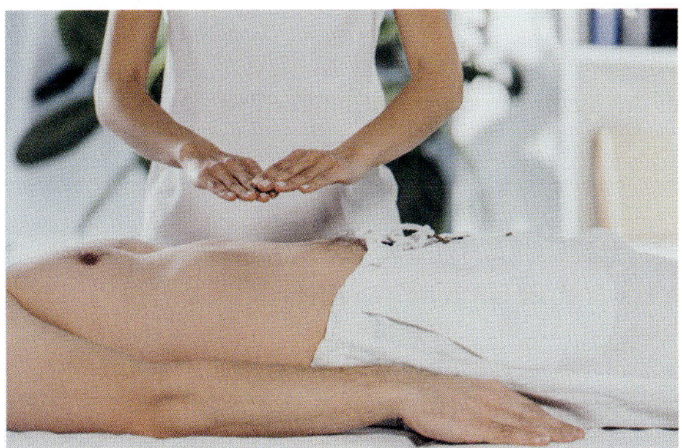

Bildquelle: [J787]

Ergebnisse aus Laborexperimenten

Präklinische Untersuchungen zu diesen Therapieansätzen sind aufgrund des Wirkmechanismus nicht hilfreich.

Ergebnisse aus Studien am Menschen

Es gibt mehrere Studien zu unterschiedlichen Formen der Energieheilung, die die Wirkung auf Symptome von Patienten mit Tumorerkrankungen untersuchten. Die meisten dieser Studien berichten eine kurzzeitige Verbesserung von subjektiv empfundenen Symptomen wie Erschöpfung, Schmerzen oder Übelkeit. Allerdings beweist keine dieser Studien eine Wirkung über den Placebo-Effekt hinaus.

Das „Handauflegen" hat eine starke psychische Wirkung. Die Therapeutin oder der Therapeut signalisiert Empathie, Zeit für den Patienten und diese Zuwendung allein kann die Verbesserung erklären. In einer Studie erhielten die Patienten im Kontrollarm der Studie eine leichte Massage, also auch eine Zuwendung. In dieser Studie hatte Energieheilung keinen Vorteil gegenüber der Massage. Bei einigen gemessenen Werten zeigte sich sogar ein schlechteres Abschneiden der Energietherapie.

Wechselwirkungen mit der Tumortherapie

Es gibt keine Wechselwirkungen mit Medikamenten.

Nebenwirkungen

Nebenwirkungen sind nicht bekannt.

Dosierung

Angaben zu Häufigkeit und Dauer der Sitzungen sind sehr unterschiedlich.

Warnhinweise

Energiemedizin ist keinesfalls ein Ersatz einer notwendigen Krebstherapie.

Bewertung und Empfehlungen

Wenn Patientinnen und Patienten berichten, dass es ihnen nach einer Energietherapie besser geht, dann handelt es sich um einen Placebo-Effekt. Eine eigenständige Wirkung der Energietherapie konnte bisher nicht nachgewiesen werden.

Allerdings kann eine solche Energietherapie für Patienten sehr eindrucksvoll sein. Sie geht deshalb mit dem Risiko einher, dass Patienten auf wirkungsvolle Behandlungen der Krebserkrankungen oder der Nebenwirkungen der Krebstherapie verzichten.

LITERATUR

https://www.stiftung-perspektiven.de/Wissensportal/ (letzter Zugriff 12.10.2023)

Patientenleitlinie Komplementärmedizin in der Behandlung von onkologischen Patienten, https://www.leitlinienprogramm-onkologie.de/patientenleitlinien/komplementaermedizin (letzter Zugriff 19.02.24)

1. Gentile D, Boselli D, Yaguda S, Greiner R, Bailey-Dorton C. Pain Improvement After Healing Touch and Massage in Breast Cancer: an Observational Retrospective Study. International journal of therapeutic massage & bodywork. 2021; 14(1): 12.
2. Karaman S, Tan M. Effect of Reiki therapy on Quality of Life and fatigue levels of breast cancer patients receiving chemotherapy. Cancer Nursing. 2021; 44(6): E652-E658.
3. Pedersen CG, Johannessen H, Hjelmborg JV, Zachariae R. Effectiveness of energy healing on Quality of Life: a pragmatic intervention trial in colorectal cancer patients. Complementary therapies in medicine. 2014; 22(3): 463–472.
4. Post-White J, Kinney ME, Savik K, Gau JB, Wilcox C, Lerner I. Therapeutic massage and healing touch improve symptoms in cancer. Integrative cancer therapies. 2003; 2(4): 332–344.

KAPITEL

4

Was kann ich selbst tun bei Nebenwirkungen von Krebstherapien und -folgeerscheinungen?

4.1 Appetitlosigkeit

Zur Appetitanregung werden in der klassischen Pflanzenheilkunde sogenannte Bittermittel verwendet. Ein typisches unterstützendes Medikament ist **Enzian** in Form eines Extraktes oder einer Tinktur. **Bitterstoffe** wirken verdauungsfördernd, die Sekretion von Speichel und Magensaft wird verbessert. Gleichzeitig wird die Motorik im Magen-Darm-Trakt erhöht, was auch einen leichten Effekt gegen Übelkeit hat. Sie sollten darauf achten, dass der Extrakt keinen Alkohol enthält.

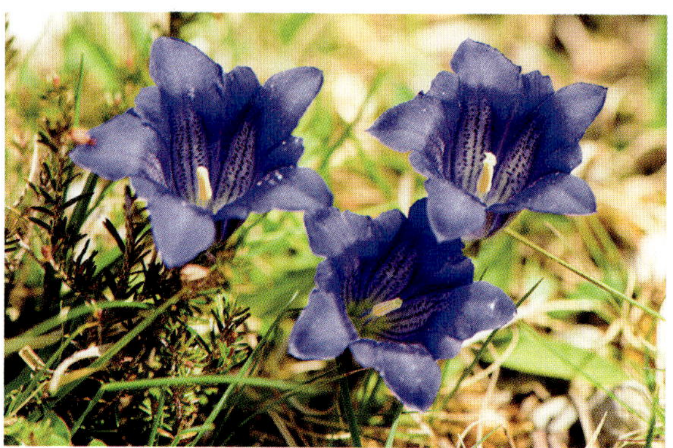

Bildquelle: [J787]

4.2 Blähungen (Meteorismus)

Schon aus der Kinderheilkunde ist bekannt, dass **Fenchel** gegen Verdauungsstörungen und Völlegefühl hilft. Der Fenchelsamen muss kurz vor dem Aufbrühen grob zerstoßen werden. Beliebt ist auch die Kombination mit **Anis** und **Kümmel** als Teezubereitung, wobei zu beachten ist, dass einige Patienten Kümmel nicht vertragen. Diese Tees können in der Selbstanwendung ohne Einschränkungen verwendet werden.

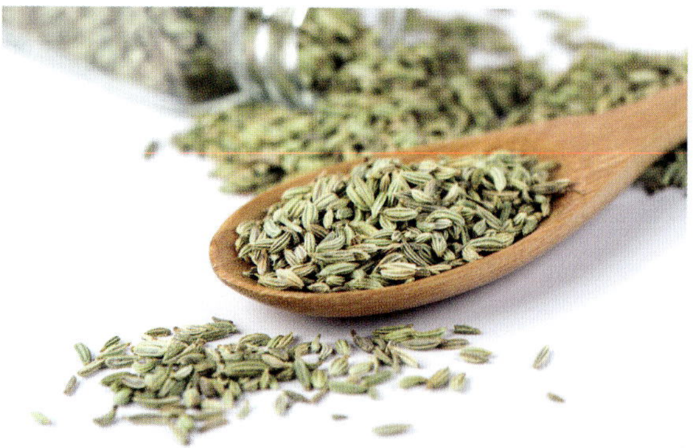

Bildquelle: [J787]

4.3 Blasenentzündung (Zystitis)

Während einer Strahlentherapie des Beckens entwickelt sich häufig eine Harnblasenentzündung. Obwohl **Cranberrys** gegen normale Harnblasenentzündungen hilfreich sind, scheinen sie bei einer Entzündung durch Bestrahlung nicht zu helfen. Wichtig ist es, viel zu trinken und die Harnblase regelmäßig zu entleeren.

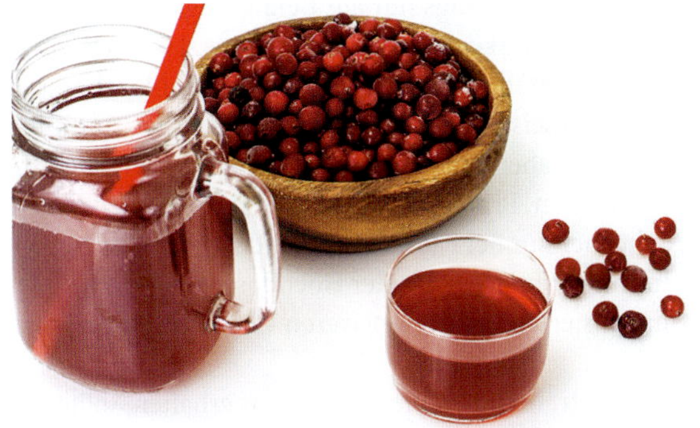

Bildquelle: [J787]

4.4 Depression

Das klassische pflanzenheilkundliche Mittel gegen Depression ist **Johanniskraut.** Viele Patientinnen und Patienten wenden es in der Selbstmedikation an. Johanniskraut ist bekannt für seine Wechselwirkungen mit anderen Medikamenten und sollte deshalb nur nach Abstimmung mit der Ärztin oder dem Arzt eingenommen werden.

In Johanniskraut-Präparaten gibt es zwei unterschiedliche Inhaltsstoffe (Hyperforin und Hypericin). Für die Wechselwirkungen ist hauptsächlich das Hyperforin verantwortlich. Deshalb kann in Absprache mit Ärzten und vielleicht einer guten Beratung durch den Apotheker ein hyperforinarmes Präparat ausgewählt werden, wenn gleichzeitig auch andere Medikamente eingenommen werden müssen.

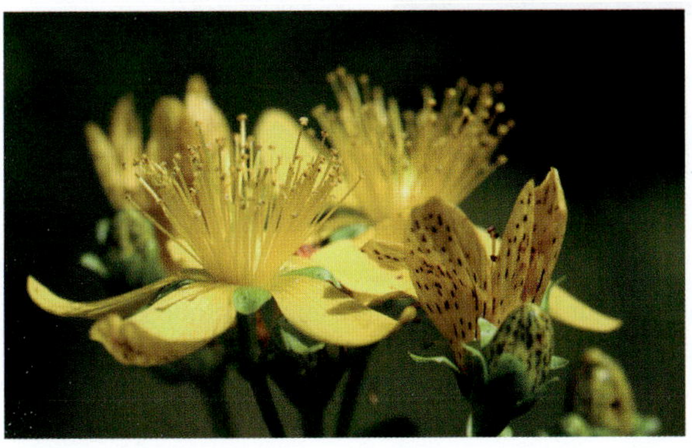

Bildquelle: [P1023]

4.5 Durchfall (Diarrhö)

Zur Behandlung von Durchfall stehen verschiedene Pflanzen zur Verfügung. Für die Selbstanwendung eignen sich getrocknete **Heidelbeeren,** die als konzentrierte wässrige Abkochung selbst zubereitet werden können. Auch Heidelbeertee oder Heidelbeersaft können verwendet werden. Wer es mag, kann getrocknete Heidelbeeren kauen. Im Gegensatz dazu wirken frische Beeren abführend. **Schwarze Johannisbeeren** haben ähnliche Wirkungen.

Eine weitere Substanz ist das **Opium,** dass allerdings nur auf Betäubungsmittelverordnung durch den Arzt erhältlich ist und bei sehr starken Durchfällen eingesetzt werden kann.

Probiotika (➤ Kap. 2.50) können Durchfälle unter Chemo- oder Strahlentherapie vermindern. Dabei wurden in den Studien meistens Kapseln mit Laktobazillen und Bifidobakterien eingesetzt. Wahrscheinlich sind aber auch natürliche Probiotika wie Joghurt und andere vergorene Milchprodukte wirksam. Probiotika können in sehr seltenen Fällen Infektionen auslösen. Ein Risiko besteht aber nur bei Patientinnen und Patienten mit einer besonders starken Schwächung des Immunsystems nach einer Hochdosis-Chemotherapie. Für alle anderen Patienten mit normal dosierten auch intensiveren Chemotherapien sind dagegen Probiotika ungefährlich.

Bei Patienten mit Selenmangel, die eine Strahlentherapie des Beckens erhalten, sollte der Mangel mit einem **Selen-Präparat** ausgeglichen werden (➤ Kap. 2.55), um die Durchfälle zu vermindern. Eine Studie hat gezeigt, dass durch den Ausgleich des Selenspiegels nur die gesunde Darmschleimhaut geschützt wird, nicht aber die Krebszellen. Selen sollte aber nur bei nachgewiesenem Mangel eingenommen werden, da ein Zuviel nicht gut ist.

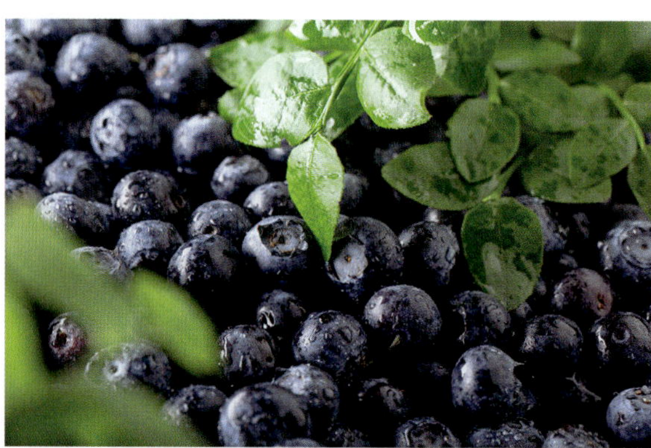

Bildquelle: [J787]

4.6 Entzündung der Schleimhaut im Enddarm (Proktitis)

Durch eine Bestrahlung werden nicht nur bösartige, sondern auch gesunde Zellen angegriffen, wenn sie im Strahlenfeld liegen. So kann es bei Bestrahlungen im Beckenbereich zu Entzündungen der Schleimhaut im Enddarm (Rektum) kommen. Eine Verbesserung der Symptome kann durch eine Creme mit **Aloe vera** erreicht werden (➤ Kap. 2.1).

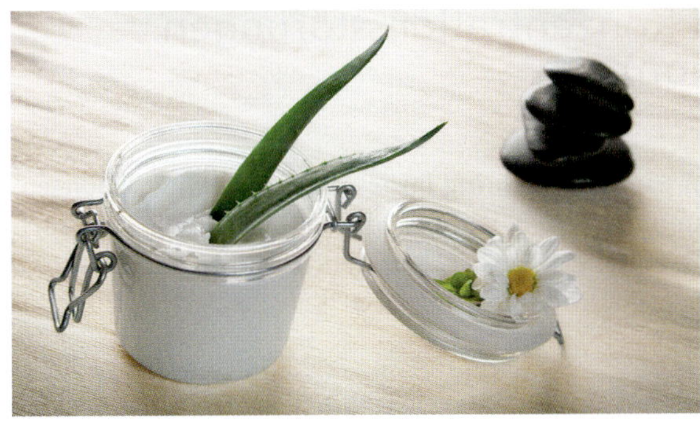

Bildquelle: [J787-182]

4.7 Erschöpfung (Fatigue)

Die beste Hilfe gegen Erschöpfung ist langsam ansteigendes **Training** und **Bewegung** (➤ Kap. 1.6). Am besten ist ein Mix aus Ausdauer und Muskelkräftigung. Hilfreich ist es auch, sich den Tag und die Arbeit gut einzuteilen und mit den Kräften zu haushalten.

In der Naturheilkunde wurden verschiedene Therapien gegen Fatigue getestet. Sogenannte **Mind-Body-Therapien** wie Yoga (➤ Kap. 1.6.1), Tai Chi und Qigong (➤ Kap. 1.6.2) zeigen in manchen Studien eine positive Wirkung. Aber es ist nicht ganz klar, ob es auf die konkrete Trainingsform ankommt oder ob die Wirkung in einer gemeinsamen Übung von Körper, Seele und Geist besteht. Patientinnen und Patienten, die eine dieser Bewegungsformen gern machen, können gern probieren, ob dies auch gegen Fatigue hilft.

In mehreren Studien wurde asiatischer bzw. amerikanischer **Ginseng** untersucht (➤ Kap. 2.23). Ginseng scheint eine positive Wirkung bei Fatigue zu haben. Allerdings sollten Patientinnen und Patienten zweierlei beachten:

1. Ginseng ist ein sogenanntes Phytoöstrogen. Es sollte deshalb nicht bei Frauen mit hormonabhängigem Brustkrebs angewendet werden.
2. Ginseng muss ausreichend hoch dosiert werden. In den Studien werden Dosierungen von mindestens 1.000–2.000 mg eingesetzt. Leider sind die meisten Präparate in Deutschland sehr niedrig dosiert. In ausreichender Dosis eingenommen ist Ginseng relativ teuer.

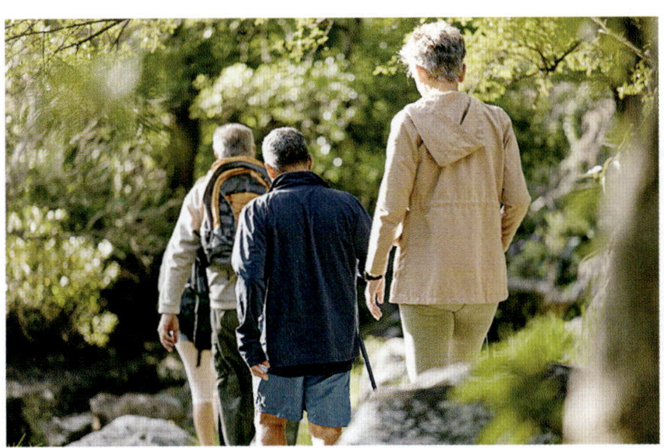

Bildquelle: [J787-183]

4.8 Gedächtnis- und Konzentrationsstörungen (kognitive Dysfunktion)

Aus der Alternsforschung wissen wir, dass **Training** insbesondere auch hier Übungen, die Körper, Seele und Geist zusammenbringen, wie z. B. Singen, Musizieren, aber auch Bewegungsübungen und Sport (➤ Kap. 1.6), insbesondere auch **Tanzen** hilfreich sind. Untersuchungen zu **Ginkgo**-Extrakt sind widersprüchlich (➤ Kap. 2.22).

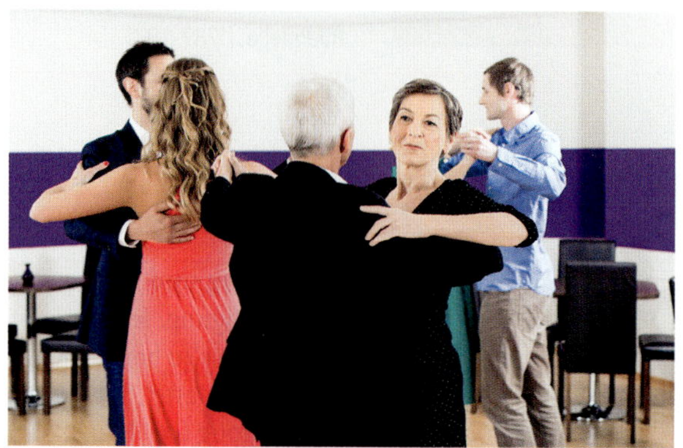

Bildquelle: [J787-184]

4.9 Gewichtsverlust (Kachexie)

In mehreren Studien konnte gezeigt werden, dass **Omega-3-Fettsäuren** (➤ Kap. 2.48) vor einem Gewichtsverlust schützen können. Insbesondere helfen sie, möglicherweise den Muskelmassenverlust zu vermeiden. Das Wichtigste ist eine frühzeitig einsetzende **Ernährungsberatung** (➤ Kap. 1.7.2).

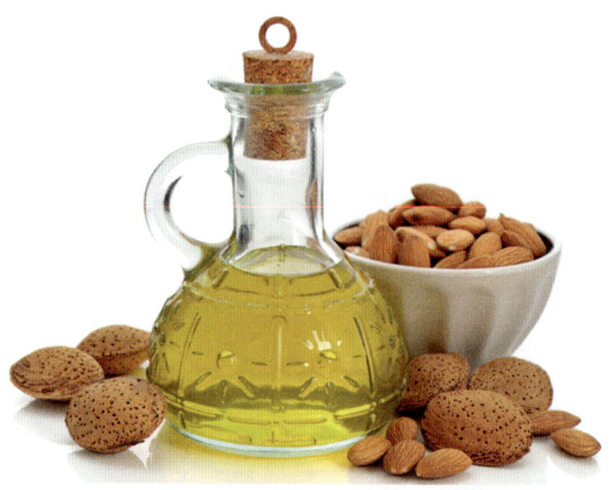

Bildquelle: [J787-161]

4.10 Hand-Fuß-Syndrom

Ein Hand-Fuß-Syndrom entwickelt sich bei einer Behandlung mit manchen Krebsmedikamenten. Hierzu gehört unter anderem Capecitabin. Die Haut der Handinnenflächen und Fußsohlen wird empfindlich, kann sich entzünden und teilweise bilden sich Blasen. Manchmal sind auch die Nagelfalze betroffen. Dies kann für Patientinnen und Patienten sehr schmerzhaft und behindernd sein. Wichtig ist die richtige Hautpflege. Hier werden insbesondere fetthaltige Salben mit hoch dosiertem **Harnstoff.**

B-Vitamine, insbesondere das Vitamin B6 helfen nicht. Eine erste Studie mit einem Gel mit **Mariendistel** zeigt eine schützende Wirkung (➤ Kap. 2.56).

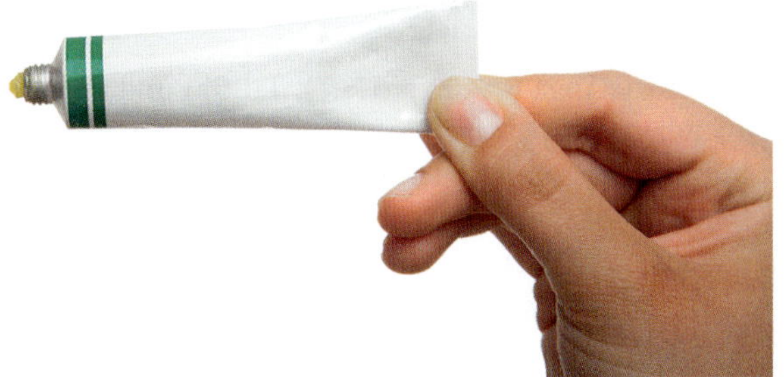

Bildquelle: [J787-171]

4

4.11 Hautschädigung während einer Strahlentherapie (Radiodermatitis)

Die Schädigung der Haut durch Strahlentherapie ist heute mit modernen Bestrahlungsmethoden sehr viel geringer als noch vor einigen Jahren. Viele Patientinnen und Patienten haben praktisch gar keine Hautveränderungen mehr.

Ob Gels bzw. Salben mit **Aloe vera** (➤ Kap. 2.1) hilfreich sind, ist umstritten. Auch existieren widersprüchliche Daten zu **Curcumin** (➤ Kap. 2.19). Kleine Studien haben gezeigt, dass sich Gel mit **Silymarin** (➤ Kap. 2.56) günstig auf eine strahlenbedingte Hautschädigung auswirken kann.

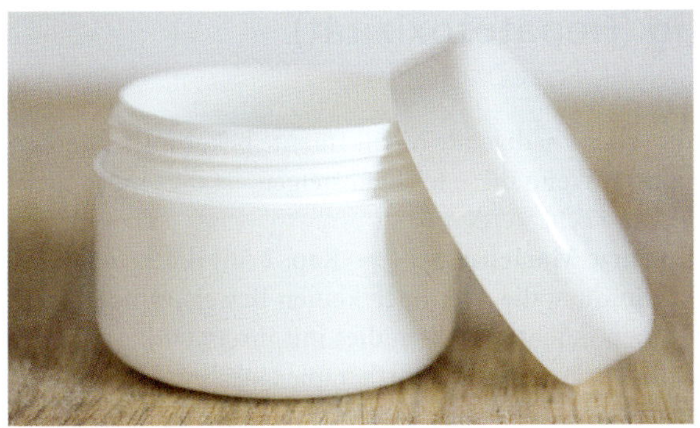

Bildquelle: [J787-186]

4.12 Hitzewallungen

Die wichtigste Methode, um Hitzewallungen zu verbessern, ist **körperliche Aktivität** (➤ Kap. 1.6). In Europa wird häufig **Traubensilberkerze** bei Wechseljahresbeschwerden von Frauen eingesetzt (➤ Kap. 2.60). Sie ist bei Patientinnen mit hormonabhängigem Brustkrebs sicher, denn sie ist kein Phytoöstrogen. Dabei sollte ein pflanzenheilkundliches und kein homöopathisches Präparat gewählt werden.

Sojaextrakte und andere Phytoöstrogene sollten von Patientinnen mit hormonabhängigem Brustkrebs nicht eingenommen werden, da sie möglicherweise Tumorzellwachstum fördern können.

Bei Männern konnte in einer Studie gezeigt werden, dass **Salbeiextrakt** hilfreich ist. Ob Salbeiextrakt auch bei Frauen mit Brustkrebs hilfreich ist, wurde bisher nicht in einer Studie untersucht.

Sogenannte **Mind-Body-Therapien** wie Yoga (➤ Kap. 1.6.1), Tai Chi und Qigong (➤ Kap. 1.6.2) zeigen in manchen Studien eine positive Wirkung. Aber es ist nicht ganz klar, ob es auf die konkrete Trainingsform ankommt oder ob die Wirkung in einer gemeinsamen Übung von Körper, Seele und Geist besteht. Patientinnen und Patienten, die eine dieser Bewegungsformen gern machen, können gern probieren, ob dies auch gegen Hitzewallungen hilft.

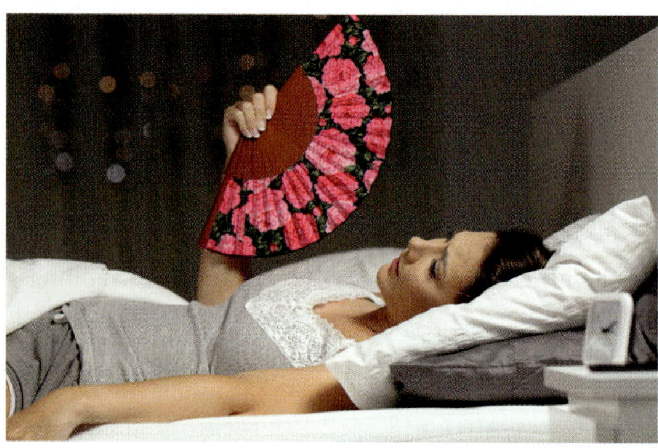

Bildquelle: [J787]

4.13 Leberschädigung (Hepatotoxizität)

Bei Patientinnen und Patienten, die leberschädigende Medikamente bekommen, werden regelmäßig die Leberwerte kontrolliert. Wenn diese leicht ansteigen, ist dies meist nicht besorgniserregend, sollte aber gut überwacht werden.

Möglicherweise kann die Heilpflanze **Mariendistel** (➤ Kap. 2.56) die Leberzellen schützen. Dazu gibt es erste kleine Studien, die aber noch keinen Beweis ermöglichen. Patienten, die Mariendistel einnehmen möchten, sollten dies mit ihrem Onkologen besprechen. Wechselwirkungen, die die Wirkung der Tumortherapie einschränken können, sind bisher nicht bekannt.

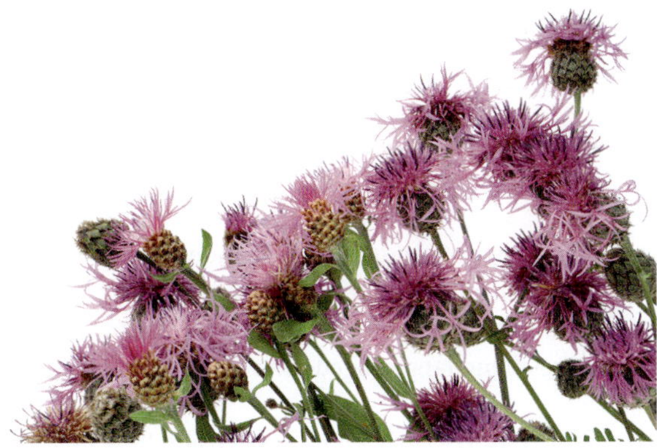

Bildquelle: [J787]

4

4.14 Lymphödem

Die Entstehung eines Lymphödems ist sowohl Folge der Krebserkrankung (Abflussstörung, Zerstörung von lymphatischem Gewebe) als auch Folge der Therapie (Operation, Strahlentherapie). Auch im weiteren Verlauf, nach zusätzlichen Verletzungen und Überlastungen kann es zu einem Lymphödem kommen.

Bei einem Lymphödem sollten Wärmeeinwirkungen und Tätigkeiten, die eine Verletzungsgefahr in sich bergen, vermieden werden. Hilfreich sind **entstauende Übungen,** die Patientinnen und Patienten in der Krankengymnastik erlernen können.

Während Patienten mit Lymphödem früher geraten wurden, sich körperlich zu schonen, ist dies mittlerweile widerlegt. Im Gegenteil, **körperliche Aktivität** ist günstig (➤ Kap. 1.6). Wenn allerdings ein Lymphödem vorliegt, so sollte ggf. auch beim Training der Kompressionsstrumpf getragen werden.

Kleine Studien haben **Selen** bei Patienten mit Lymphödem und Selenmangel untersucht. Möglicherweise ist Selen hilfreich (➤ Kap. 2.55). Es sollte aber nicht ohne Kontrolle des Blutspiegels eingenommen werden.

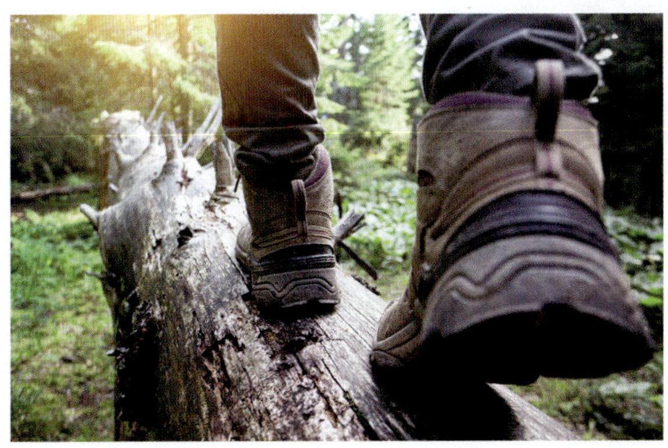

Bildquelle: [J787-187]

4.15 Magenschleimhautentzündung (Gastritis)

Pfefferminze, Kamille und Melisse zählen zu den bei nicht-infektiösen Magenerkrankungen wirksamen Heilpflanzen.

Kamille Das ätherische Öl der **Kamille** hat entzündungshemmende, wundheilungsfördernde und krampflösende Wirkungen. Der Inhaltsstoff der Kamille hemmt darüber hinaus das Wachstum von Bakterien und Pilzen. Wird Kamillentee verwendet, so sollte ein medizinischer Tee guter Qualität ausreichend lange abgedeckt ziehen, damit die ätherischen Öle erhalten bleiben.

Pfefferminze Das ätherische Öl der **Pfefferminze** wirkt krampflösend auf die glatte Muskulatur und hilft deshalb bei krampfartigen Magen-Darm-Beschwerden. Pfefferminze hilft gegen Übelkeit, fördert die Gallen- und Lebertätigkeit und den Gallenfluss. Pfefferminze kann als Tee, Tinktur, Öl oder Sirup verwendet werden.

Melisse Im ätherischen Öl der **Melisse** sind zahlreiche günstige Wirkstoffe enthalten. Sie wirken krampflösend und verdauungsfördernd, regen die Magen- und Gallensaftsekretion an. Melisse wird auch bei Einschlafstörungen in Kombination mit anderen beruhigend wirkenden Pflanzen eingesetzt. Sie hat eine leicht angstlösende Wirkung. Aus den Blättern kann ein Tee zubereitet werden, auch wässrige Extrakte und Melissenöl sind erhältlich.

Bewährt hat sich auch der klassische Haferschleim vor dem Frühstück oder auch zwischendurch – wenn es dem Bauch schon etwas besser geht, gern auch mit Milch und etwas Honig.

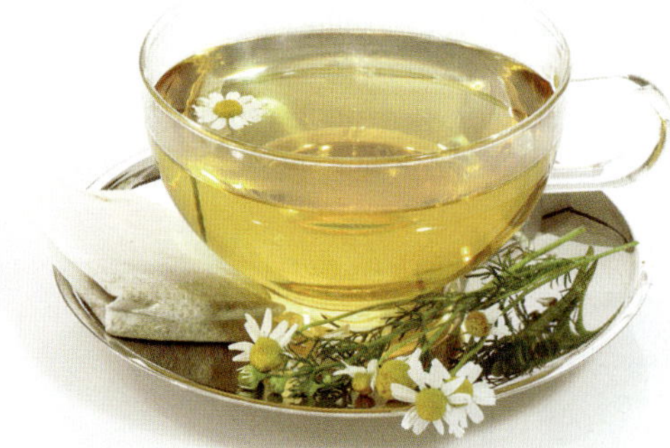

Bildquelle: [J787-102]

4.16 Mundschleimhautentzündung (Mukositis)

Das Wichtigste bei einer Mundschleimhautentzündung ist das regelmäßige Spülen. Patientinnen und Patienten sollten während einer Tumortherapie, die die Mundschleimhaut angreifen kann, auch zur Vorbeugung spülen. Dies kann einmal mit der üblichen Mundspüllösung auf der Basis von Chlorhexidin erfolgen. Dazwischen ist es aber günstig, auch noch mit einfachem Wasser oder Tee (Kamille, Salbei, Thymian, Pfefferminze) zu spülen.

Besonders wichtig ist auch eine gute und regelmäßige Mundhygiene mit Reinigung der Zahnzwischenräume.

Salbei Das ätherische Öl von **Salbei** wirkt antibakteriell und tötet auch Pilze in der Mundhöhle ab. Die Gerbstoffe aus Salbei wirken außerdem entzündungshemmend. In Form einer Salbeitinktur oder eines Salbeitees eignet sich die Pflanze auch für prophylaktische Mundspülungen, um eine Schleimhautentzündung erst gar nicht entstehen zu lassen. Stark entzündete Stellen können auch mit einem Wattestäbchen vorsichtig betupft werden. Alkoholische Extrakte haben einen höheren Gehalt an ätherischen Ölen, während bei Salbeitee hauptsächlich die Gerbstoffe zur Wirkung kommen.

Kamille und Myrrhe Das ätherische Öl der **Kamille** hat entzündungshemmende, wundheilungsfördernde und krampflösende Wirkungen. Außerdem hemmt es das Wachstum von Bakterien und Pilzen. Auch das ätherische Öl der **Myrrhe** wirkt antientzündlich, fördert die Abheilung von entzündlichen Geschwüren und hemmt das Wachstum von Bakterien.

Honig und Propolis Als hilfreich hat sich auch **Honig** (➤ Kap. 2.5) erwiesen. Patienten wird empfohlen, öfter am Tag einen Teelöffel langsam im Mund zergehen zu lassen. Nicht geeignet ist allerdings der Manuka-Honig, da er für die Mundschleimhaut zu aggressiv ist. Als ebenfalls hilfreich hat sich **Propolis** gezeigt. Propolis und Honig haben antimikrobielle Eigenschaften und reduzieren die Besiedelung der Mundhöhle mit krankheitsauslösenden Keimen.

Omega-3-Fettsäuren und Curcumin Erste Untersuchungen sprechen dafür, dass die Einnahme oder der Verzehr von Omega-3-Fettsäuren (➤ Kap. 2.48) hilfreich ist. Auch Curcumin (➤ Kap. 2.19), als Spüllösung oder Gel im Mund angewendet, ist bei der Behandlung einer Mundschleimhautentzündung hilfreich.

Ob Zink (➤ Kap. 2.73) bei der Prophylaxe oder Behandlung einer Mundschleimhautentzündung unterstützend wirkt, kann nicht zweifelsfrei beurteilt werden. Die Datenlage ist insgesamt zu uneinheitlich. Es gibt Studien, die einen positiven Effekt bei einer Strahlentherapie im Kopf-Hals-Bereich zeigen. Während einer Chemotherapie scheint Zink dagegen die Mundschleimhaut nicht zu schützen.

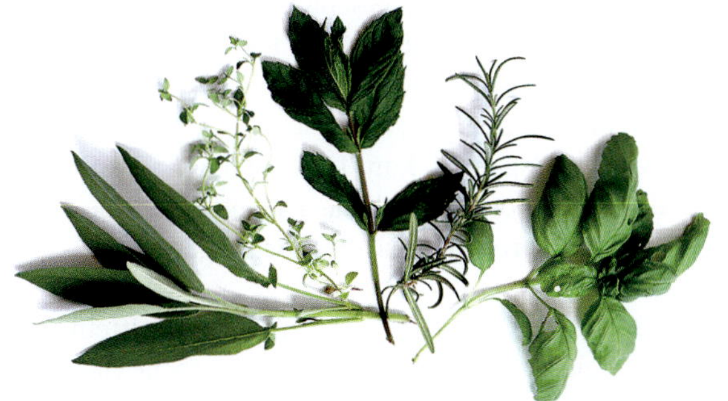

Bildquelle: [J787]

4.17 Mundtrockenheit (Xerostomie)

Viele Patientinnen und Patienten entwickeln ihre eigene Methode, um mit Mundtrockenheit umzugehen. Mundtrockenheit kann sehr unterschiedlich stark ausgeprägt und unterschiedlich belastend sein. Sie kann dazu führen, dass Sprechen und Essen stark erschwert sind. Immer wieder den **Mund befeuchten** ist hilfreich. Möglich ist es auch, eine kleine Sprühflasche mit Wasser oder einem Tee dabei zu haben und regelmäßig die Mundschleimhaut zu befeuchten. Manche Patienten verwenden auch einen (zuckerfreien) **Kaugummi,** wenn noch etwas Speichelproduktion da ist. Für weitere Tipps ➤ Kap. 4.15 Mundschleimhautentzündung.

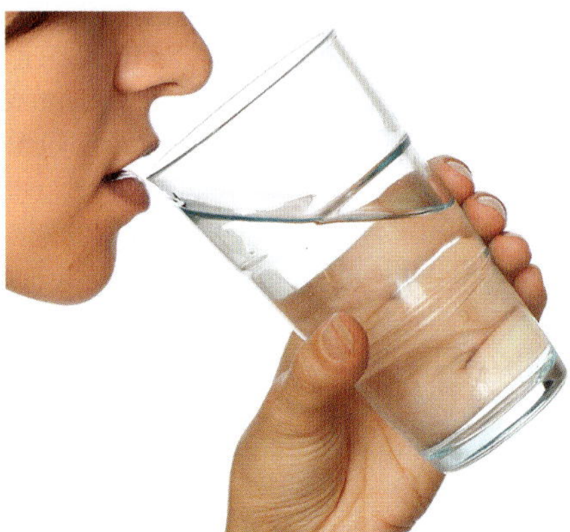

Bildquelle: [J787]

4.18 Muskel- und Gelenkbeschwerden

Das Wichtigste zur Verbesserung von Muskel- und Gelenkbeschwerden unter Therapie ist **körperliche Aktivität** und regelmäßiges sportliches Training (➤ Kap. 1.6). Für manche Patientinnen und Patienten ist es wichtig, zunächst eine gute Anleitung zu erhalten, welche Übungen sie möglichst schmerzfrei machen können.

Sogenannte **Mind-Body-Therapien** wie Yoga (➤ Kap. 1.6.1), Tai Chi und Qigong (➤ Kap. 1.6.2) zeigen in manchen Studien eine positive Wirkung. Patienten, die eine dieser Bewegungsformen gern machen, können gern probieren, ob dies auch gegen Muskel- und Gelenkbeschwerden hilft.

Ob der Ausgleich eines Vitamin D-Mangels mit Nahrungsergänzungsmitteln eine positive Wirkung hat, ist noch unklar. Es gibt Studien, in denen die zusätzliche Gabe von Vitamin D (➤ Kap. 2.67) zu weniger Muskel- und Gelenkbeschwerden geführt hat. Allerdings sollte Vitamin D nicht ohne Kontrolle des Spiegels eingenommen werden, da ein zu hoher Spiegel schädlich ist.

Enzympräparate werden bei Verletzungen der Weichteilgewebe eingesetzt. Deshalb wird diskutiert, ob sie auch bei Muskel- und Gelenkbeschwerden unter einer Tumortherapie/antihormonellen Therapie hilfreich sein können. Die bisher veröffentlichten Studien zeigen kein einheitliches Bild. Im Kapitel „Proteolytische Enzyme“ finden sich weitere Hinweise (➤ Kap. 2.51).

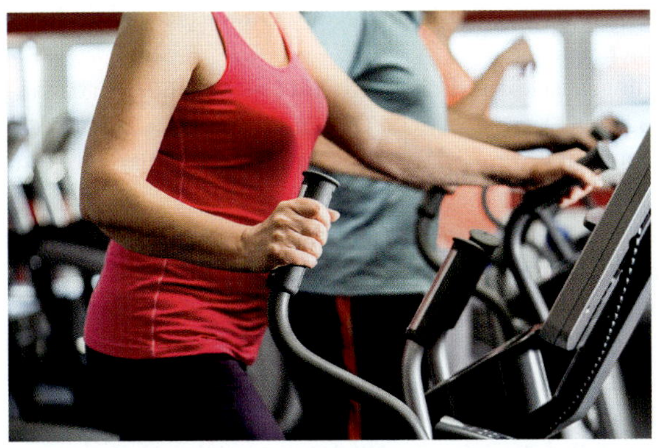

Bildquelle: [J787-184]

4.19 Nervenschäden mit Störungen des Tastempfindens (Polyneuropathie)

Sowohl manche Chemotherapien wie auch andere moderne Krebsmedikamente können die Nerven schädigen. Patientinnen und Patienten klagen über Taubheitsgefühl an Händen und Füßen, teilweise Kribbeln oder auch schmerzhafte Empfindungen. Die meisten Studien zur Therapie sind bisher negativ verlaufen. Weder schulmedizinische Therapien noch naturheilkundliche Substanzen können bisher die Entwicklung der Polyneuropathie verhindern. Erste Untersuchungen weisen darauf hin, dass möglicherweise **Omega-3-Fettsäuren** (➤ Kap. 2.48) hilfreich sind.

Wichtig ist bei einsetzenden Beschwerden, mit dem Arzt zu sprechen und zu überlegen, ob es sinnvoll ist, die Therapie zu verändern. Wahrscheinlich hilft regelmäßiges **Geschicklichkeits- und Balancetraining** mit Händen und Füßen während der Therapie zur Vorbeugung.

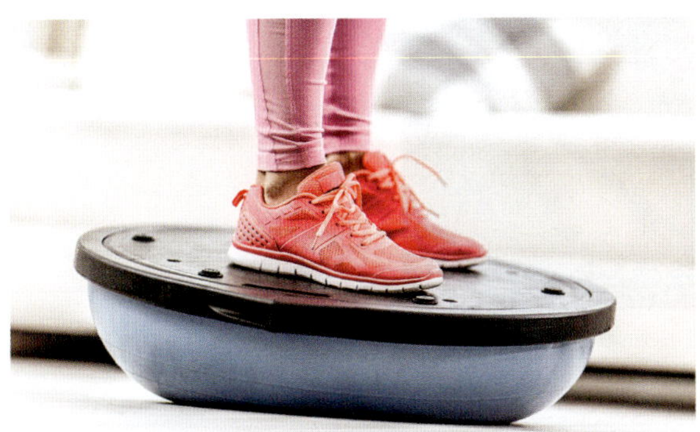

Bildquelle: [J787-188]

4.20 Schlafstörungen

Wichtig sind Empfehlungen zur sogenannten **Schlafhygiene,** die dem Körper und der Seele helfen, abends zur Ruhe zu kommen.

Eine gute Hilfe gegen Schlafstörungen ist **körperliche Aktivität** (➤ Kap. 1.6). Sogenannte **Mind-Body-Therapien** wie Yoga (➤ Kap. 1.6.1), Tai Chi und Qigong (➤ Kap. 1.6.2) zeigen in manchen Studien eine positive Wirkung. Auch hier ist nicht ganz klar, ob es auf die konkrete Trainingsform ankommt oder ob die Wirkung in einer gemeinsamen Übung von Körper, Seele und Geist besteht. Patientinnen und Patienten, die eine dieser Bewegungsformen gern machen, können gern probieren, ob dies auch gegen Schlafstörungen hilft.

Melatonin (➤ Kap. 2.41) ist ein hormonähnlicher Botenstoff, der bei Schlafstörungen hilfreich sein kann.

Hausmittel, wie **heiße Milch mit Honig, Lavendel** und andere beruhigende Aromastoffe oder Tees und pflanzenheilkundliche Präparate mit Lavendel, Baldrian, Hopfen und anderen Heilpflanzen, können ebenfalls hilfreich sein. Wichtig ist bei den Heilpflanzen, ein ausreichend gut dosiertes Präparat auszuwählen. Homöopathische Präparate wirken nicht über den Placebo-Effekt hinaus.

Zu **Baldrian** liegt eine Reihe guter Studien bei erwachsenen Probanden und Patienten mit Schlafstörungen vor, die eine verkürzte Einschlafphase und eine Zunahme der Schlafdauer und -qualität belegen. Die Reaktionsfähigkeit im Straßenverkehr ist am folgenden Tag nicht eingeschränkt. Baldrian eignet sich zur Selbstmedikation.

Hopfen und **Melisse** enthalten ätherische Öle und Bittersäuren. Sie werden bei Unruhe, Angstzuständen und Schlafstörungen eingesetzt und sind ebenfalls gut für die Selbstanwendung geeignet. Die Präparate sollten ausreichend dosiert sein.

Lavendel kann auch als ätherisches Öl – also ohne innerliche Einnahme – schlaffördernd wirkten

Bei Sorgen, Angst und Unruhe können **Entspannungsverfahren** helfen. Auch eine psychoonkologische Beratung ist für viele Patienten entlastend und hilfreich.

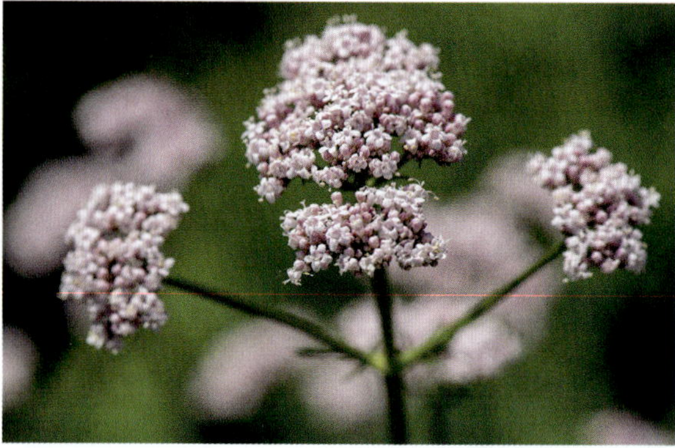

Bildquelle: [J787]

4.21 Schmerz

Schmerz ist ein bei Patientinnen und Patienten mit einer Krebserkrankung ein relativ häufig auftretendes Symptom und eine gefürchtete Folge der Erkrankung. Schmerz kann unterschiedliche Ursachen haben.

Wichtig für Patienten und Angehörige zu wissen ist, dass die moderne **Schmerztherapie** sehr gute Erfolge erzielt. Nicht selten ist eine Kombination aus verschiedenen Schmerzmitteln und weiteren, deren Wirkung unterstützenden Medikamenten erforderlich, um ein gutes Resultat zu erzielen.

Häufige Vorurteile bei einer Schmerztherapie sind: „Ich soll ein Morphin nehmen – so schlimm steht es also schon um mich" oder „Wenn ich damit jetzt schon anfange, dann hilft mir ja am Ende gar nichts mehr." Beides ist unberechtigt.

Der Einsatz von **Morphinen** wird in der modernen Schmerztherapie schon relativ früh mit der Krebstherapie kombiniert. Allerdings werden die Morphine bewusst ausgewählt und dosiert. Wir wissen, dass bei Schmerzpatienten in dieser Situation nicht mit den typischen Erscheinungen und einer Abhängigkeitsproblematik wie bei Drogensüchtigen zu rechnen ist. Lässt der Schmerz nach, so kann das Morphin auch langsam wieder reduziert und dann abgesetzt werden. Auch die Befürchtung, dass man „zu früh" mit Morphin anfängt und hinterher gar nichts mehr hilft, ist unberechtigt. Die moderne Schmerztherapie hält so viele Möglichkeiten bereit, dass wir auch bei fortschreitenden Erkrankungen immer eine Therapieoption haben.

Das Wichtigste der Schmerztherapie ist eine gute Abstimmung mit der Ärztin und dem Arzt und die Verordnung der richtigen Schmerzmedikamente. Arzt und Patient müssen zusammen ausprobieren, welche Therapie für den einzelnen Patienten geeignet ist. Häufig wird auch eine Kombination aus mehreren Medikamenten eingesetzt. Eine Schmerzeinstellung kann eine Zeit lang dauern. Da Schmerzmittel auch selber wieder Nebenwirkungen haben können, ist es ganz wichtig, dass Arzt und Patient sich auch darüber austauschen und die Patienten diese Nebenwirkungen einschätzen können und wissen, was sie dagegen tun können.

Unterstützend können Entspannungsverfahren oder eine psychoonkologische Beratung hilfreich sein. Viele Patienten wissen, dass Wohlbefinden häufig dazu führt, dass man Schmerzen weniger stark empfindet. Deshalb kann es eine gute Strategie sein herauszufinden, was einem selber guttut und dies auch regelmäßig einzusetzen.

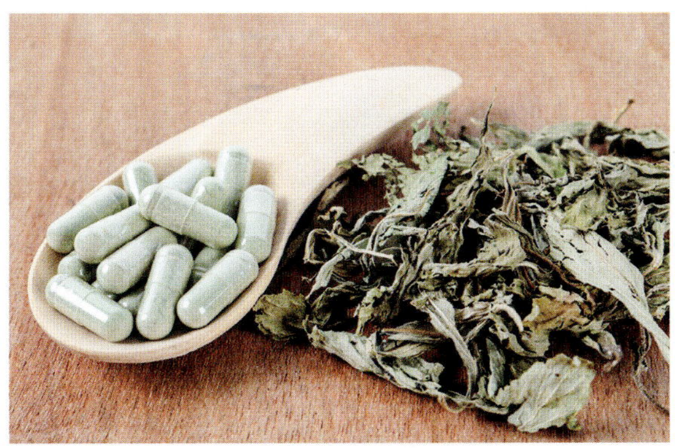

Bildquelle: [J787-163]

4.22 Tumorwunden

Durch einen Hauttumor, eine Metastase oder wenn ein Tumor aus tiefen Gewebeschichten durchbricht, können Wunden in der Haut auftreten. Diese werden medizinisch als maligne Wunden bezeichnet.

In dieser Situation können medizinischer **Honig** (➤ Kap. 2.5), aufgekochte und wieder abgekühlte Beutel mit **grünem Tee** (➤ Kap. 2.27) aus der Naturheilkunde helfen. Medizinisch werden neben der regelmäßigen Wundreinigung auch **silberhaltige Verbände** und **antibiotische Anwendungen** in der Wunde eingesetzt.

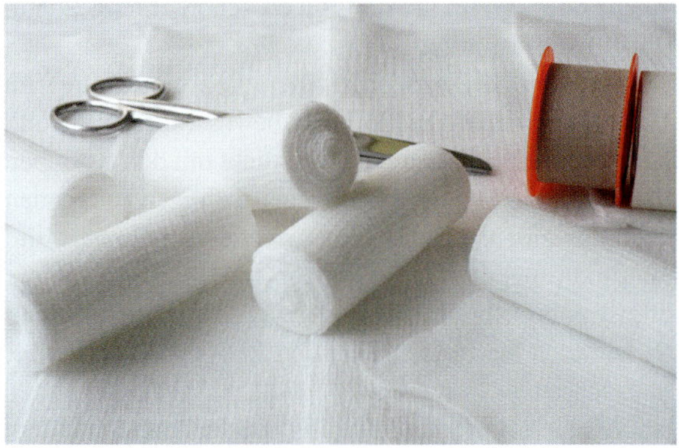

Bildquelle: [J787-185]

4.23 Übelkeit und Erbrechen

Ingwer (➤ Kap. 2.31) wurde in einer ganzen Reihe von Studien untersucht. Die meisten dieser Studien sind positiv. Wichtig ist auch hier, dass Ingwer die Übelkeitsmedikamente nicht ersetzt, sondern allenfalls eine Ergänzung darstellt.

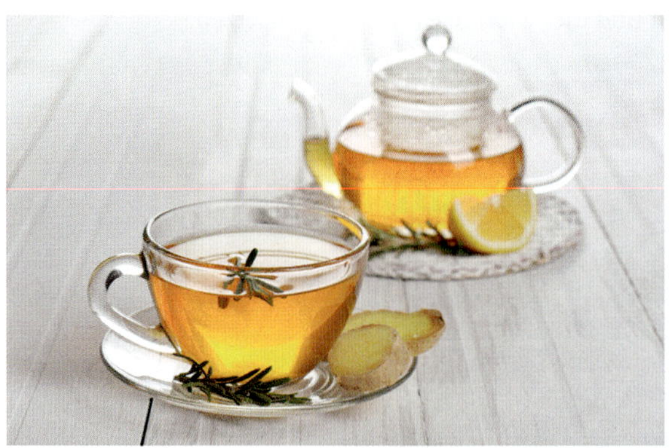

Bildquelle: [J787-189]

4.24 Verstopfung (Obstipation)

Gleit- und Füllmittel **Lein- und Flohsamen** (➤ Kap. 2.33) gehören zu den Gleit- und Füllmitteln, die durch Schleimstoffe schleimhautschützend und darmregulierend wirken. Sie quellen in Gegenwart von Wasser, erhöhen damit das Darmvolumen und fördern die Darmbewegung durch den Dehnungsreiz. Wesentlich ist eine ausreichende, gleichzeitige Flüssigkeitszufuhr. Außerdem sollte sichergestellt sein, dass keine Verengungen des Darms vorliegen, die zu einem Darmverschluss führen können. Deshalb sollte die Anwendung dieser Substanzen immer mit dem Arzt besprochen werden.

Reizende Abführmittel Zu den reizenden Abführmitteln gehören **Senna** und **Aloe** (➤ Kap. 2.1) sowie **Faulbaumrinde.** Sie wirken stimulierend auf die Darmbewegung und verkürzen dadurch die Dauer der Darmpassage. Leider kommt es auch zu einer vermehrten Abgabe von Salzen und Wasser durch den Darm, sodass Flüssigkeits- und Salzverluste auftreten. Außerdem gewöhnt die Darmschleimhaut sich an den Reiz und damit entsteht eine Abhängigkeit. Senna-Produkte können die Darmschleimhaut bei langfristiger Einnahme schädigen.

4

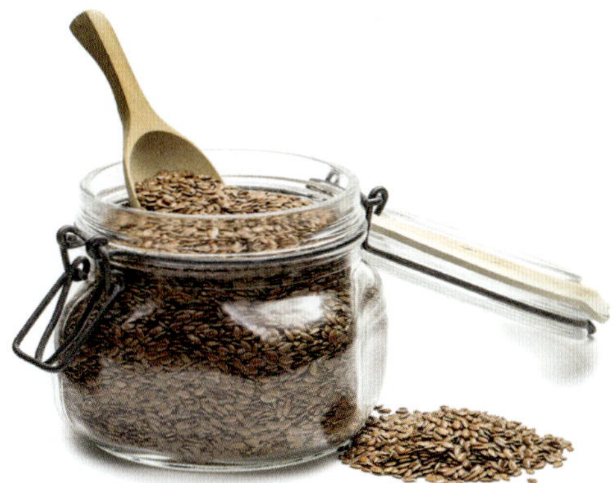

Bildquelle: [J787-165]

Register